职业教育智慧康养系列新形态教材

健康管理实务

沧州医学高等专科学校
中德诺浩（北京）教育科技股份有限公司 组编

主编\宋昱 李刚

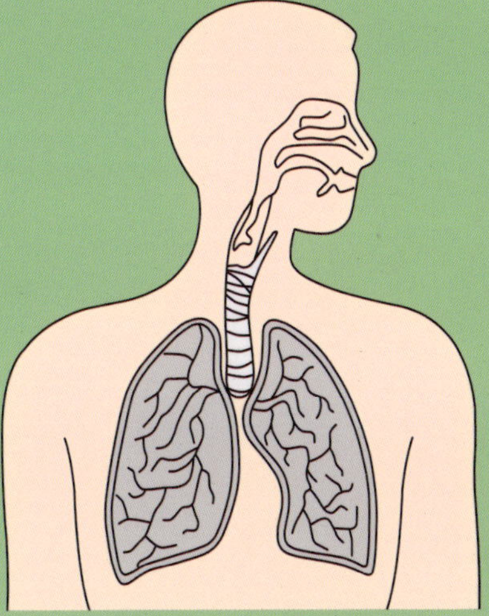

大连理工大学出版社

职业教育智慧康养系列新形态教材

健康管理实务

沧州医学高等专科学校
中德诺浩（北京）教育科技股份有限公司 组编

主　编　宋　昱　北京大学第三医院
　　　　李　刚　北京大学第三医院
副主编　王　衍　沧州医学高等专科学校
　　　　陈　超　北京大学第六医院
参　编　杨　正　北京中医药大学
　　　　何　及　北京大学第三医院
　　　　王文尧　北京大学第三医院
　　　　韩　雪　沧州医学高等专科学校
　　　　孙艳秋　沧州医学高等专科学校
　　　　张海峰　北京大学第六医院
　　　　胡文静　北京大学第三医院延安分院

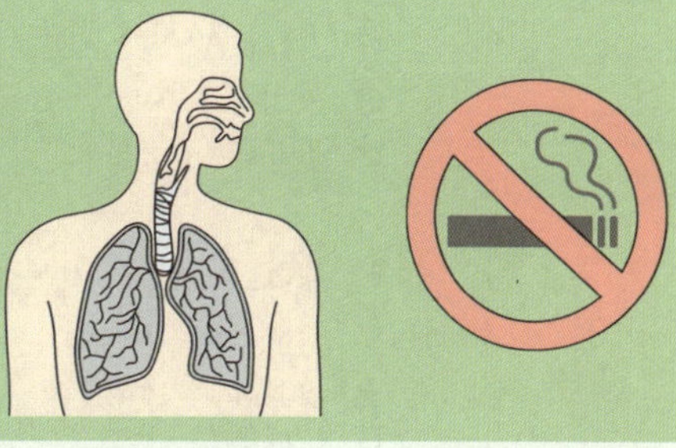

大连理工大学出版社

内容提要：

本书包括四个情境：慢性病管理，急性病防治，老年常见精神障碍的评估和干预，中医体质辨识与护理。本书紧扣老年人可能面临的健康问题，在老年常见慢性病管理方面内容翔实，更是增加了常见急症处理，使健康管理从业人员能够从容应对。此外，老年常见精神障碍、中医体质护理等知识的加入，极大地丰富了从业人员的知识储备，有助于全面保障老年人身心健康。

在每个情境之中，均包括若干任务。每个任务包括任务导入、任务目标、任务实施、检查评估等模块。每个任务均是一个相对独立的知识体系，涵盖了知识学习和技能操作。工作手册式的内容设置，使得本书既便于学习，又便于实时查阅。

本书既可作为医疗、养老、社区等机构健康管理从业者的工作手册，也可作为高等专科院校学生的学习教材。即使就普通读者而言，本书中的知识也有助于更好地管理家中老年人的健康。

图书在版编目(CIP)数据

健康管理实务 / 宋昱, 李刚主编. -- 大连 : 大连理工大学出版社, 2024.7

ISBN 978-7-5685-4542-6

Ⅰ. ①健… Ⅱ. ①宋… ②李… Ⅲ. ①健康－卫生管理学－高等职业教育－教材 Ⅳ. ①R19

中国国家版本馆 CIP 数据核字(2023)第 123453 号

出 版 人　苏克治

策划编辑　赵　部　　　　责任编辑　夏圆圆

责任校对　初　蕾　　　　封面设计　方　茜

出版发行　大连理工大学出版社

地　　址　大连市软件园路 80 号　　邮政编码　116023

电　　话　0411-84708842(发行) 0411-84708943(邮购)

邮　　箱　dutp@dutp.cn

网　　址　https://www.dutp.cn

印　　刷　大连天骄彩色印刷有限公司印刷

幅面尺寸　185mm × 260mm　　印　张　17.5　　字　数　421 千字

版　　次　2024 年 7 月第 1 版　　印　次　2024 年 7 月第 1 次印刷

书　　号　978-7-5685-4542-6　　定　价　79.00 元

职业教育智慧康养系列新形态教材
专家指导委员会

教材编写委员会

序　言

PREFACE

自我国进入老龄化社会以来，老年人口规模和比例总体呈上升趋势，人口老龄化进程加速发展，高龄化趋势日益凸显。2020年到2030年将是我国老年人口增长最快的阶段，预计2030年老年人口总量将接近4亿。人口老龄化是我国实现第二个一百年奋斗目标征程中的重要国情，走出积极应对人口老龄化的中国道路，艰巨性和复杂性前所未有。党的十八大以来，党和国家领导人作出一系列重要指示，规划部署国家老龄事业发展和养老体系建设。在党的二十大报告和《中华人民共和国国民经济和社会发展第十四个五年规划和2035年远景目标纲要》中都作出专门部署。

随着中共中央办公厅、国务院办公厅印发《关于推进基本养老服务体系建设的意见》以及《国务院办公厅关于发展银发经济增进老年人福祉的意见》（国办发〔2024〕1号）等一系列重要政策陆续出台，我国养老服务体系全面优化，围绕满足老年群体的多样化需求，各级党委、政府加快构建新发展格局，着力推动高质量发展，也有效推动了养老服务高质量发展，主要体现在以下四个方面：一是养老服务着力点更加明晰，养老服务工作重点逐步聚焦扩大养老服务供给、增强护理服务、加强监管、提高服务质量等方面；二是发展内容更加追求质量，养老服务的发展重点逐步从追求“床位增长”向“提高内涵”的发展阶段转变，聚焦满足老年人急难愁盼的养老问题和提升老年人的服务满意度；三是医养结合服务体系更加健全，长期护理保险制度成为缓解失能老年人家庭照料负担、推动养老服务产业发展的重要途径；四是数字技术运用更加广泛，伴随着互联网信息技术快速发展，养老服务更加强调与数字技术的融合发展，养老服务适应数字化转型。

近年来，我国养老服务从政策到实践都取得了长足进展，但仍然面临发展不平衡、不充分的巨大挑战，其中一个重要体现来自专业服务人才方面。《中共中央　国务院关于加强新时代老龄工作的意见》《“十四五”国家老龄事业发展和养老服务体系规划》等重大政策规划对加强养老服务人才队伍建设提出明确任务要求，民政部等12部门也联合印发了《关于加强养老服务人才队伍建设的意见》。挑战主要体现在以下几个方面：一是高技能人才缺乏，作为支撑老年人幸福晚年的重要力量，我国养老服务高素质专业人才队伍存在数量短缺、从业人员年龄偏大、年轻从业人员流失严重等问题；二是养老服务人员对新理念、新技术掌握有待提高，智慧养老等创新养老服务理念，物联网、大数据、人工智能等科技手段亟待行业从业者快速接受与掌握。此外，作为培养养老护理专业化人才的主要途径，当前各职业院校在养老护理专业群建设、优质教材与教学资源开发、教师团队建设等方面须补足短板，加快建设发展步伐以满足产业实际用人需求。

为满足国家战略下对高素质康养技能人才的迫切需求和职业院校高质量康养人才培养的需求，由沧州医学高等专科学校、滨州职业学院牵头，中德诺浩（北京）教育科技股份有限公司通过多元联动的创新机制，组建包括行、企/临床、校、研等在内的300余位专家的课程开发团队，编写这套“职业教育智慧康养系列新形态教材”，可谓正逢其时。

该系列教材从走出中国特色积极应对人口老龄化道路出发，聚焦国家养老服务体系建设，以产业发展为导向，以“对标国际职业技能标准，融合国家专业教学标准，对接企业岗位用人标准”为定位，在全面借鉴国际康养专业人才培养的理念、标准的基础上，融合教育部专业目录下相关专业的教学标准，对接国内相关有代表性、引导性企业的实际岗位的用人需求，提炼企业典型工作任务，将知识、技能、思政融为一体，以工作过程为导向、以典型任务为载体、以综合职业能力培养为目标，形成“岗课赛证”融通的新形态教材。我相信，这套教材的出版发行必将对提升我国养老服务职业教育人才培养水平、提高行业从业人员素质、推动养老服务专业知识普及、探索相关职业教育研究等方面发挥重要的作用。

风好正是扬帆时，奋楫逐浪天地宽。在党和国家的正确指引下，职教领域上下齐心协力，行业内外热情参与，我国养老服务职业教育人才培养正在向着高质量发展的目标迈步前进。真诚祝愿广大有志青年能够通过使用这套教材，充分领会最新养老服务理念，扎实掌握先进养老护理知识和技术技能，走进养老护理人才队伍，书写为老年人服务的工匠精神和大爱情怀，为我国老年人幸福生活贡献力量。

中国人民大学老年学研究所所长

中国老年学和老年医学学会副会长

民政部专家委员会委员

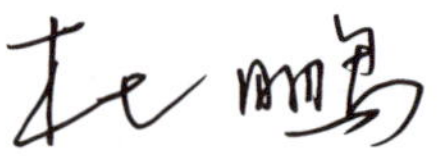

前 言

PREFACE

随着我国经济的快速发展和人民生活水平的提高，人们的生活方式发生了巨大变化。同时，人们的健康理念从以疾病为中心转变为以健康为中心，更加重视全生命周期的健康管理，健康管理产业获得了长足的发展和重视。人们对于健康管理服务的需求不断增加，催生了健康管理服务相关的新职业、新工种。健康管理岗位、慢病管理岗位、健康体检岗位等作为新兴职业开始产生和发展。

党的二十大报告提出"保障人民健康放在优先发展的战略位置""提高基层防病治病和健康管理能力"。《中华人民共和国基本医疗卫生与健康促进法》也首次将"健康教育""健康危险因素监测、调查和风险评估""健康生活方式""重点人群健康服务"等内容纳入立法，从国家宏观层面为健康管理的高质量发展提供了基本发展路径。《"十四五"国民健康规划》的多项内容也将健康管理的基本内涵和重要内容纳入其中，对新时代健康管理产业的发展给出新要求和新指示。编者以岗位职业技能为核心，把优化课程结构、加强实践教学、突出能力培养和提高教材质量作为突破口，借鉴国际先进职业教育经验，组织编写了这本职业教育新形态教材。

本教材融入了行业企业的新知识、新技术、新理念、新标准，根据健康管理产业链典型岗位工作标准，将健康管理专业理论知识与实践应用有机结合，培养学生的专业知识、技术技能、职业道德等综合素质和行动能力。

本教材具有以下特点：

1. 对标国际理念，打造范式创新

本教材主要借鉴国际先进的健康管理服务理念、极致人性化照护服务技能、智能辅具设备应用，结合当前国内健康管理服务格局，培养具备国际视野、适应未来健康管理新范式的创新人才。

2. 对接职教双标，"岗课赛证"融通

教材设计依据职业教育专业教学标准，以健康管理产业链典型岗位所需的"知识+技能+素养"为主导，以教育、教学为中心，以职业院校健康管理专业技能大赛项目为依托，以相关职业技能鉴定评价标准为依据，通过"岗课赛证"融通，实现高质量人才培养目标。

3. 产教深度融合，创新教材形态

本教材集合了多位国内顶级大学附属医院的专家及沧州医学高等专科学校的老师等多方力量共同编写，融合了健康管理服务企业典型照护服务实践案例、创新教学模式与方法、产业前沿知识与先进技术，采用工作手册式教材形式、图文并茂设计，配套多样化数字资源，有效激发学生学习兴趣和创新潜能。

4.坚持德育为先，德技并行兼修

本教材遵循职业教育的人才培养规律，坚持立德树人、德技并修，在内容编写中坚持正确的政治方向和价值导向，落实课程思政要求，弘扬劳动光荣、技能宝贵，创造伟大的时代风尚，培育劳模精神、劳动精神、工匠精神和人文关怀的素养。

本教材由北京大学第三医院宋昱、李刚任主编；沧州医学高等专科学校王衍、北京大学第六医院陈超任副主编；北京中医药大学杨正，北京大学第三医院何及、王文尧，沧州医学高等专科学校韩雪、孙艳秋，北京大学第六医院张海峰，北京大学第三医院延安分院胡文静参与编写。其中，情境一任务一到任务六由王衍、韩雪、孙艳秋编写，情境一任务七由宋昱、胡文静编写，情境二任务一到任务四由李刚、何及、王文尧编写，情境二任务五由宋昱、胡文静编写，情境三由陈超、张海峰编写，情境四由杨正编写。此外，本教材在编写过程中还得到了行业、企业、职业院校等产、学、研各方面的专家、技术骨干的参与和支持，在此致以诚挚的谢意。

本教材可作为职业院校健康管理相关专业核心课教材，也可作为康养相关专业核心课和拓展课教材，同时还可供从事健康管理及培训的技术人员学习和参考。

《健康管理实务》是老年慢性病基础照护技术与急症处理、常见精神障碍照护技术、中医康养理念的整合。整个行业还在不断地探索照护技术和服务工作的内容和模式，加之编写团队水平有限，本教材在一些具体问题的处理上难免有不尽如人意之处，敬请广大读者批评指正！同时也期望更多优秀的养老服务工作者投入到服务创新和人才培养活动中，为养老行业的照护服务创新带来新气象。

教材编写组

目 录

CONTENTS

情境一 慢性病管理

情境二 急性病防治

情境三 老年常见精神障碍的评估和干预

情境四 中医体质辨识与护理

情境一
慢性病管理

情境介绍

慢性病管理情境包括糖尿病健康管理、高血压健康管理、冠心病健康管理、脑血管病健康管理、骨关节病健康管理、慢性阻塞性肺疾病健康管理和老年五官科常见慢性疾病管理几项工作任务。各项任务中包含几种常见慢性病的基础知识、健康评估及健康干预的相关知识。

项目目标

- 能够正确认知常见慢性病，结合患者实际情况，完成对患者基础健康状态的评价和临床资料的初步分析。
- 能够评估病情及预后，结合患者实际情况，使用常见慢性病的风险评估与筛查方法，完成常见慢性病的危险因素筛查及风险评估。
- 能够按照常见慢性病管理的流程及规范，结合患者常见慢性病的危险因素筛查及风险评估，完成常见慢性病的健康监测及健康干预方案的制订。

任务一　糖尿病健康管理

教学资源

任务导入

场景：某医院健康管理中心

人物：患者吴先生、健康管理师小韩

情节：患者吴先生，69岁，身高171 cm，体重85 kg，是一名行政单位退休人员，患有2型糖尿病3年，高血压5年，高脂血症2年，目前空腹血糖8.7 mmol/L，餐后2 h血糖15.7 mmol/L，糖化血红蛋白8.8 %。从以上信息可以看出，吴先生血糖控制不良，如果你是小韩，将如何对其进行健康管理？

任务目标

- 能够正确认知糖尿病，结合患者实际情况，完成对患者基础健康状态的评价和临床资料的初步分析。
- 能够评估病情及预后，结合患者实际情况，使用糖尿病风险评估与筛查方法，完成2型糖尿病的危险因素筛查及风险评估。
- 能够按照糖尿病管理的流程及规范，结合患者2型糖尿病的危险因素筛查及风险评估，完成糖尿病的健康监测及健康干预方案的制订。

任务实施

(一)糖尿病患者信息登记

1.知识学习

(1)糖尿病概述

1)定义及类型

糖尿病(Diabetes Mellitus,DM)是一组以慢性高血糖为特征的代谢性疾病。胰岛素分泌和(或)作用缺陷是其发病的核心环节。糖尿病患者除碳水化合物外,尚有脂肪、蛋白质、水、电解质代谢障碍,长期存在的代谢紊乱,可导致其各种组织,特别是眼、肾、心脏、血管、神经的慢性损害、功能障碍,如图1-1-1所示;病情严重或应激时可发生急性严重代谢障碍,如糖尿病酮症酸中毒、高血糖高渗状态等。WHO推荐将糖尿病分为四大类型:即1型糖尿病(T1DM)、2型糖尿病(T2DM)、其他特殊类型糖尿病和妊娠期糖尿病(GDM)。本章节主要介绍2型糖尿病,其病因和发病机制复杂,至今未完全阐明,特点为从以胰岛素抵抗为主伴胰岛素分泌不足发展到以胰岛素分泌不足为主伴胰岛素抵抗。

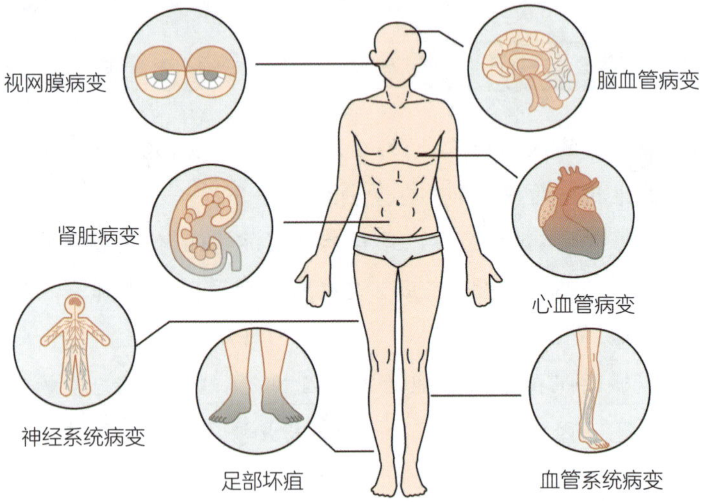

图1-1-1 糖尿病常见并发症

2)流行病学现状

我国是世界上糖尿病患者最多的国家,近年来我国成人糖尿病患病率已高达11.9%,且发病日趋年轻化,农村人群患病率快速增长。2018年中国慢性病及危险因素监测报告显示,全国糖尿病知晓率、治疗率和控制率分别为38.0%、34.1%和33.1%,基层糖尿病防治任务艰巨,防治能力和健康管理的同质化水平亟待提高。

(2)糖尿病临床表现

1型糖尿病多数发病急,代谢紊乱症状也较典型;2型糖尿病多数隐匿,早期或轻症者,常无明显症状,当出现各种并发症或伴发症时才引起注意。另有一部分患者仅于健康体检时才发现有高血糖症状。糖尿病的临床表现多描述为“三多一少”,即多尿、多饮、多食和体重减少,如图1-1-2所示。

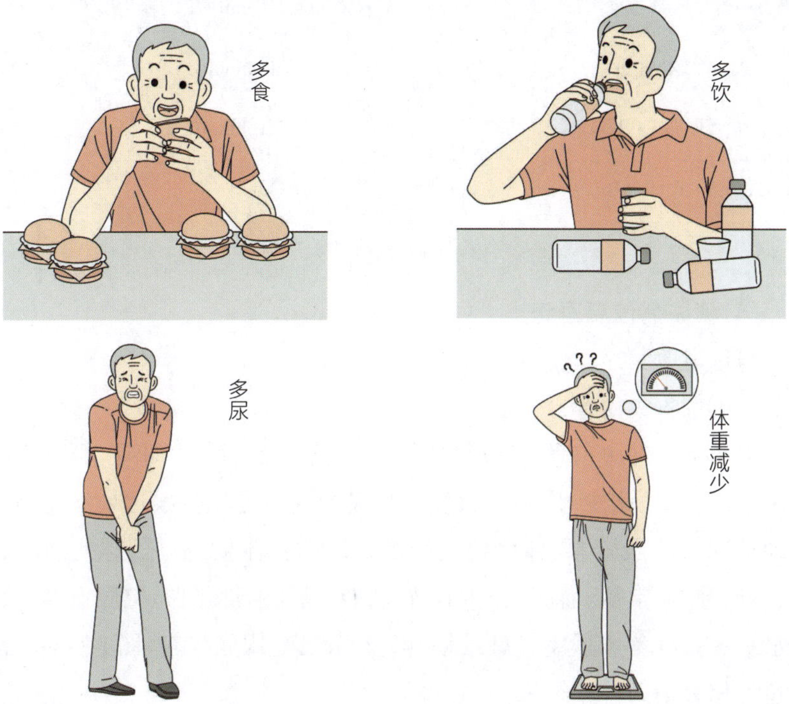

图1-1-2　糖尿病临床表现“三多一少”

多尿:患者血糖升高后因渗透性利尿引起多尿,小便次数增多,尿量与血糖、酮尿成正比,重者可引起脱水。

多饮:由于小便多,患者体内水分丢失过多以及血浆渗透压升高等引起烦渴、多饮。

多食:由于机体摄入的葡萄糖大量随尿丢失而未被利用,使患者能量缺乏,引起食欲亢进。

体重减少:因患者机体不能充分利用葡萄糖,使脂肪和蛋白质分解增加,消耗过多,呈负氮平衡,机体逐渐消瘦,体重减轻;又因血糖不能完全氧化,能量释放减少,同时组织失水、电解质失调,而感全身乏力。

其他:①皮肤瘙痒,多见于女性外阴部,由于尿糖并发局部湿疹或真菌感染所致。少数可因皮肤干燥而全身瘙痒。②有时出现四肢酸麻、腰背酸痛、月经失调等。

(3)糖尿病的诊断

依据《国家基层糖尿病防治管理指南(2022)》,我国采用世界卫生组织(WHO)1999年标准诊断2型糖尿病,见表1-1-1。

表1-1-1 糖尿病诊断标准

诊断标准	静脉血浆葡萄糖或HbA1c水平
典型糖尿病症状	—
加上随机血糖	≥11.1 mmol/L
或加上空腹血糖	≥7.0 mmol/L
或加上OGTT 2 h血糖	≥11.1 mmol/L
或加上HbA1c	≥6.5%
无典型症状者,须改日复查确认	

(4)糖尿病信息登记

1)信息收集

①信息收集内容

采集个人健康信息,建立健康档案,包括年龄、性别、职业、婚育情况、现患疾病、既往病史、用药史、过敏史、吸烟饮酒史、膳食习惯、不良嗜好、运动情况等一般资料;体格检查结果,如身高、体重、血压、脉搏、呼吸频率、体温等;血常规、血脂、肝功能、肾功能、糖化血红蛋白、空腹血糖、胰岛素水平、OGTT等实验室检查结果,以及心电图、眼底检查(图1-1-3)、肾脏彩超等相关辅助检查结果。

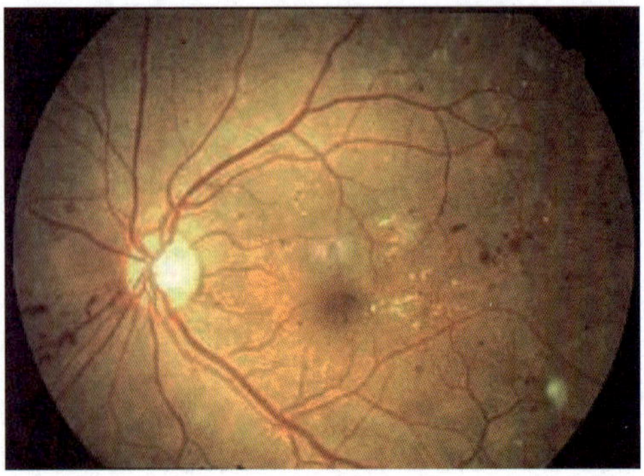

图1-1-3 眼底检查

②信息采集方法

为了健康管理服务工作的顺利开展,需要通过专题调查来获取资料,常用的方法包括访谈法(问诊)、实地观察法及问卷法。

访谈法,即健康信息采集过程中的问诊。包括封闭式问诊和开放式问诊。为了获得和掌握较多的健康信息资料,调动服务对象的主动性和积极性,宜多采用开放式问诊。问诊一般由主诉开始。如“哪里不舒服?”

如患者主诉为与糖尿病相关的口渴、多饮，可以问“从什么时候开始的？每天大概喝多少水？尿量大概有多少？”“常在什么情况下出现？”如果是已经确诊糖尿病的患者，可以问“您得这个病有几年了？”“现在血糖怎么样？空腹多少？餐后多少？”“平时控制饮食了吗？有没有用过降糖药或者胰岛素？”等。然后按照时间顺序，进一步了解患者的病史。

实地观察法，即健康信息采集过程中的体格检查，是由健康管理师在现场对服务对象进行直接观察、检查、测量或计数而取得的相应健康资料，如身高、体重、腰围、臀围、血压、呼吸频率、体温、脉搏等。在开展实际的信息采集过程中，问诊和体格检查常常结合使用，互相补充。

问卷法，是健康管理师利用事先设计好的问卷向被服务对象了解其基本情况，包括一般资料、临床检查结果、健康危险因素、服务对象健康需求等相关信息。

2）信息录入与存储

将收集到的健康信息填入健康信息登记表，并将信息录入计算机储存在数据库中，以保证信息的长久保存以及后期的使用。

3）信息更新与整理

健康信息收集存储后，需要再次对相关信息进行核查，以保证所收集到的信息准确无误。如有需要，进一步对信息进行分类整理及汇编。因为健康管理过程具有连续性，所以还需要对健康信息进行适时的更新，以便后期对健康信息进行分析与利用。

2.技能操作

以任务导入部分中患者吴先生为例，应如何对其进行健康信息采集？

(1)操作准备

在进行健康信息采集前，需要做好必要的物品准备，具体内容见表1-1-2。

表1-1-2　糖尿病患者健康信息采集操作准备

准备物品	具体要求
环境准备	□环境宽敞 □光线柔和 □温湿度适宜 □配置屏风或床围
健康管理师准备	□着装整洁 □洗手 □戴口罩 □收集相关病例资料
患者准备	□舒适体位 □提供相关病史信息
用物准备	□健康信息登记表 □笔 □便携式血糖仪 □血压计 □身高体重测量仪 □软尺

温馨提示

○在信息收集前首先要营造一个轻松舒适的环境，以消除服务对象的紧张情绪，方便信息采集工作的顺利开展。评估者应衣冠整洁、态度和蔼、语气温和。

注意事项

○在信息收集过程中，要选择恰当的采集方法。

○态度要诚恳友善，要多倾听，也要积极地倾听。

○不要随意打断病人说话，避免重复询问。

○避免使用专业的医学术语。

○要有耐心，给对方充足的时间去思考和表达。

注意事项

○在健康信息采集开始前需询问被患者有无排泄等特殊要求，是否需要协助，为下一步健康信息采集做好准备工作。

(2)操作过程

1)沟通

在开展糖尿病患者健康信息采集前，需要先与患者沟通，向患者及家属解释评估的目的及意义，以及在信息采集过程中需要作出的配合。

2)操作实施

根据患者的基本情况，对患者进行评估与信息登记，并将检查评估的结果记录在表1-1-3中。

表1-1-3 糖尿病患者健康信息登记表

个人基本信息					
姓　　名		性　　别		出生日期	
身份证号			工作单位		
本人电话		联系人姓名		联系人电话	
常住类型	1户籍□ 2非户籍□		民　族	1汉族□ 2少数民族□	
血　　型	1 A型□ 2 B型□ 3 O型□ 4 AB型□ 5不详□ RH阴性：1否□ 2是□ 3不详 □				
文化程度	1文盲及半文盲□ 2小学□ 3初中□ 4高中/技校/中专□ 5大学专科及以上□ 6不详□				
职　　业	1国家机关、党群组织、企业、事业单位负责人□ 2专业技术人员□ 3办事人员和有关人员□ 4商业、服务业人员□ 5农、林、牧、渔、水利业生产人员□ 6生产、运输设备操作人员及有关人员□ 7军人□ 8不便分类的其他从业人员□				
婚姻状况	1未婚□ 2已婚□ 3丧偶□ 4离婚 □ 5未说明的婚姻状况 □				
医疗费用支付方式	1城镇职工基本医疗保险□ 2城镇居民基本医疗保险□ 3新型农村合作医疗□ 4贫困救助□ 5商业医疗保险□ 6全公费□ 7全自费□ 8其他□				
药物过敏史	1无□ 2有□ 青霉素□ 磺胺□ 链霉素□ 其他□				
暴露史	1无□ 2有□ 化学品□ 毒物□ 射线□				

续表

个人基本信息		
既往史	疾病	1无□ 2高血压□ 3糖尿病□ 4冠心病□ 5慢性阻塞性肺疾病□ 6恶性肿瘤□ 7脑卒中□ 8重性精神疾病□ 9结核病□ 10肝炎□ 11其他法定传染病□ 12职业病□ 13其他□ □确诊时间__年__月/□确诊时间__年__月/□确诊时间__年__月 □确诊时间__年__月/□确诊时间__年__月/□确诊时间__年__月
	手术	1无□ 2有□ 名称1______时间______/名称2______时间______
	外伤	1无□ 2有□ 名称1______时间______/名称2______时间______
	输血	1无□ 2有□ 原因1______时间______/名称2______时间______

家族史				
家族史	父亲	□/□/□/□/□/□	母亲	□/□/□/□/□/□
	兄弟姐妹	□/□/□/□/□/□	子女	□/□/□/□/□/□
	1无□ 2高血压□ 3糖尿病□ 4冠心病□ 5慢性阻塞性肺疾病□ 6恶性肿瘤□ 7脑卒中□ 8重性精神疾病□ 9结核病□ 10肝炎□ 11先天畸形□ 12其他□			

遗传病史	1无□ 2有□ 疾病名称:______	
残疾情况	1无残疾□ 2视力残疾□ 3听力残疾□ 4言语残疾□ 5肢体残疾□ 6智力残疾□ 7精神残疾□ 8其他残疾□	
生活环境	厨房排风设施	1无□ 2油烟机□ 3换气扇□ 4烟囱□
	燃料类型	1液化气□ 2煤□ 3天然气□ 4沼气□ 5柴火□ 6其他 □
	饮水	1自来水□ 2经净化过滤的水□ 3井水□ 4河湖水□ 5塘水□ 6其他□
	厕所	1卫生厕所□ 2一格或二格粪池式□ 3马桶□ 4露天粪坑□ 5简易棚厕□
	禽畜栏	1单设□ 2室内□ 3室外□

健康体检信息	
内容	检查项目
症状	1无症状□ 2头痛□ 3头晕□ 4心悸□ 5胸闷□ 6胸痛□ 7慢性咳嗽□ 8咳痰□ 9呼吸困难□ 10多饮□ 11多尿□ 12体重下降□ 13乏力□ 14关节肿痛□ 15视力模糊□ 16手脚麻木□ 17尿急□ 18尿痛□ 19便秘□ 20腹泻□ 21恶心呕吐□ 22眼花□ 23耳鸣□ 24乳房胀痛□ 25其他□

续表

<table>
<tr><th colspan="5">健康体检信息</th></tr>
<tr><td rowspan="5">一般状况</td><td>体温</td><td>____℃</td><td>脉率</td><td colspan="2">____次/min</td></tr>
<tr><td rowspan="2">呼吸频率</td><td rowspan="2">____次/min</td><td rowspan="2">血压</td><td>左侧</td><td>____/____mmHg</td></tr>
<tr><td>右侧</td><td>____/____mmHg</td></tr>
<tr><td>身高</td><td>____cm</td><td>体重</td><td colspan="2">____kg</td></tr>
<tr><td>腰围</td><td>____cm</td><td>体质指数(BMI)</td><td colspan="2">____kg/m²</td></tr>
<tr><td rowspan="13">体格检查</td><td>眼底</td><td colspan="4">1正常□ 2异常□</td></tr>
<tr><td>皮肤</td><td colspan="4">1正常□ 2潮红□ 3苍白□ 4发绀□ 5黄染□
6色素沉着□ 7其他□</td></tr>
<tr><td>巩膜</td><td colspan="4">1正常□ 2黄染□ 3充血□ 4其他□</td></tr>
<tr><td>淋巴结</td><td colspan="4">1未触及□ 2锁骨上□ 3腋窝□ 4其他□</td></tr>
<tr><td rowspan="3">肺</td><td colspan="4">桶状胸:1否□ 2是□</td></tr>
<tr><td colspan="4">呼吸音:1正常□ 2异常□</td></tr>
<tr><td colspan="4">啰音:1无□ 2干啰音□ 3湿啰音□ 4其他□</td></tr>
<tr><td>心脏</td><td colspan="4">心率:___次/min 心律:1齐□ 2不齐□ 3绝对不齐□
杂音:1无□ 2有□</td></tr>
<tr><td>腹部</td><td colspan="4">压痛:1无□ 2有□
包块:1无□ 2有□
肝大:1无□ 2有□
脾大:1无□ 2有□
移动性浊音:1无□ 2有□</td></tr>
<tr><td>下肢水肿</td><td colspan="4">1无□ 2单侧□ 3双侧不对称□ 4双侧对称□</td></tr>
<tr><td>足背动脉搏动</td><td colspan="4">1未触及□ 2触及双侧对称□ 3触及左侧弱或消失□
4触及右侧弱或消失□</td></tr>
<tr><td>其他</td><td colspan="4"></td></tr>
<tr><td rowspan="3">辅助检查</td><td>血常规</td><td colspan="4">血红蛋白______g/L 白细胞______×10⁹/L
血小板______×10⁹/L 其他________________</td></tr>
<tr><td>尿常规</td><td colspan="4">尿蛋白_____g/L 尿糖_____mmol/L 尿酮体_____mmol/L
尿隐血____________其他________________</td></tr>
<tr><td>空腹血糖</td><td colspan="4">______________mmol/L</td></tr>
</table>

续表

健康体检信息		
辅助检查	心电图	1正常□ 2异常□
	尿微量白蛋白	________mg/dL
	大便隐血	1阴性□ 2阳性□
	糖化血红蛋白	____%
	肝功能	血清谷丙转氨酶____U/L 血清谷草转氨酶____U/L 白蛋白____g/L 总胆红素____μmol/L 结合胆红素____μmol/L
	肾功能	血清肌酐____μmol/L 血尿素氮____mmol/L 血钾浓度____mmol/L 血钠浓度____mmol/L
	血　脂	总胆固醇____mmol/L 甘油三酯____mmol/L 血清低密度脂蛋白胆固醇____mmol/L 血清高密度脂蛋白胆固醇____mmol/L
	胸部X射线	1正常□ 2异常□
	B　超	1正常□ 2异常□
	CT或核磁	1正常□ 2异常□
	其　他	
现存主要健康问题	脑血管疾病	1未发现□ 2缺血性卒中□ 3脑出血□ 4蛛网膜下腔出血□ 5短暂性脑缺血发作□ 6其他□
	肾脏疾病	1未发现□ 2糖尿病肾病□ 3肾功能衰竭□ 4急性肾炎□ 5慢性肾炎□ 6其他□
	心脏疾病	1未发现□ 2心肌梗死□ 3心绞痛□ 4冠状动脉血运重建□ 5充血性心力衰竭□ 6心前区疼痛□ 7其他□
	血管疾病	1未发现□ 2夹层动脉瘤□ 3动脉闭塞性疾病□ 4其他□
	眼部疾病	1未发现□ 2视网膜出血或渗出□ 3视乳头水肿□ 4白内障□ 5其他□
	神经系统疾病	1未发现□ 2有□
	其他系统疾病	1未发现□ 2有□

注意事项

○当信息收集工作完成后，要向对方表示感谢，并根据对患者的信息的收集与整理，说明下一步的工作管理计划。

(二)糖尿病风险评估与筛查

1.知识学习

(1)糖尿病的危险因素

2型糖尿病的常见危险因素如图1-1-4所示。

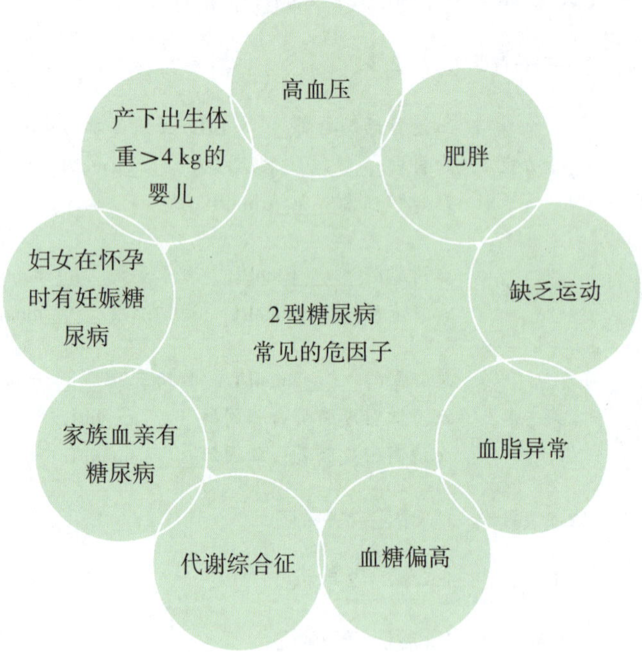

图1-1-4 2型糖尿病常见危险因素

1)不可干预的危险因素

不可干预的危险因素包括年龄、性别、种族及家族遗传。数据显示,年龄每增加10岁,糖尿病患病率可增加68%。调整其他危险因素后,男性患病风险要显著高于女性。有研究表明亚裔人群患糖尿病风险要高于白人。家族遗传方面,特别是2型糖尿病,亲属中有2型糖尿病患者的人群患病率比无糖尿病亲属的人群高4~8倍。

2)可干预的危险因素

肥胖或超重:肥胖(或超重)是2型糖尿病最重要的危险因素之一。体质指数(BMI)与发生2型糖尿病的危险性呈正相关。我国11省市调查发现,糖尿病和IGT(葡萄糖耐量异常)患病率随着体重的增加而上升,超重者患糖尿病的相对危险度(RR)为2.36,而肥胖者的RR达3.43。

身体活动不足:许多研究发现,身体活动不足会增加糖尿病发病的危险,活动最少的人与最爱活动的人相比,2型糖尿病的患病率增加2~6倍。有规律的体育锻炼能改善胰岛素抵抗。

膳食因素:高能量饮食是明确肯定的2型糖尿病的重要膳食危险因

素。目前认为，摄取高脂肪、高蛋白、高碳水化合物和缺乏纤维素的膳食也可能与2型糖尿病的发生有关。

吸烟：吸烟与糖尿病的发生发展密切相关，还会增加大血管病变等各种糖尿病并发症的发生风险。开始吸烟的年龄越小，吸烟的量越大，糖尿病发病风险越高。同时，吸烟亦是糖化血红蛋白升高的独立危险因素。

其他的危险因素如高血压、血脂异常、动脉粥样硬化性心血管疾病、多囊卵巢综合征等疾病，类固醇激素等药物。

(2)2型糖尿病风险评估与筛查方法

1)2型糖尿病高危人群筛查与评估

根据2014年中华医学会内分泌学分会制定的《中国成人2型糖尿病预防的专家共识》，糖尿病高危人群包括血糖正常性高危人群，即糖代谢正常但包括任何一个危险因素者，以及糖尿病前期人群，其中糖尿病前期人群中空腹血糖受损定义在空腹血糖>5.6 mmol/L，逐步提前了糖尿病高危人群筛查的指征。诊断为糖尿病前期后，每年有5%~10%糖尿病前期患者进展为糖尿病。

2020年版的中国2型糖尿病防治指南中，将具备一个或多个糖尿病危险因素者称为糖尿病高危人群，见表1-1-4。

表1-1-4　糖尿病高危人群

序号	种类
1	有糖尿病前期史
2	年龄≥40岁
3	BMI>24 kg/m^{2}和/或向心性肥胖（男性腰围>90 cm，女性腰围≥85 cm）
4	一级亲属（父母、同胞、子女）有糖尿病史
5	缺乏体力活动者
6	有巨大儿分娩史或有妊娠期糖尿病病史的女性
7	有多囊卵巢综合征（PCOS）病史的女性
8	有黑棘皮病者
9	有高血压史，或正在接受降压治疗者
10	HDL-C<0.90 mmol/L和/或TG>2.22 mmol/L，或正在接受调脂治疗者
11	有动脉粥样硬化性心血管疾病（ASCVD）史
12	有类固醇类药物使用史
13	长期接受抗精神病药物或抗抑郁症药物治疗
14	中国糖尿病风险评分（表1-1-5）总分≥25分

2)糖尿病风险筛查与评估

糖尿病筛查方法有：静脉血浆血糖检测（FPG、任意点血糖）、口服葡萄糖耐量试验（OGTT）、全血血糖检测（指尖血糖）、HbA1c、中国糖尿病风险评分表（CDRS）、非侵袭性糖尿病风险预测模型+指尖血糖等。推荐基层医疗机构采用两步法开展糖尿病前期和糖尿病筛查：第一步，采用CDRS（表1-1-5），对20~74岁普通人群进行糖尿病风险评估；第二步，风险评分总分≥25分者进行OGTT。糖尿病筛查流程如图1-1-5所示。

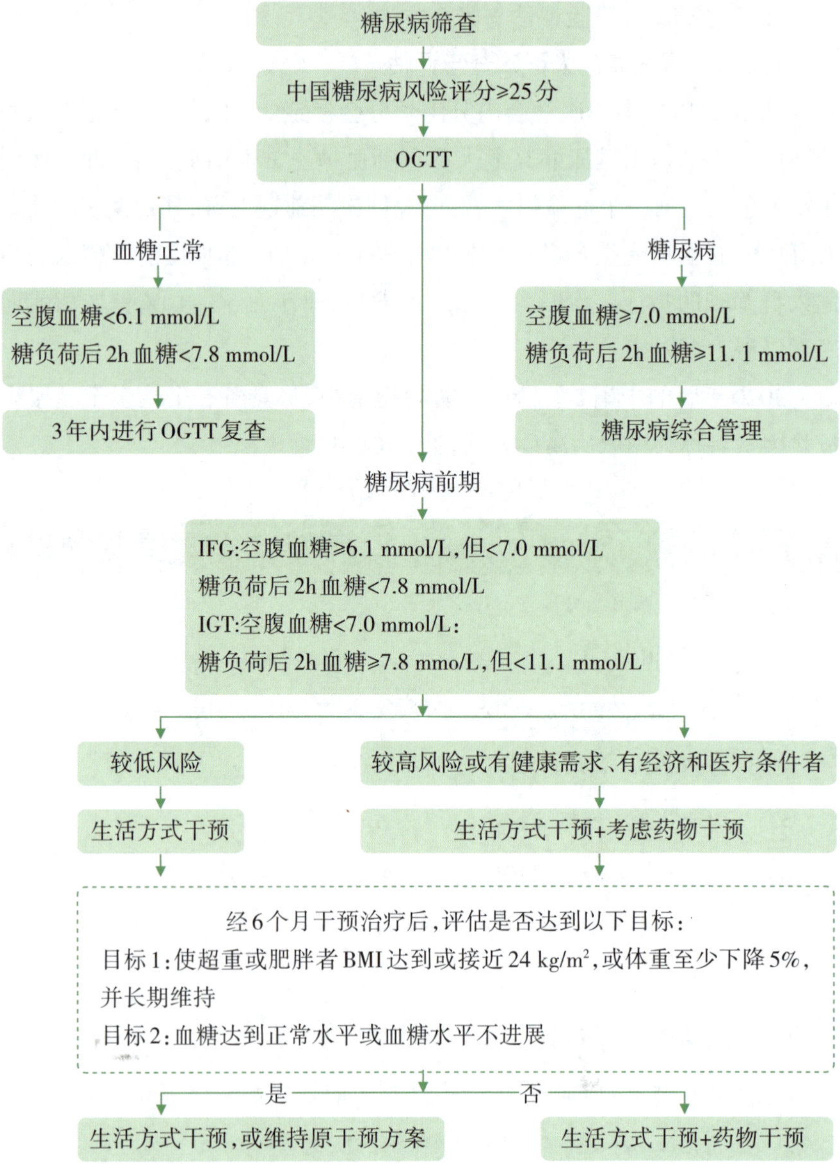

图1-1-5 糖尿病筛查流程图

表 1-1-5　中国糖尿病风险评分表（CDRS）

评估指标	分值	评估指标	分值
年龄/岁	—	体重指数/$kg \cdot m^{-2}$	—
20～24	0	<22.0	0
25～34	4	22.0～23.9	1
35～39	8	24.0～29.9	3
40～44	11	≥30.0	5
45～49	12	腰围/cm	—
50～54	13	男<75.0，女<70.0	0
55～59	15	男 75.0～79.9，女 70.0～74.9	3
60～64	16	男 80.0～84.9，女 75.0～79.9	5
65～74	18	男 85.0～89.9，女 80.0～84.9	7
收缩压/mmHg	—	男 90.0～94.9，女 85.0～89.9	8
<110	0	男≥95.0，女≥90.0	10
110～119	1	糖尿病家族史（父母、同胞、子女）	—
120～129	3	无	0
130～139	6	有	6
140～149	7	性别	—
150～159	8	女	0
≥160	10	男	2

2. 技能操作

患者吴先生的女儿吴女士、女婿李先生陪同吴先生来咨询，他们想请健康管理师小韩为他们评估自己患糖尿病的风险。

吴女士，42 岁，身高 168 cm，体重 75 kg，高血脂，行政人员，其父患有 2 型糖尿病。查体：腰围 110 cm，血压 145/100 mmHg。

李先生，45岁，身高183 cm，体重90 kg，吸烟史20余年，平均每日20支。查体：腰围115 cm，血压138/90 mmHg。

以上是吴先生家人的基本情况，如果你是健康管理师小韩，将如何为他们进行糖尿病高危因素筛查和风险评估？

(1)操作准备

在进行糖尿病高危因素筛查与风险评估前，需要做好必要的准备，见表1-1-6。

表1-1-6 糖尿病高危因素筛查与风险评估操作准备

准备项目		具体要求
环境准备		□环境宽敞 □光线柔和 □温湿度适宜 □配置屏风或床围
健康管理师准备		□着装整洁 □洗手 □戴口罩 □收集相关病史资料
患者准备		□舒适体位 □提供相关病史信息
用物准备	糖尿病相关危险因素筛查	□便携式血糖仪 □血压计 □笔 □身高体重测量仪 □软尺
	糖尿病风险评估	□糖尿病高危人群筛查表 □中国糖尿病风险评分表(CDRS) □笔

(2)操作过程

1)沟通

在开展糖尿病高危因素筛查与风险评估前，需要先与患者进行沟通，向其解释评估的目的及意义，以及在评估过程中需要进行的配合，询问其是否有去洗手间等需求，为下一步评估做好准备工作。

2)操作实施

①糖尿病高危人群筛查与评估

根据吴女士、李先生基本情况，参考中国糖尿病风险评分表(CDRS)，完成糖尿病高危人群筛查记录表，评估其是否为高危人群，并将筛查结果填写在表1-1-7中。

表1-1-7 糖尿病高危人群筛查操作记录表

评估对象	基本情况	评估项目	CDRS分值	CDRS评分	筛查结果（是否高危人群）
吴女士	42岁，身高168 cm，体重75 kg，高血脂，行政人员，其父患有2型糖尿病。查体：腰围110 cm，血压145/100 mmHg	年龄			是□ 否□
		体重指数			
		腰围			
		收缩压			
		糖尿病家族史（父母、同胞、子女）			
		性别			
李先生	45岁，身高183 cm，体重90 kg，吸烟史20余年，平均每日20支。查体：腰围115 cm，血压138/90 mmHg	年龄			是□ 否□
		体重指数			
		腰围			
		收缩压			
		糖尿病家族史（父母、同胞、子女）			
		性别			

②糖尿病患者高危因素筛查与风险评估

根据患者吴先生基本情况，进行风险评估，并将检查评估的结果记录在表1-1-8中。

表1-1-8 糖尿病患者高危因素筛查与风险评估检查记录表

评估对象	评估内容	筛查结果	
患者吴先生	糖尿病高危因素筛查	□存在健康危险因素：________ □不存在健康危险因素	
	糖尿病风险评估	年龄	CDRS评分：________
		体重指数	
		腰围	
		收缩压	
		糖尿病家族史（父母、同胞、子女）	
		性别	

(三)糖尿病健康干预方案的制订

1.知识学习

糖尿病健康干预方案需要根据糖尿病前期进展为糖尿病的风险高低、个体的健康需求、经济和医疗条件进行分层管理，根据糖尿病前期人群的风险进行分层，低风险者先实施生活方式干预，6个月后未达到预期干预目标或高血糖进展和(或)无法严格遵守生活方式者，可考虑启动药物干预；高风险者或具有健康需求、有经济和医疗条件者，可考虑在生活方式干预的同时启动药物干预。

(1)一般人群糖尿病健康干预与健康指导

在一般人群中开展健康教育，提高一般人群对糖尿病防治的知晓度和参与度，倡导合理膳食、控制体重、适量运动、限盐、戒烟、限酒、心理平衡的健康生活方式，提高一般人群整体的糖尿病防治意识，如图1-1-6所示。

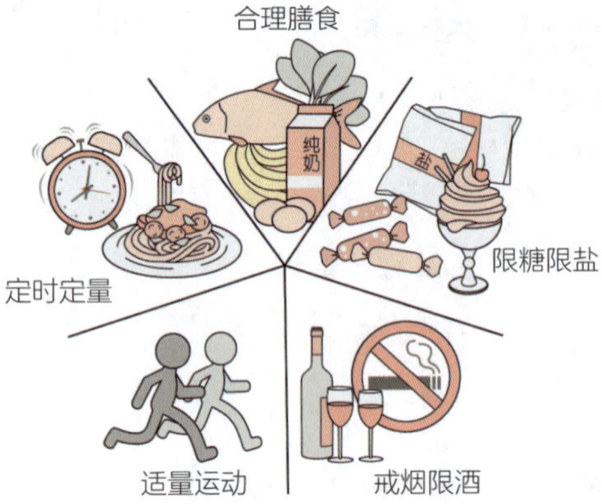

图1-1-6 一般人群健康教育

(2)糖尿病高危人群健康干预与健康指导

微课 糖尿病高危人群健康干预与健康指导

糖尿病高危人群或糖尿病前期患者患心脑血管疾病、微血管病和肿瘤等的危险性较高，因此，对糖尿病高危人群进行干预能够预防和延缓糖尿病的发生，并预防糖尿病慢性并发症、肿瘤等疾病的发生。

对初筛出的糖尿病高危人群应进行全面的健康信息采集及进一步的OGTT试验。在对糖尿病高危人群进行临床干预前，需要针对每个个体提出具体的健康问题，发现可干预的危险因素(如肥胖、高血压、血脂代谢紊乱等)及尚未达标的健康指标，为制订个性化管理方案打下基础。

建议糖尿病前期患者通过饮食控制和运动以降低糖尿病的发生风险，并定期随访及给予社会心理支持，以确保患者能够长期坚持健康的生活方式；定期检查血糖；同时密切关注其他心血管危险因素(如吸烟、高血压、血脂异常等)，并给予适当的干预措施。

具体目标为：

1)使超重或肥胖个体的体重指数达到或接近 24 kg/m²,或体重至少下降7%。

2)每日饮食总热量至少减少400~500 kcal,超重或肥胖者应减少500~750 kcal。

3)饱和脂肪酸摄入占总脂肪酸摄入的30%以下;每人每天食用盐的总量不超过5 g。

4)中等强度体力活动至少保持在150 min/周。

5)经过强化生活方式干预6个月效果不佳可考虑药物干预。

(3)糖尿病患者健康干预与健康指导

对已确诊的糖尿病患者,应立即启动并坚持生活方式干预,各类生活方式干预的内容和目标见表1-1-9。

表1-1-9　生活方式干预的内容及目标

干预内容	干预目标
控制体重	超重/肥胖患者减重的目标是3~6个月内降低5%~10%体重。消瘦者应通过合理的营养计划达到并长期维持理想体重
合理膳食	控制总热量,能量平衡。膳食营养均衡,满足患者对营养素的需求。减少精制碳水化合物(如白米饭、面食、饼干等)和含糖饮料的摄入,以全谷物或杂豆类替代1/3精白米、面等主食。提倡选择低血糖负荷的食品
适量运动	成人2型糖尿病患者每周至少150 min中等强度(50%~70%最大心率)有氧运动(如快走、骑车、打太极拳等);增加日常身体活动,减少坐姿时间。建议每周进行2~3次抗阻练习(两次锻炼间隔≥48 h)。伴有急性并发症或严重慢性并发症时,不应采取运动治疗
戒烟戒酒	科学戒烟,避免被动吸烟 不建议糖尿病患者饮酒 有饮酒习惯的应当戒酒
限盐	食盐摄入量限制在每天5 g以内
心理平衡	规律作息,减轻精神压力,保持心情愉悦

糖尿病的治疗应遵循综合管理的原则,包括控制高血糖、高血压、血脂异常、超重肥胖、高凝状态等心血管多重危险因素,在生活方式干预的基础上进行必要的药物治疗,以提高糖尿病患者的生存质量,延长糖尿病患者的预期寿命。综合控制目标见表1-1-10。

表 1-1-10 中国 2 型糖尿病综合控制目标

控制指标		控制目标
毛细血管血糖/mmol·L^{-1}	空腹	4.4~7.0
	非空腹	<10.0
糖化血红蛋白 Alc/%		<7.0
血压/mmHg		<130/80
总胆固醇/mmol·L^{-1}		<4.5
高密度脂蛋白胆固醇/mmol·L^{-1}	男性	>1.0
	女性	>1.3
甘油三酯/mmol·L^{-1}		<1.7
低密度脂蛋白胆固醇/mmol·L^{-1}	未合并动脉粥样硬化性心血管疾病	<2.6
	合并动脉粥样硬化性心血管疾病	<1.8
体重指数/kg·m^{-2}		<24.0

糖尿病患者应定期检测以便筛查及干预并发症及合并症，见表 1-1-11。对于糖尿病病程较长、年龄较大、已有心血管疾病的 T2DM 患者，继续采取降糖、降压、调脂（主要是降低低密度脂蛋白胆固醇）、抗血小板治疗等综合管理措施，以降低心血管事件、微血管并发症进展及死亡的风险，但应遵循分层管理的原则：对已出现严重糖尿病慢性并发症者，推荐至相关专科进行治疗。

表 1-1-11 糖尿病患者并发症及合并疾病检测要求

检查项目	并发症	合并疾病	检测频率
体重、身高	—	超重/肥胖	每月 1 次
腰围	—	超重/肥胖	每月 1 次
血压	—	高血压	每月 1 次
空腹/餐后血糖	—	—	每月 2 次（1 次空腹，1 次餐后）
糖化血红蛋白 Alc	—	—	在治疗之初每 3 个月检测 1 次，一旦达到治疗目标可每 6 个月检查 1 次

续表

检查项目	并发症	合并疾病	检测频率
尿常规	糖尿病肾脏病	—	每6个月1次
TC、HDL-C、LDL-C、TG	—	血脂异常	每年1次
尿白蛋白/尿肌酐	糖尿病肾脏病	—	每年1次
血肌酐、尿素氮	糖尿病肾脏病	—	每年1次
肝功能	—	肝功能异常	每年1次
心电图	心脏、大血管并发症	—	每年1次
视力及眼底	糖尿病视网膜病变	—	每年1次
足外观、足背动脉搏动	糖尿病足	—	每年4次
神经病变的相关检查	周围神经病变	—	每年1次

2.技能操作

以任务导入部分中患者吴先生为例,应如何为其制订具体的健康管理方案?

(1)操作准备

在进行健康干预方案制订前,需要做好必要的准备,见表1-1-12。

表1-1-12 糖尿病患者健康干预方案制订操作准备

准备项目	具体要求
环境准备	□环境宽敞 □光线柔和 □温湿度适宜 □配置屏风或床围
健康管理师准备	□着装整洁 □洗手 □戴口罩 □健康信息登记表 □糖尿病高危因素筛查与风险评估资料
患者准备	□舒适体位 □需要进行的配合
用物准备	□计算机 □打印机 □健康风险评估报告 □笔

(2)操作过程

1)沟通

在制订健康干预方案前,需要先与患者及家属沟通,向其解释制订健康干预方案的目的及意义,以及需要进行的配合。

2)操作实施

按照糖尿病健康干预与健康指导原则,为患者吴先生制订具体的健康干预与管理方案，并将具体内容记录在表1-1-13中。

表1-1-13 制订糖尿病患者健康干预方案操作记录表

<table>
<tr><th>实施对象</th><th>实施内容</th><th colspan="2">干预内容</th><th>健康指导</th></tr>
<tr><td rowspan="14">患者吴先生
高危因素：
______
CDRS评分：
______</td><td rowspan="5">生活方式干预</td><td colspan="2">控制体重</td><td>□超重者：减重的目标是______
□消瘦者：______</td></tr>
<tr><td colspan="2">膳食指导</td><td>合理膳食：减少______摄入，以______替代1/3精白米、面等主食。提倡选择______负荷的食品
限盐：食盐摄入量限制在每天______g以内</td></tr>
<tr><td colspan="2">运动指导</td><td>成人2型糖尿病患者每周至少______min中等强度（______%最大心率）有氧运动；
增加日常身体活动，减少______时间
建议每周进行______次抗阻练习（两次锻炼间隔≥______h）
伴有______时，不应采取运动治疗</td></tr>
<tr><td colspan="2">健康生活方式</td><td>戒烟戒酒：科学戒烟，避免______；不建议糖尿病患者饮酒，有饮酒习惯的应当戒酒</td></tr>
<tr><td colspan="2">心理健康管理</td><td>规律作息，减轻精神压力，保持心情愉悦</td></tr>
<tr><td rowspan="3">2型糖尿病综合控制目标</td><td colspan="2">控制指标</td><td>控制目标</td></tr>
<tr><td rowspan="2">毛细血管血糖/mmol·L^{-1}</td><td>空腹</td><td></td></tr>
<tr><td>非空腹</td><td></td></tr>
<tr><td rowspan="5">2型糖尿病综合控制目标</td><td colspan="2">控制指标</td><td>控制目标</td></tr>
<tr><td colspan="2">糖化血红蛋白Alc/%</td><td></td></tr>
<tr><td colspan="2">血压/mmHg</td><td></td></tr>
<tr><td colspan="2">总胆固醇/mmol·L^{-1}</td><td></td></tr>
<tr><td colspan="2">体重指数/kg·m^{-2}</td><td></td></tr>
</table>

续表

实施对象	实施内容	干预内容	健康指导
患者吴先生	糖尿病并发症及合并疾病检测要求	检测项目	检测频率
		□体重、身高 □腰围 □血压	____次/(□年、□月) 例:1次/年、1次/月
		□空腹/餐后血糖	____次/(□年、□月)
		□糖化血红蛋白Alc(%)	____次/(□年、□月)
		□尿常规	____次/(□年、□月)
		□TC、HDL-C、LDL-C、TG □尿白蛋白/尿肌酐 □血肌酐、尿素氮 □肝功能 □心电图 □视力及眼底	____次/(□年、□月)
		□足外观、足背动脉搏动	____次/(□年、□月)
		□神经病变的相关检查	____次/(□年、□月)

检查评估

(一)糖尿病患者信息登记

健康管理师按照表1-1-14中的检查项目进行自我检查,并将检查结果和自我点评记录在表1-1-14中。

表1-1-14 糖尿病患者信息登记检查记录表(自我检查)

步骤	检查项目	检查结果	自我点评
1	是否穿工作服并保持服装整洁	是□ 否□	
2	操作前是否清洗双手进行手部消毒	是□ 否□	
3	是否与患者及家属进行沟通并告知相关事宜	是□ 否□	
4	使用听诊器等检查工具前是否进行安全检查	是□ 否□	
5	是否按照标准步骤及检查方法进行体格检查	是□ 否□	

续表

步骤	检查项目	检查结果	自我点评
6	是否按照标准步骤及规范评估量表对患者进行评估	是□ 否□	
7	是否完成操作记录	是□ 否□	

患者根据表1-1-15中的检查项目对健康管理师的服务情况进行检查，并将检查结果和结果点评记录在表1-1-15中。

表1-1-15 糖尿病患者信息登记检查记录表(患者检查)

步骤	检查项目	检查结果	结果点评
1	是否清楚说明病史采集、体格检查及风险筛查与评估的目的与意义	是□ 否□	
2	操作前是否清洗双手进行手部消毒	是□ 否□	
3	操作前是否询问有无排泄等特殊要求	是□ 否□	
4	服务态度是否和蔼、言语是否亲切	是□ 否□	
5	是否充分讲解风险评估结果及健康干预方案	是□ 否□	
6	是否协助健康干预方案的实施	是□ 否□	

(二)糖尿病风险评估与筛查

健康管理师按照表1-1-16中的检查项目进行自我检查，并将检查结果和自我点评记录在表1-1-16中。

表1-1-16 糖尿病风险评估与筛查检查记录表(自我检查)

步骤	检查项目	检查结果	自我点评
1	是否穿工作服并保持服装整洁	是□ 否□	
2	是否与患者及家属进行沟通并告知相关事宜	是□ 否□	
3	是否按照标准步骤及规范评估方法对患者进行评估	是□ 否□	
4	是否完成操作记录	是□ 否□	

患者根据表1-1-17中的检查项目对健康管理师的服务情况进行检查，并将检查结果和结果点评记录在表1-1-17中。

表 1-1-17　糖尿病风险评估与筛查检查记录表(患者检查)

步骤	检查项目	检查结果	结果点评
1	是否清楚说明风险筛查与评估的目的与意义	是□ 否□	
2	操作前是否清洗双手进行手部消毒	是□ 否□	
3	服务态度是否和蔼、言语是否亲切	是□ 否□	
4	是否充分讲解风险评估结果	是□ 否□	

(三)糖尿病健康干预方案制订

健康管理师按照表 1-1-18 中的检查项目进行自我检查,并将检查结果和自我点评记录在表 1-1-18 中。

表 1-1-18　糖尿病健康干预方案制订检查记录表(自我检查)

步骤	检查项目	检查结果	自我点评
1	是否穿工作服并保持服装整洁	是□ 否□	
2	操作前是否清洗双手进行手部消毒	是□ 否□	
3	是否与患者及家属进行沟通并告知相关事宜	是□ 否□	
4	是否按照标准步骤及标准进行糖尿病健康干预方案制订	是□ 否□	
5	是否完成操作记录	是□ 否□	

患者根据表 1-1-19 中的检查项目对健康管理师的服务情况进行检查,并将检查结果和结果点评记录在表 1-1-19 中。

表 1-1-19　糖尿病健康干预方案制订检查记录表(患者检查)

步骤	检查项目	检查结果	结果点评
1	是否清楚说明健康干预方案制订的目的及意义	是□ 否□	
2	操作前是否清洗双手进行手部消毒	是□ 否□	
3	操作前是否询问有无排泄等特殊要求	是□ 否□	
4	服务态度是否和蔼、言语是否亲切	是□ 否□	
5	是否充分讲解健康干预方案	是□ 否□	
6	是否协助健康干预方案的实施	是□ 否□	

(四)总体评估

教师根据表 1-1-20 中的检查项目对健康管理师的任务完成情况进行

检查,并将检查结果和结果点评记录在表1-1-20中。

表1-1-20 糖尿病健康管理检查记录表(教师检查)

步骤	检查项目	检查结果	结果点评
1	是否按时完成任务	是□ 否□	
2	团队协作是否顺畅	是□ 否□	
3	设备、用具及用品是否整理恢复	是□ 否□	
4	实训床位及实训室是否整理干净	是□ 否□	
5	工作页填写是否准确、完整	是□ 否□	

任务小结

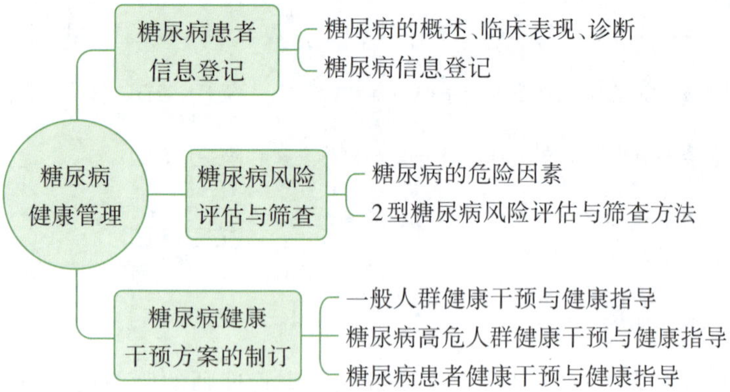

任务二　高血压健康管理

教学资源

任务导入

场景：某健康管理中心

人物：患者林女士、健康管理师小徐

情节：患者林女士，75岁，30余年前单位体检发现血压升高，未予干预治疗，后逐渐出现头晕、头痛等不适感，测血压最高达186/138 mmHg，住院治疗诊断为“原发性高血压3级 极高危”，规律服用降压药物治疗，平素监测血压波动在117~140/86~103 mmHg。糖尿病病史20余年，无吸烟史。如果你是健康管理师小徐，应如何对其进行健康管理？

任务目标

- 能够按照高血压的诊治指南，结合患者实际情况，完成高血压患者的信息采集和初步诊断。
- 能够按照高血压的筛查流程，结合患者实际情况，使用高血压风险评估与筛查方法，完成对患者基础健康状态的评价、病情预后及并发症风险的评估。
- 能够按照高血压管理的流程及规范，结合患者实际情况，完成高血压的健康监测及健康干预方案的制订。

高血压流行病学现状

任务实施

(一)高血压患者信息登记

1.知识学习

(1)高血压概述

高血压是以体循环动脉压升高为主要临床表现的心血管综合征。根据《中国高血压防治指南》2023年修订版，在未使用降压药物的情况下，非同日3次测量诊室收缩压(SBP)≥140 mmHg和(或)舒张压(DBP)≥90 mmHg，可诊断为高血压。高血压是心脑血管疾病的重要危险因素，长期血压过高可损伤心、脑、肾等重要脏器的结构和功能，从而导致这些器官的功能衰竭，如图1-2-1、图1-2-2所示。

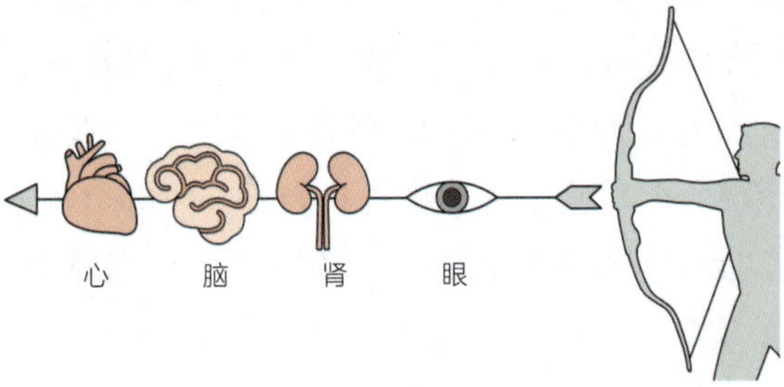

图1-2-1　高血压常见靶器官

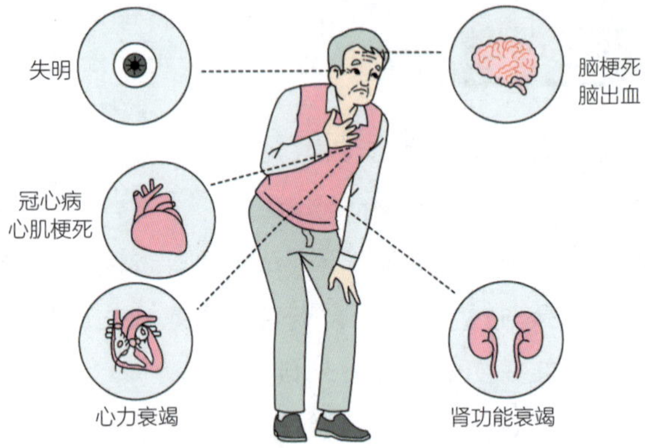

图1-2-2　高血压常见脏器损害

(2)高血压临床表现

1)症状

大多数患者起病缓慢，一般缺乏特殊临床表现。大概20%患者无自觉症状，仅在查体测量血压时或合并心、脑、肾等重要脏器并发症时才被发现。常见症状为头晕、头痛、心悸、颈项板紧、疲劳等，如图1-2-3所示，多数症状在紧张、劳累后加重，休息后缓解。部分患者也可出现鼻出血、视力模糊等较严重症状。典型的高血压头痛在血压下降后即可消失，症状的严重程度一般与血压水平有一定的关联，多由血管痉挛或扩张所致。

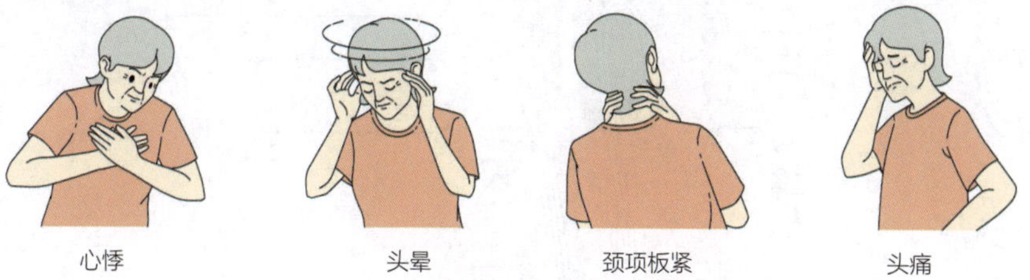

图 1-2-3　高血压常见临床表现

高血压患者可以同时合并其他原因的头痛，如精神焦虑性头痛、偏头痛、青光眼引起的头痛等，上述头痛往往与血压水平无关。高血压合并动脉粥样硬化、心功能减退的患者容易突然发生严重的头晕与眩晕。另外，高血压患者还可以出现靶器官受累的症状，如胸闷、胸痛、气短、呼吸困难、多尿等。

2)体征

高血压体征一般较少，周围血管搏动、血管杂音、心脏杂音等是重点检查的项目。检查时应重视的是颈部、背部两侧肋脊角、上腹部脐两侧、腰部肋脊处的血管杂音等相对较为常见的体征。此外，还应注意心脏听诊可闻及主动脉瓣区第二心音亢进、收缩期杂音或收缩早期喀喇音，以及肾动脉狭窄时可闻及向腹两侧传导的血管杂音等体征。

有些体征常提示继发性高血压可能，如发现腰部肿块提示多囊肾或嗜铬细胞瘤；股动脉搏动延迟出现或缺如，下肢血压明显低于上肢血压，提示主动脉缩窄；向心性肥胖、紫纹、多毛等，提示皮质醇增多症。

3)高血压急症和亚急症

高血压急症是指原发性或继发性高血压患者，在某些诱因作用下，血压突然和明显升高(一般超过 180/120 mmHg)，同时伴有进行性心、脑、肾等重要靶器官功能不全的表现。

高血压急症包括高血压脑病、高血压伴颅内出血(脑出血和蛛网膜下腔出血)、急性心力衰竭、急性冠状动脉综合征(不稳定型心绞痛、急性非ST段抬高和ST段抬高心肌梗死)、主动脉夹层(图 1-2-4)、子痫前期或子痫、急性肾小球肾炎、胶原血管病所致肾危象、嗜铬细胞瘤危象、使用毒品(安非他命、可卡因、迷幻药等)及围术期严重高血压等。少数患者病情发展急骤，舒张压持续≥130 mmHg，并伴有头痛，视力模糊，眼底出血、渗出和视盘水肿，肾脏损害突出，持续蛋白尿、血尿与管型尿，此情况称为恶性高血压。恶性高血压患者往往病情进展迅速，若不及时有效降压治疗，预后很差，患者常死于脑卒中、心力衰竭或肾衰竭。

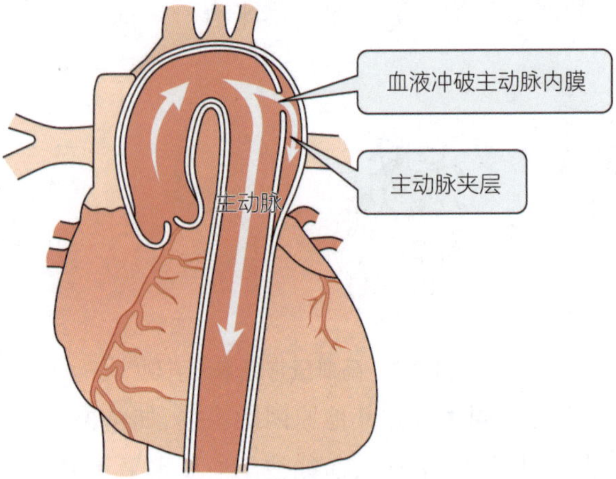

图1-2-4　主动脉夹层

高血压亚急症指血压明显升高但不伴严重临床症状及进行性靶器官损害，患者可以有血压明显升高造成的症状，如头痛、胸闷、鼻出血和烦躁不安等。

(3)高血压诊断

目前我国对于18岁以上任何年龄的成年人，采用正常血压(SBP<120 mmHg和DBP<80 mmHg)、正常高值[SBP=120~139 mmHg和(或)DBP=80~89 mmHg]和高血压[SBP≥140 mmHg和(或)DBP≥90 mmHg]进行血压水平分类。

高血压的诊断主要根据诊室测量的血压值，采用经校准的水银柱或电子血压计，测量坐位安静休息时上臂肱动脉部位的血压，如图1-2-5所示。一般在未使用降压药物的情况下，非同日3次测量诊室血压，当收缩压(SBP)≥140 mmHg和(或)舒张压(DBP)≥90 mmHg时可诊断为高血压；当收缩压(SBP)≥140 mmHg和舒张压(DBP)<90 mmHg时为单纯收缩期高血压。患者既往有高血压史，目前正在使用降压药物，血压虽然低于140/90 mmHg，仍应诊断为高血压。根据血压升高水平，又进一步将高血压分为1级、2级和3级，见表1-2-1。

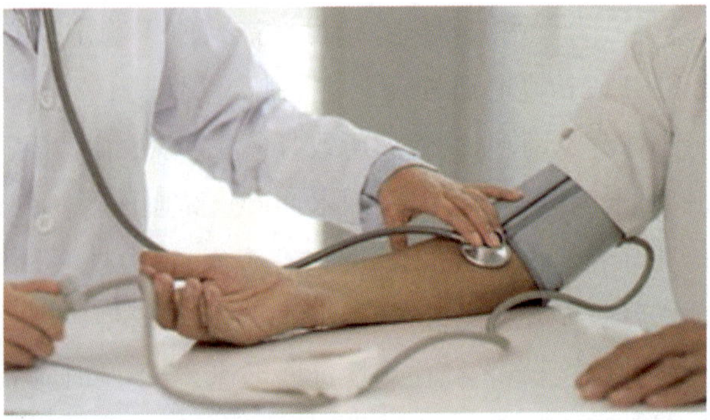

图1-2-5　血压测量

表1-2-1 血压水平分类和定义

分类	收缩压(SBP)/mmHg	关系	舒张压(DBP)/mmHg
正常血压	<120	和	<80
正常高值血压	120~139	和/或	80~89
1级高血压(轻度)	140~159	和/或	90~99
2级高血压(中度)	160~179	和/或	100~109
3级高血压(重度)	≥180	和/或	≥110
单纯收缩期高血压	≥140	和	<90

注:当SBP和DBP分属于不同级别时,以较高的分级为准。

患者是否血压升高,不能仅凭1次或2次诊室血压测量值,有时为了避免白大衣效应、测量夜间睡眠期间血压和诊断单纯性夜间高血压,可采用动态血压监测(ABPM)。ABPM使用自动血压测量仪器,测量次数多,无测量者误差,可用于诊断白大衣高血压、隐蔽性高血压和单纯夜间高血压,同时能够观察异常的血压节律与变异,评估降压疗效及全时间的血压控制情况。ABPM的高血压诊断标准为:平均SBP/DBP 24 h≥130/80 mmHg,白天≥135/85 mmHg,夜间≥120 /70 mmHg。

一旦确诊高血压,必须进一步查找病因,以判断是原发性还是继发性高血压,如图1-2-6所示。此外,尚需寻找其他心脑血管危险因素、靶器官损害及相关临床情况,评估患者的心脑血管疾病风险程度,以指导诊断和治疗,开展后续健康管理工作。

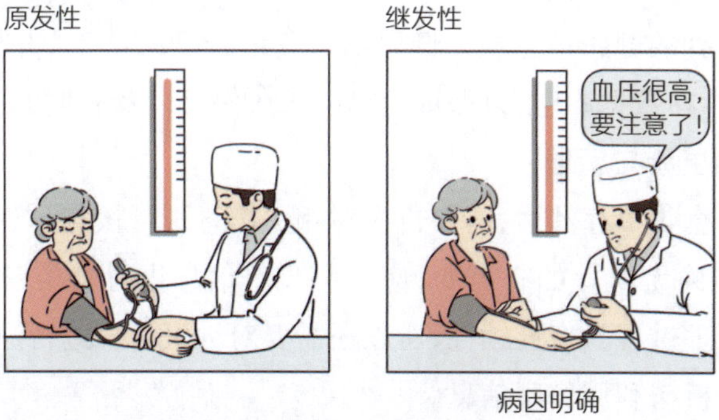

图1-2-6 原发性和继发性高血压

(4)高血压信息登记

1)信息收集

①信息收集内容

高血压患者的个人健康信息应包括年龄、性别、职业、婚育情况、现患疾病、既往病史、用药史、过敏史、吸烟饮酒史、膳食习惯、不良嗜好、运动情况等一般资料；身高、体重、腰围、臀围、血压、呼吸频率、体温、脉搏等体格检查结果；血常规、血糖、血脂、肝功能、肾功能等实验室检查结果；胸片、动态血压、心电图、心脏血管超声、头颈部血管超声等影像检查结果。

②信息收集方法

个人健康信息主要产生于一些诊疗活动和人们的健康行为当中。某些时候为了高血压健康管理服务工作的顺利开展，需要通过专题调查来获取资料，常用的方法包括访谈法（问诊）、实地观察法及问卷法。

访谈法，即健康信息采集过程中的问诊。包括封闭式问诊和开放式问诊。一般为了获得和掌握较多的健康信息资料，调动服务对象的主动性和积极性，宜多采用开放式问诊。问诊一般由主诉开始。如“哪里不舒服？”如患者主诉为与高血压相关的头晕、头痛，可以问“头痛多长时间了？是什么样的疼痛？”“常在什么情况下出现？有没有测量血压？血压值为多少？”“头痛发作时有无其他感觉？”“是否服用过降压药物？具体药物用量如何？”等。然后依次按照时间顺序，进一步了解患者的既往病史、过敏史等。

实地观察法，即健康信息采集过程中的体格检查，是由健康管理师在现场对服务对象进行直接观察、检查、测量或计数而取得相应的健康资料，如身高、体重、腰围、臀围、血压、呼吸频率、体温、脉搏等。在实际的信息采集过程中，问诊和体格检查常常结合使用，互相补充。

问卷法，是健康管理师利用事先设计好的问卷向被服务对象了解其基本情况，包括一般资料、临床检查结果、健康危险因素、服务对象健康需求等相关信息。

2）信息录入与存储

将收集到的健康信息填入健康信息登记表（表1-2-3），并将信息录入计算机，储存在数据库中，以保证信息的长久保存以及后期的使用。

3）信息更新与整理

健康信息收集存储后，需要再次对相关信息进行核查，以保证所收集到的信息准确无误。如有需要，应进一步对信息进行分类整理及汇编。因为健康管理过程具有连续性，所以还需要对健康信息进行适时的更新，以便后期分析与利用健康信息。

2.技能操作

以任务导入部分中患者林女士为例，应如何对其进行健康信息采集？

（1）操作准备

在进行健康信息采集前，需要做好必要的物品准备，见表1-2-2。

表1-2-2 高血压患者健康信息采集操作准备

准备项目	具体要求
环境准备	□环境宽敞 □光线柔和 □温湿度适宜 □配置屏风或床围
健康管理师准备	□着装整洁 □洗手 □戴口罩 □收集相关病例资料
患者准备	□舒适体位 □提供相关病史信息
用物准备	□计算机 □打印机 □健康信息登记表 □笔 □检查床 □听诊器 □血压计 □身高体重测量仪 □软尺

(2)操作过程

1)沟通

在开展高血压患者健康信息采集前,需要先与患者沟通,向患者及家属解释信息采集的目的及意义,以及如何采取恰当体位配合检查等需要患者配合的内容。

2)操作实施

根据患者的基本情况,对患者进行病史采集与体格检查评估,完成高血压患者健康信息登记过程,并将检查评估的结果记录在表1-2-3中。

表1-2-3 高血压患者健康信息登记表

个人基本信息					
姓　名		性　别		出生日期	
身份证号			工作单位		
本人电话		联系人姓名		联系人电话	
常住类型	1户籍□ 2非户籍□		民　族	1汉族□ 2少数民族□	
血　型	1 A型□ 2 B型□ 3 O型□ 4 AB型□ 5不详□ RH阴性:1否□ 2是□ 3不详 □				
文化程度	1文盲及半文盲□ 2小学□ 3初中□ 4高中/技校/中专□ 5大学专科及以上□ 6不详□				
职　业	1国家机关、党群组织、企业、事业单位负责人□ 2专业技术人员□ 3办事人员和有关人员□ 4商业、服务业人员□ 5农、林、牧、渔、水利业生产人员□ 6生产、运输设备操作人员及有关人员□ 7军人□ 8不便分类的其他从业人员□				
婚姻状况	1未婚□ 2已婚□ 3丧偶□ 4离婚 □ 5未说明的婚姻状况 □				

续表

<table>
<tr><th colspan="5">个人基本信息</th></tr>
<tr><td colspan="2">医疗费用支付方式</td><td colspan="3">1城镇职工基本医疗保险□ 2城镇居民基本医疗保险□
3新型农村合作医疗□ 4贫困救助□ 5商业医疗保险□
6全公费□ 7全自费□ 8其他□</td></tr>
<tr><td colspan="2">药物过敏史</td><td colspan="3">1无□ 2有□ 青霉素□ 磺胺□ 链霉素□ 其他□</td></tr>
<tr><td colspan="2">暴露史</td><td colspan="3">1无□ 2有□ 化学品□ 毒物□ 射线□</td></tr>
<tr><td rowspan="4">既往史</td><td>疾病</td><td colspan="3">1无□ 2高血压□ 3糖尿病□ 4冠心病□ 5慢性阻塞性肺疾病□
6恶性肿瘤□ 7脑卒中□ 8重性精神疾病□ 9结核病□ 10肝炎□
11其他法定传染病□ 12职业病□ 13其他□
□确诊时间___年___月/□确诊时间___年___月/□确诊时间___年___月
□确诊时间___年___月/□确诊时间___年___月/□确诊时间___年___月</td></tr>
<tr><td>手术</td><td colspan="3">1无□ 2有□ 名称1______时间______/名称2______时间______</td></tr>
<tr><td>外伤</td><td colspan="3">1无□ 2有□ 名称1______时间______/名称2______时间______</td></tr>
<tr><td>输血</td><td colspan="3">1无□ 2有□ 原因1______时间______/名称2______时间______</td></tr>
<tr><td rowspan="3">家族史</td><td>父亲</td><td>□/□/□/□/□/□</td><td>母亲</td><td>□/□/□/□/□/□</td></tr>
<tr><td>兄弟姐妹</td><td>□/□/□/□/□/□</td><td>子女</td><td>□/□/□/□/□/□</td></tr>
<tr><td colspan="4">1无□ 2高血压□ 3糖尿病□ 4冠心病□ 5慢性阻塞性肺疾病□
6恶性肿瘤□ 7脑卒中□ 8重性精神疾病□ 9结核病□ 10肝炎□
11先天畸形□ 12其他□</td></tr>
<tr><td colspan="2">遗传病史</td><td colspan="3">1无□ 2有□ 疾病名称:________</td></tr>
<tr><td colspan="2">残疾情况</td><td colspan="3">1无残疾□ 2视力残疾□ 3听力残疾□ 4言语残疾□
5肢体残疾□ 6智力残疾□ 7精神残疾□ 8其他残疾□</td></tr>
<tr><td rowspan="5">生活环境</td><td>厨房排风设施</td><td colspan="3">1无□ 2油烟机□ 3换气扇□ 4烟囱□</td></tr>
<tr><td>燃料类型</td><td colspan="3">1液化气□ 2煤□ 3天然气□ 4沼气□ 5柴火□
6其他 □</td></tr>
<tr><td>饮水</td><td colspan="3">1自来水□ 2经净化过滤的水□ 3井水□
4河湖水□ 5塘水□ 6其他□</td></tr>
<tr><td>厕所</td><td colspan="3">1卫生厕所□ 2一格或二格粪池式□ 3马桶□
4露天粪坑□ 5简易棚厕□</td></tr>
<tr><td>禽畜栏</td><td colspan="3">1单设□ 2室内□ 3室外□</td></tr>
</table>

续表

健康体检信息

内容	检查项目				
症状	1无症状□ 2头痛□ 3头晕□ 4心悸□ 5胸闷□ 6胸痛□ 7慢性咳嗽□ 8咳痰□ 9呼吸困难□ 10多饮□ 11多尿□ 12体重下降□ 13乏力□ 14关节肿痛□ 15视力模糊□ 16手脚麻木□ 17尿急□ 18尿痛□ 19便秘□ 20腹泻□ 21恶心呕吐□ 22眼花□ 23耳鸣□ 24乳房胀痛□ 25其他□				
一般状况	体温	____℃	脉率	____次/min	
	呼吸频率	____次/min	血压	左侧	____/____mmHg
				右侧	____/____mmHg
	身高	____cm	体重	____kg	
	腰围	____cm	体质指数(BMI)	____kg/m²	
体格检查	眼底	1正常□ 2异常□			
	皮肤	1正常□ 2潮红□ 3苍白□ 4发绀□ 5黄染□ 6色素沉着□ 7其他□			
	巩膜	1正常□ 2黄染□ 3充血□ 4其他□			
	淋巴结	1未触及□ 2锁骨上□ 3腋窝□ 4其他□			
	肺	桶状胸:1否□ 2是□			
		呼吸音:1正常□ 2异常□			
		啰音:1无□ 2干啰音□ 3湿啰音□ 4其他□			
	心脏	心率:____次/min 心律:1齐□ 2不齐□ 3绝对不齐□ 杂音:1无□ 2有□			
	腹部	压痛:1无□ 2有□ 包块:1无□ 2有□ 肝大:1无□ 2有□ 脾大:1无□ 2有□ 移动性浊音:1无□ 2有□			
	下肢水肿	1无□ 2单侧□ 3双侧不对称□ 4双侧对称□			
	足背动脉搏动	1未触及□ 2触及双侧对称□ 3触及左侧弱或消失□ 4触及右侧弱或消失□			
	其他				

续表

健康体检信息		
辅助检查	血常规	血红蛋白______g/L 白细胞______×10^9/L 血小板______×10^9/L 其他____________________
	尿常规	尿蛋白_____g/L 尿糖_____mmol/L 尿酮体_____mmol/L 尿隐血____________其他__________________
	空腹血糖	________________mmol/L
	心电图	1正常□ 2异常□
	尿微量白蛋白	________________mg/dL
	大便隐血	1阴性□ 2阳性□
	糖化血红蛋白	______%
	肝功能	血清谷丙转氨酶_____U/L 血清谷草转氨酶_____U/L 白蛋白_____g/L 总胆红素_____μmol/L 结合胆红素_____μmol/L
	肾功能	血清肌酐_____μmol/L 血尿素氮_____mmol/L 血钾浓度_____mmol/L 血钠浓度_____mmol/L
	血 脂	总胆固醇_____mmol/L 甘油三酯_____mmol/L 血清低密度脂蛋白胆固醇_____mmol/L 血清高密度脂蛋白胆固醇_____mmol/L
	胸部X射线	1正常□ 2异常□
	B 超	1正常□ 2异常□
	CT或核磁	1正常□ 2异常□
	其 他	
现存主要健康问题	脑血管疾病	1未发现□ 2缺血性卒中□ 3脑出血□ 4蛛网膜下腔出血□ 5短暂性脑缺血发作□ 6其他□
	肾脏疾病	1未发现□ 2糖尿病肾病□ 3肾功能衰竭□ 4急性肾炎□ 5慢性肾炎□ 6其他□
	心脏疾病	1未发现□ 2心肌梗死□ 3心绞痛□ 4冠状动脉血运重建□ 5充血性心力衰竭□ 6心前区疼痛□ 7其他□

续表

健康体检信息		
现存主要健康问题	血管疾病	1未发现□ 2夹层动脉瘤□ 3动脉闭塞性疾病□ 4其他□
	眼部疾病	1未发现□ 2视网膜出血或渗出□ 3视乳头水肿□ 4白内障□ 5其他□
	神经系统疾病	1未发现□ 2有□
	其他系统疾病	1未发现□ 2有□

(二)高血压的风险筛查

1.知识学习

(1) 高血压的危险因素

高血压危险因素包括遗传、年龄及不良生活方式等，如图1-2-7所示。其中有些属于不可改变的危险因素，有些属于可改变的危险因素。

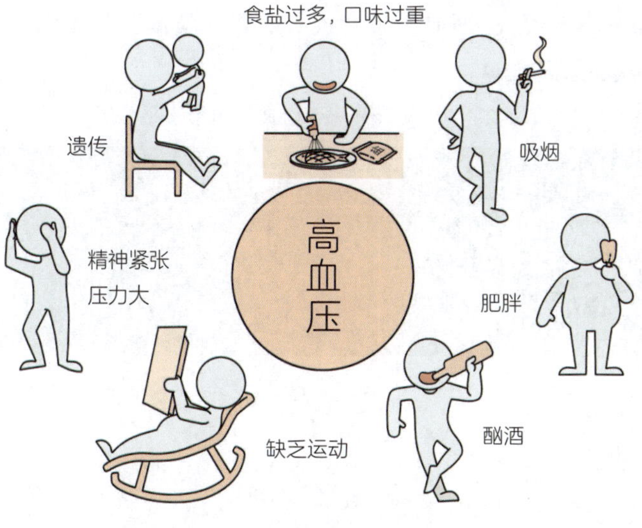

图1-2-7　高血压危险因素

(2)高血压风险评估

高血压风险评估是检出高血压高危个体、确定干预目标人群的重要举措，在临床实践和人群防治工作中均发挥着重要的指导作用，对高血压早期预防干预和公众自我健康管理也有重要意义。

1)高血压高危人群识别标准

具有下列一项及以上危险因素者，视为高血压高危人群：

①收缩压为130~139 mmHg和/或舒张压为85~89 mmHg。

微课　高血压病的可改变危险因素

高血压危险因素

②血脂异常。

具有下列两项及以上危险因素者，视为高血压高危人群：

①男性≥45岁，女性≥55岁。

②超重或肥胖[BMI≥24 kg/m^2和(或)腰围男性≥85 cm、女性≥80 cm]。

③早发心血管病家族史(一级亲属，男性<55岁，女性<65岁)。

④长期过量饮酒(每日饮白酒≥100 mL，且每周饮酒在4次以上)。

⑤吸烟(每日吸烟≥15支，且连续吸烟在10年以上)。

2)高血压风险评估的方法

高血压风险评估包括两层含义：高血压现症风险分层评估和远期风险评估。虽然高血压是影响心血管事件发生和预后的独立危险因素，但并非唯一决定因素，大部分高血压患者还存在血压升高以外的心血管危险因素。因此，高血压患者的诊断、治疗和分类管理不能只根据血压水平，同时必须对患者进行心血管综合风险的评估并分层。对高血压患者进行心血管综合风险分层，有利于确定启动降压治疗的时机，优化降压治疗方案，确立更合适的血压控制目标和进行患者的综合管理。

①高血压现症风险分层评估：根据2023年中国高血压防治指南的分层原则和基本内容，将高血压患者按心血管风险水平分为低、中、高和很高4个层次，见表1-2-4。

影响高血压患者预后的重要因素

表1-2-4 血压升高患者心血管风险水平分层

其他心血管危险因素和疾病史	血压/mmHg			
	SBP=130~139 和(或) DBP=85~89	SBP=140~159 和(或) DBP=90~99	SBP=160~179 和(或) DBP=100~109	SBP≥180 和(或) DBP≥110
无	—	低	中	高
1~2个其他危险因素	低	中	中/高	很高
≥3个其他危险因素，靶器官损害，或CKD 3期，无并发症的糖尿病	中/高	高	高	很高
临床并发症，或CKD≥4期，有并发症的糖尿病	高/很高	很高	很高	很高

注：CKD：慢性肾脏疾病。

②高血压远期风险评估：常用的风险评估模型有China-PAR模型、Framingham模型、SCORE模型、PCE模型等。

(3)高血压筛查的技术与流程

进行高血压筛查的目的是进一步对筛查对象进行人群划分，识别出健康人群、高血压高危人群和高血压患者，以便后期开展高血压的分类管理。基层医疗卫生机构应承担原发性高血压的诊断、治疗及长期随访等管理工作，识别出不适合在基层诊治的高血压患者并及时向上级医院转诊。高血压的筛查技术主要采用诊室血压测量、动态血压监测（ABPM）和家庭血压监测（HBPM）。

对初诊高血压而言，筛查应遵循一定的流程，如图1-2-8所示。

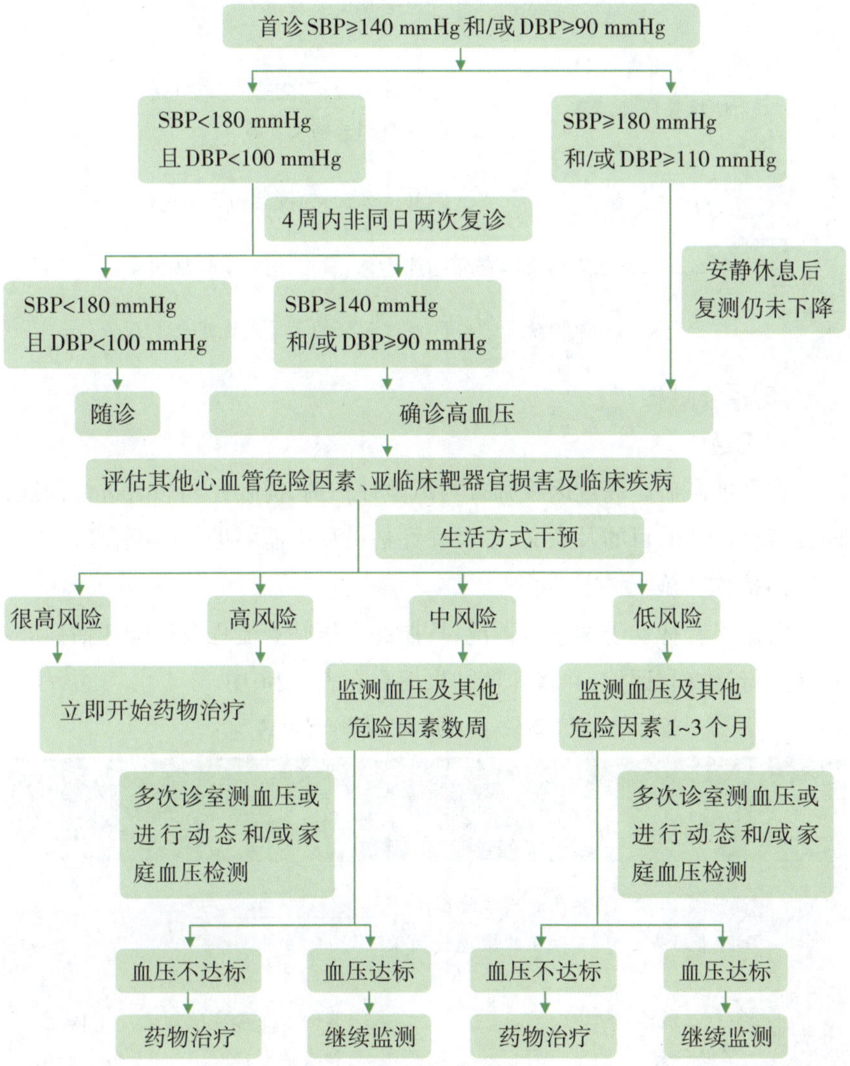

图1-2-8 高血压筛查流程

2. 技能操作

以任务导入部分中患者林女士为例，应如何对其进行高血压高危因素筛查与风险评估？

(1)操作准备

在进行高血压高危因素筛查和风险评估前，需要做好必要的准备，见表1-2-5。

表1-2-5　高血压高危因素筛查和风险评估操作准备

<table>
<tr><th colspan="2">准备项目</th><th>具体要求</th></tr>
<tr><td colspan="2">环境准备</td><td>□环境宽敞 □光线柔和 □温湿度适宜
□配置屏风或床围</td></tr>
<tr><td colspan="2">健康管理师准备</td><td>□着装整洁 □洗手 □戴口罩
□收集相关病史资料</td></tr>
<tr><td colspan="2">患者准备</td><td>□舒适体位 □提供相关病史信息</td></tr>
<tr><td rowspan="2">用物准备</td><td>高血压相关危险因素筛查</td><td>□计算机 □笔 □电子健康档案</td></tr>
<tr><td>高血压风险评估</td><td>□经过验证的上臂式医用电子血压</td></tr>
</table>

(2)操作过程

1)沟通

在开展高血压高危因素筛查与风险评估前，需要先与患者进行沟通，向其解释评估的目的及意义，以及在评估过程中需要进行的配合。

2)操作实施

根据患者林女士的基本情况，按照高血压筛查流程及风险评估标准，对其进行筛查与评估，并将评估结果填写在表1-2-6中。

表1-2-6　高血压筛查操作记录表

<table>
<tr><th>评估对象</th><th>评估内容</th><th colspan="4">筛查结果</th></tr>
<tr><td rowspan="3">患者林女士</td><td>高血压高危因素筛查</td><td colspan="4">□存在健康危险因素：________
□不存在健康危险因素</td></tr>
<tr><td rowspan="2">高血压现症风险评估（参考表1-2-4）</td><td colspan="2">血压：________</td><td rowspan="2">其他心血管危险因素和疾病史：
□无
□1~2个其他危险因素</td><td rowspan="2">□低危
□中危
□高危
□很高危</td></tr>
<tr><td>心血管危险因素</td><td></td></tr>
</table>

续表

评估对象	评估内容	筛查结果			
伴发临床疾病	高血压现症风险评估（参考表1-2-4）	靶器官损害		□≥3个其他危险因素，靶器官损害，或CKD 3期，无并发症的糖尿病 □临床并发症，或CKD≥4期，有并发症的糖尿病	
		伴发临床疾病			

（三）高血压健康干预方案的制订

1.知识学习

绝大部分高血压是可防可控的，预防和控制高血压需要从控制危险因素水平、早诊断、早治疗和患者规范化管理等环节入手，构建高血压防治的全面战线。

（1）高血压低危人群的健康干预与健康指导

针对高血压低危人群的健康干预与指导的主要措施是开展高血压健康教育和健康促进活动。高血压健康教育主要围绕高血压定义、危害、防治等基本知识进行，并结合定期随访，评估人群对高血压及其危险因素相关知识的了解及掌握情况。

通过开展高血压健康促进活动，消除或减少可能导致高血压发病的危险因素，如戒除烟酒、保持良好的生活习惯、减少高钠饮食、控制体重、坚持锻炼、保持乐观的情绪、降低个体危险因素的暴露程度，从而降低高血压发病率。

（2）高血压高危人群的健康干预与健康指导

对于筛查出的高血压高危人群，要加强危险因素干预及健康知识教育。常见的生活方式干预内容和干预目标应贯穿于血压正常或危险人群的整个健康管理过程之中。

针对高血压高危人群，除严格按照上述防控要求进行生活方式干预外，尚需定期监测血压、血脂、血糖等指标，同时注意筛查防控其他相关危险因素，如空气污染、其他基础疾病等。健康教育除进行高血压基本知识普及外，应根据不同人群开展针对性的健康教育活动，具体见表1-2-7。

高血压防控生活方式干预措施及目标

表 1-2-7 高血压患者的健康教育内容

正常人群	高血压的高危人群	已确诊的高血压患者
● 什么是高血压，高血压的危害，健康生活方式，定期监测血压 ● 高血压是可以预防的	● 什么是高血压，高血压的危害，健康生活方式，定期监测血压 ● 高血压的危险因素，有针对性的行为纠正和生活方式指导	● 什么是高血压，高血压的危害，健康生活方式，定期监测血压 ● 高血压的危险因素，有针对性的行为纠正和生活方式指导 ● 高血压的危险因素及综合管理 ● 非药物治疗与长期随访的重要性和坚持终身治疗的必要性 ● 高血压是可以治疗的，正确认识高血压药物的疗效和不良反应高血压自我管理的技能

(3)初诊高血压的健康管理

初诊高血压患者需要在管理过程中对患者的诊疗情况做全面分析，内容包括体检、评估、干预措施和效果评价等，具体见表 1-2-8。

表 1-2-8 初诊高血压患者的管理

初诊	随访
● 判断是否有靶器官损害 ● 判断是否有继发性高血压的可能 ● 对高血压患者进行心血管综合危险度评估，确定是否要干预其他心血管危险因素 ● 给予生活方式指导和药物治疗 ● 确定下一次随访日期 ● 建议家庭血压监测 ● 登记并加入高血压管理	● 血压及有关的症状和体征 ● 治疗的副作用 ● 影响生活方式改变和药物治疗依从性的障碍

(4)高血压长期随访的分级管理

健康管理师应协助临床医师对高血压患者进行临床评估，根据患者心血管危险分层水平纳入不同的管理级别，并在长期随访中，根据患者血压是否达标分为一、二级管理。随访的主要内容是观察血压、用药情况、不良反应，同时还应关注心率、血脂、血糖等其他危险因素、靶器官损害和临床疾患。根据患者存在的危险因素、靶器官损害及伴随临床疾病，可定期或不定期进行血糖、血脂、肾功能、尿常规、心电图等检查。

分级管理可有效地利用现有资源，重点管理未达标的高血压患者，提高血压控制率。分级随访管理具体内容见表1-2-9。

表1-2-9 高血压分级随访管理内容

管理内容	一级管理	二级管理
管理对象	血压已达标患者	血压未达标患者
非药物治疗	长期坚持	强化生活方式干预并长期坚持
随访频率	3月1次	2～4周1次
药物治疗	维持药物治疗，保持血压达标	根据指南推荐，调整治疗方案

温馨提示

○高血压随访的方式以门诊随访和电话随访为主，有条件的特别是中青年人群可用网络随访。

2.技能操作

以任务导入部分中患者林女士为例，应如何为其制订具体的健康管理方案？

(1)操作准备

在进行健康干预方案制订前，需要做好必要的准备，见表1-2-10。

表1-2-10 高血压患者健康干预方案制订操作准备

准备项目	具体要求
环境准备	□环境宽敞 □光线柔和 □温湿度适宜 □配置屏风或床围
健康管理师准备	□着装整洁 □洗手 □戴口罩 □健康信息登记表 □高血压高危因素筛查与风险评估资料
患者准备	□舒适体位 □需要进行的配合
用物准备	□计算机 □打印机 □健康风险评估报告 □笔

(2)操作过程

1)沟通

在进行健康干预方案制订前，需要先与患者及家属沟通，向其解释制订健康干预方案的目的及意义，以及需要进行的配合。

2)操作实施

按照高血压健康干预与健康指导原则，为患者林女士制订个性化健康管理方案，并将方案填写在表1-2-11中。

表1-2-11 高血压患者个性化健康管理方案操作记录表

实施对象	实施内容	干预内容	健康指导
患者林女士 高血压高危因素:______ __________ 高血压风险评估: □低危 □中危 □高危 □很高危	生活方式干预	减少食盐摄入	每人每日食盐量逐步降至<____g,增加钾摄入
		合理膳食	营养均衡,控制总热量,减少________摄入 总脂肪占总热量的比率<__%,饱和脂肪<____%,每日食油<____g
		规律运动	强度:□低 □中 □高; 频次:每周____~____次或每日累计____min; 持续时间:每次持续____min左右,或累计30min
		控制体重	BMI<____kg/m² 腰围:□男性<90cm;□女性<85cm
		心理平衡	避免____情绪,保持乐观和积极向上的态度 ________是减轻精神压力的科学方法
	健康教育	具体内容	是否完成
		什么是高血压及高血压的危害 健康生活方式 定期监测血压	□是 □否
		高血压的危险因素 有针对性的行为纠正和生活方式指导	□是 □否
		高血压的危险因素及综合管理	□是 □否

续表

实施对象	实施内容	干预内容	健康指导
患者林女士	健康教育	具体内容	是否完成
		非药物治疗与长期随访的重要性和坚持终身治疗的必要性	□是 □否
		高血压是可以治疗的 正确认识高血压药物的疗效和不良反应高血压自我管理的技能	□是 □否

检查评估

(一)高血压患者信息登记

健康管理师按照表1-2-12中的检查项目进行自我检查,并将检查结果和自我点评记录在表1-2-12中。

表1-2-12　高血压患者信息登记检查记录表(自我检查)

步骤	检查项目	检查结果	自我点评
1	是否穿工作服并保持服装整洁	是□ 否□	
2	操作前是否清洗双手进行手部消毒	是□ 否□	
3	是否与患者及家属进行沟通并告知相关事宜	是□ 否□	
4	使用血压计等检查工具前是否进行安全检查	是□ 否□	
5	是否按照标准步骤及检查方法进行体格检查	是□ 否□	
6	是否按照标准步骤及规范评估方法对患者进行评估	是□ 否□	
7	是否完成操作记录	是□ 否□	

患者根据表1-2-13中的检查项目对健康管理师的服务情况进行检查,并将检查结果和结果点评记录在表1-2-13中。

表 1-2-13 高血压患者信息登记检查记录表(患者检查)

步骤	检查项目	检查结果	结果点评
1	是否清楚说明病史采集、体格检查评估的目的与意义	是□ 否□	
2	操作前是否清洗双手进行手部消毒	是□ 否□	
3	操作前是否询问有无排泄等特殊要求		
4	服务态度是否和蔼、言语是否亲切	是□ 否□	
5	操作动作是否轻柔、规范	是□ 否□	

(二)高血压的风险筛查

健康管理师按照表 1-2-14 中的检查项目进行自我检查,并将检查结果和自我点评记录在表 1-2-14 中。

表 1-2-14 高血压的风险筛查检查记录表(自我检查)

步骤	检查项目	检查结果	自我点评
1	是否穿工作服并保持服装整洁	是□ 否□	
2	是否与患者及家属进行沟通并告知相关事宜	是□ 否□	
3	是否按照标准步骤及规范评估方法对患者进行评估	是□ 否□	
4	是否完成操作记录	是□ 否□	

患者根据表 1-2-15 中的检查项目对健康管理师的服务情况进行检查,并将检查结果和结果点评记录在表 1-2-15 中。

表 1-2-15 高血压的风险筛查检查记录表(患者检查)

步骤	检查项目	检查结果	结果点评
1	是否清楚说明风险筛查与评估的目的与意义	是□ 否□	
2	操作前是否清洗双手进行手部消毒	是□ 否□	
3	服务态度是否和蔼、言语是否亲切	是□ 否□	
4	是否充分讲解风险评估结果	是□ 否□	

(三)高血压健康干预方案的制订

健康管理师按照表 1-2-16 中的检查项目进行自我检查,并将检查结果和自我点评记录在表 1-2-16 中。

表 1-2-16 高血压健康干预方案的制订检查记录表(自我检查)

步骤	检查项目	检查结果	自我点评
1	是否穿工作服并保持服装整洁	是□ 否□	
2	操作前是否清洗双手进行手部消毒	是□ 否□	
3	是否与患者及家属进行沟通并告知相关事宜	是□ 否□	
4	是否按照标准步骤及标准进行高血压健康干预方案制订	是□ 否□	
5	是否完成操作记录	是□ 否□	

患者根据表 1-2-17 中的检查项目对健康管理师的服务情况进行检查,并将检查结果和结果点评记录在表 1-2-17 中。

表 1-2-17 高血压健康干预方案的制订检查记录表(患者检查)

步骤	检查项目	检查结果	结果点评
1	是否清楚说明健康干预方案制订的目的及意义	是□ 否□	
2	操作前是否清洗双手进行手部消毒	是□ 否□	
3	操作前是否询问有无排泄等特殊要求	是□ 否□	
4	服务态度是否和蔼、言语是否亲切	是□ 否□	
5	是否充分讲解健康干预方案	是□ 否□	
6	是否协助健康干预方案的实施	是□ 否□	

(四)总体评估

教师根据表 1-2-18 中的检查项目分别对健康管理师完成高血压患者信息登记、高血压健康危险因素及健康风险评估、高血压健康干预方案制订等工作的具体情况进行检查,并将检查结果和结果点评记录在表 1-2-18 中。

表 1-2-18 高血压健康管理检查记录表(教师检查)

步骤	检查项目	检查结果	结果点评
1	是否按时完成任务	是□ 否□	
2	团队协作是否顺畅	是□ 否□	
3	设备、用具及用品是否整理恢复	是□ 否□	
4	实训床位及实训室是否整理干净	是□ 否□	
5	工作页填写是否准确、完整	是□ 否□	

任务小结

- 高血压健康管理
  - 高血压患者信息登记
    - 概述、临床表现、诊断
    - 高血压信息登记
  - 高血压的风险筛查
    - 危险因素、风险评估
    - 筛查技术与流程
  - 高血压健康干预方案制订
    - 高血压低危人群的健康干预与健康指导
    - 高血压高危人群的健康干预与健康指导
    - 初诊高血压的健康管理
    - 高血压长期随访的分级管理

任务三 冠心病健康管理

教学资源

任务导入

场景：某医院健康管理中心

人物：患者李先生、健康管理师小张

情节：李先生，63岁。患阵发性心前区疼痛4年，日常活动轻度受限。吸烟史20余年，每天1~2包。就诊于市××医院，诊断为“1. 冠状动脉粥样硬化性心脏病 稳定型心绞痛（CCSII级）2. 原发性高血压（3级很高危组）”，给予患者药物治疗：倍他乐克50 mgbid、单硝酸异山梨酯20 mgbid、非洛地平5 mgqd、拜阿司匹灵100 mgqd、阿托伐他汀20 mgqn、依那普利10 mgbid。如果你是健康管理师小张，应如何对其进行健康管理？

任务目标

- 能够正确认知冠心病，结合患者实际情况，完成对患者基础健康状态的评价和临床资料的初步分析。
- 能够评估病情及预后，结合患者实际情况，使用冠心病风险评估与筛查方法，完成冠心病患者的风险及诊断评估。
- 能够按照冠心病管理的流程及规范，结合患者实际情况，完成冠心病的健康监测及健康干预方案的制订。

任务实施

(一)冠心病患者信息登记

1.知识学习

(1)冠心病概述

1)冠心病的概念及分类

冠状动脉粥样硬化性心脏病指冠状动脉因粥样硬化使管腔狭窄或闭塞,和(或)因冠状动脉功能性改变(包括冠状动脉痉挛、冠状动脉微血管功能障碍)导致心肌缺血缺氧或坏死而引起的心脏病,简称冠心病(coronary heart disease,CHD),也称为缺血性心脏病(ischemic heart disease,IHD)。1979年WHO将冠心病分为以下5型:隐匿型或无症状型冠心病、心绞痛 、心肌梗死、缺血性心肌病和猝死。近年,根据病理生理和治疗不同将冠心病分为两大类:①慢性心肌缺血综合征(chronic ischemic syndrome,CIS)又称为慢性冠脉疾病(chronic coronary arterydisease,CAD),包括隐匿性冠心病、稳定型心绞痛、缺血性心肌病等;②急性冠脉综合征(acute coronarysyndrome,ACS) ACS有共同的病理生理基础,即冠状动脉粥样硬化斑块的破裂、血栓形成,并导致病变血管不同程度的狭窄或阻塞,如图1-3-1所示。据发病早期心电图ST段的改变,将ACS分为不稳定型心绞痛、非ST段抬高型心肌梗死、ST段抬高型心肌梗死。

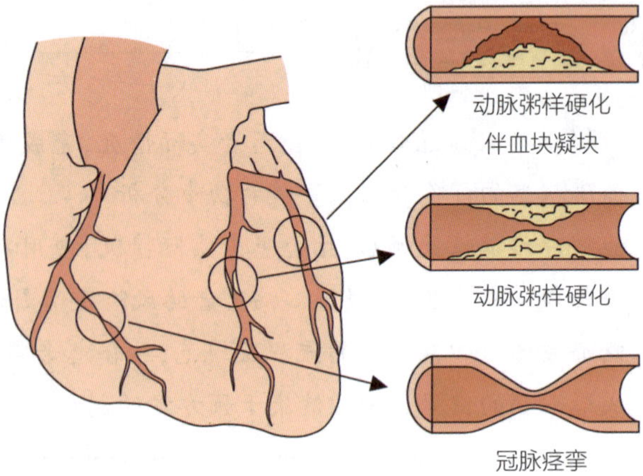

图1-3-1 ACS病理生理基础

2)流行病学现状

根据《中国卫生健康统计年鉴2022》,2021年中国城市居民冠心病死亡率为135.08/10万,农村居民冠心病死亡率为148.19/10万,农村地区高于城市地区。2012年以来,冠心病死亡率持续上升,农村地区冠心病死亡率上升明显,2016年已超过城市水平。

(2)冠心病临床表现

冠心病的临床表现包括心绞痛、心肌梗死、胸部压迫、呼吸短促等。

心绞痛通常由劳累或情绪激动引发,通常在停止活动或平静休息几分钟后疼痛会消失。心绞痛临床特点为心前区阵发性、压榨样疼痛,可伴有其他症状,疼痛主要位于胸骨后部,可放射至心前区与左上肢,劳动或情绪激动、饱食时常发生。在某些人中,特别是女性,这种疼痛感可能是尖锐的,并且可能同时放射到颈部、手臂或背部。

心肌梗死是心肌缺血性坏死,是在冠脉病变的基础上,发生冠脉血供急剧减少或中断,使相应的心肌严重而持久的急性缺血导致心肌坏死,临床表现为持久胸骨后剧烈疼痛、发热、白细胞计数和血清心肌坏死标志物增高以及心电图进行性改变,可发生心律失常、休克或心力衰竭,属冠心病的严重类型。

冠心病发作的典型症状还包括胸部压迫性压力和肩膀或手臂疼痛,有时伴有呼吸短促和大汗,如图1-3-2所示。女性比男性更容易出现冠心病发作的不典型症状,如颈部或下颌疼痛。急性心肌梗死临床症状差异极大,有些患者发病急骤病情极为严重,未到医院就已死于院外。另有1/4~1/3患者无自觉症状或症状很轻未就诊,其突出的症状为胸痛,疼痛较心绞痛更剧烈,呈压榨性难以忍受,患者常有濒死感,烦躁不安。部位与心绞痛相同、但持续时间更久,多在30 min或更长时间,休息和含化硝酸甘油不能缓解,常需要使用麻醉性镇痛剂。

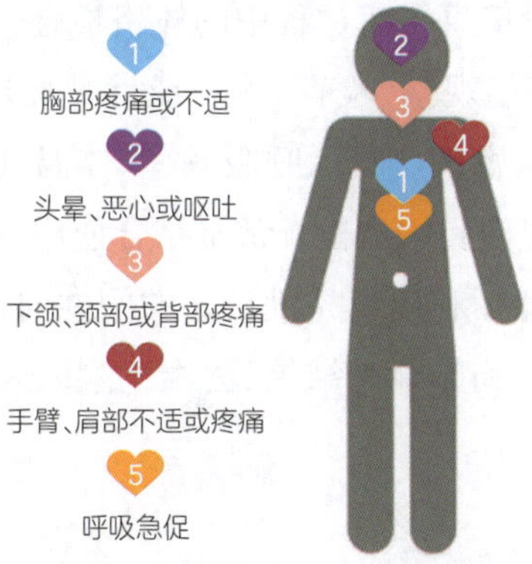

图1-3-2 冠心病发作典型症状

(3)冠心病的诊断

典型冠心病病史具有重要的诊断价值,根据胸痛的特点和发作时心电图的改变,结合存在的冠心病危险因素,除其他原因所致的心绞痛外,一般可作出诊断。未捕捉到发作时心电图者,可行心电图负荷试验或动态心电图帮助发现暂时性心肌缺血的存在以助诊断。诊断仍有困难者,可考虑进行冠状动脉CTA检查,考虑介入或外科治疗者须作选择性冠状动脉造影检查。

(4)冠心病信息登记

1)信息收集

①信息收集内容

采集个人健康信息,建立健康档案,包括年龄、性别、职业、婚育情况、现患疾病、既往病史、用药史、过敏史、吸烟饮酒史、膳食习惯、不良嗜好、运动情况等一般资料;身高、体重、血压、脉搏、呼吸频率、体温等体格检查结果;血常规、血糖、血脂、肝功能、肾功能、肌钙蛋白、肌酸激酶及同工酶等实验室检查结果,以及心电图、胸部X线、冠脉CTA等相关辅助检查结果。

②信息采集方法

为了健康管理服务工作的顺利开展,需要通过专题调查来获取资料,常用的方法包括访谈法(问诊)、实地观察法及问卷法。

访谈法,即健康信息采集过程中的问诊。包括封闭式问诊和开放式问诊。一般为了获得和掌握较多的健康信息资料,调动服务对象的主动性和积极性,宜多采用开放式问诊。问诊一般由主诉开始。如"哪里不舒服?"如患者主诉为与冠心病相关的胸闷、胸痛、心悸、头晕等症状,可以问"胸痛多长时间了?是什么样的疼痛?""常在什么情况下出现?持续时间?如何缓解?""疼痛发作时有无其他感觉?""是否服用过相关药物或是否接受过其他治疗?具体药物用量及治疗方案的具体情况如何?"等。然后依次按照时间顺序,进一步了解患者的既往病史、过敏史等。

实地观察法,即健康信息采集过程中的体格检查,是由健康管理师在现场对服务对象进行直接观察、检查、测量或计数而取得相应的健康资料。如身高、体重、腰围、臀围、血压、呼吸频率、体温、脉搏等。在开展实际的信息采集过程中,问诊和体格检查常常结合使用,互相补充。

问卷法,是健康管理师利用事先设计好的问卷向被服务对象了解其基本情况包括一般资料、临床检查结果、健康危险因素、服务对象健康需求等相关信息。

2)信息录入与存储

将收集到的健康信息填入健康信息登记表(表1-3-2),并将信息录入计算机储存在数据库中,以保证信息的长久保存,利于后期的使用。

3)信息更新与整理

健康信息收集存储后,需要再次对相关信息进行核查,以保证所收集到的信息准确无误。如有需要,进一步对信息进行分类整理及汇编。因为健康管理过程具有连续性,所以还需要对健康信息进行适时的更新,以便后期对健康信息进行分析与利用。

2.技能操作

以任务导入部分中患者李先生为例,应如何对其进行健康信息采集?

(1)操作准备

在进行健康信息采集前,需要做好必要的准备,见表1-3-1。

表1-3-1 冠心病患者健康信息采集操作准备

准备项目	具体要求
环境准备	□环境宽敞 □光线柔和 □温湿度适宜 □配置屏风或床围
健康管理师准备	□着装整洁 □洗手 □戴口罩 □收集相关病例资料
患者准备	□舒适体位 □提供相关病史信息
用物准备	□计算机 □打印机 □健康风险评估报告 □笔 □听诊器 □血压计 □身高体重测量仪 □便携式血糖仪 □心电图机

(2)操作过程

1)沟通

在开展冠心病患者健康信息采集前,需要先与患者沟通,向患者及家属解释评估的目的及意义,以及在信息采集过程中需要进行的配合。

2)操作实施

根据患者的基本情况,对患者进行病史采集与评估,并将检查评估的结果记录在表1-3-2中。

表1-3-2 冠心病患者健康信息登记表

个人基本信息					
姓　名		性　别		出生日期	
身份证号			工作单位		
本人电话		联系人姓名		联系人电话	
常住类型	1户籍□ 2非户籍□		民　族	1汉族□ 2少数民族□	
血　型	1 A型□ 2 B型□ 3 O型□ 4 AB型□ 5不详□ RH阴性:1否□ 2是□ 3不详□				
文化程度	1文盲及半文盲□ 2小学□ 3初中□ 4高中/技校/中专□ 5大学专科及以上□ 6不详□				

续表

<table>
<tr><th colspan="5">个人基本信息</th></tr>
<tr><td colspan="2">职　业</td><td colspan="3">1国家机关、党群组织、企业、事业单位负责人□
2专业技术人员□
3办事人员和有关人员□
4商业、服务业人员□
5农、林、牧、渔、水利业生产人员□
6生产、运输设备操作人员及有关人员□
7军人□
8不便分类的其他从业人员□</td></tr>
<tr><td colspan="2">婚姻状况</td><td colspan="3">1未婚□ 2已婚□ 3丧偶□ 4离婚□ 5未说明的婚姻状况□</td></tr>
<tr><td colspan="2">医疗费用支付方式</td><td colspan="3">1城镇职工基本医疗保险□ 2城镇居民基本医疗保险□
3新型农村合作医疗□ 4贫困救助□ 5商业医疗保险□
6全公费□ 7全自费□ 8其他□</td></tr>
<tr><td colspan="2">药物过敏史</td><td colspan="3">1无□ 2有□ 青霉素□ 磺胺□ 链霉素□ 其他□</td></tr>
<tr><td colspan="2">暴露史</td><td colspan="3">1无□ 2有□ 化学品□ 毒物□ 射线□</td></tr>
<tr><td rowspan="4">既往史</td><td>疾病</td><td colspan="3">1无□ 2高血压□ 3糖尿病□ 4冠心病□ 5慢性阻塞性肺疾病□
6恶性肿瘤□ 7脑卒中□ 8重性精神疾病□ 9结核病□ 10肝炎□
11其他法定传染病□ 12职业病□ 13其他□
□确诊时间___年___月/□确诊时间___年___月/□确诊时间___年___月
□确诊时间___年___月/□确诊时间___年___月/□确诊时间___年___月</td></tr>
<tr><td>手 术</td><td colspan="3">1无□ 2有□ 名称1______时间______/名称2______时间______</td></tr>
<tr><td>外 伤</td><td colspan="3">1无□ 2有□ 名称1______时间______/名称2______时间______</td></tr>
<tr><td>输 血</td><td colspan="3">1无□ 2有□ 原因1______时间______/名称2______时间______</td></tr>
<tr><td colspan="2" rowspan="3">家族史</td><td>父亲</td><td>□/□/□/□/□/□</td><td>母亲 □/□/□/□/□/□</td></tr>
<tr><td>兄弟姐妹</td><td>□/□/□/□/□/□</td><td>子女 □/□/□/□/□/□</td></tr>
<tr><td colspan="3">1无□ 2高血压□ 3糖尿病□ 4冠心病□ 5慢性阻塞性肺疾病□
6恶性肿瘤□ 7脑卒中□ 8重性精神疾病□ 9结核病□ 10肝炎□
11先天畸形□ 12其他□</td></tr>
<tr><td colspan="2">遗传病史</td><td colspan="3">1无□ 2有□ 疾病名称：__________</td></tr>
</table>

续表

<table>
<tr><th colspan="6">个人基本信息</th></tr>
<tr><td>残疾情况</td><td colspan="5">1无残疾□ 2视力残疾□ 3听力残疾□ 4言语残疾□
5肢体残疾□ 6智力残疾□ 7精神残疾□ 8其他残疾□</td></tr>
<tr><td rowspan="5">生活环境</td><td>厨房排风设施</td><td colspan="4">1无□ 2油烟机□ 3换气扇□ 4烟囱□</td></tr>
<tr><td>燃料类型</td><td colspan="4">1液化气□ 2煤□ 3天然气□ 4沼气□ 5柴火□
6其他 □</td></tr>
<tr><td>饮水</td><td colspan="4">1自来水□ 2经净化过滤的水□ 3井水□
4河湖水□ 5塘水□ 6其他□</td></tr>
<tr><td>厕所</td><td colspan="4">1卫生厕所□ 2一格或二格粪池式□ 3马桶□
4露天粪坑□ 5简易棚厕□</td></tr>
<tr><td>禽畜栏</td><td colspan="4">1单设□ 2室内□ 3室外□</td></tr>
<tr><th colspan="6">健康体检信息</th></tr>
<tr><td>内容</td><td colspan="5">检查项目</td></tr>
<tr><td>症状</td><td colspan="5">1无症状□ 2头痛□ 3头晕□ 4心悸□ 5胸闷□ 6胸痛□
7慢性咳嗽□ 8咳痰□ 9呼吸困难□ 10多饮□ 11多尿□
12体重下降□ 13乏力□ 14关节肿痛□ 15视力模糊□
16手脚麻木□ 17尿急□ 18尿痛□ 19便秘□ 20腹泻□
21恶心呕吐□ 22眼花□ 23耳鸣□ 24乳房胀痛□ 25其他□</td></tr>
<tr><td rowspan="5">一般状况</td><td>体 温</td><td>____℃</td><td>脉 率</td><td colspan="2">____次/min</td></tr>
<tr><td rowspan="2">呼吸频率</td><td rowspan="2">____
次/min</td><td rowspan="2">血 压</td><td>左侧</td><td>____/____mmHg</td></tr>
<tr><td>右侧</td><td>____/____mmHg</td></tr>
<tr><td>身 高</td><td>____cm</td><td>体 重</td><td colspan="2">____kg</td></tr>
<tr><td>腰 围</td><td>____cm</td><td>体质指数(BMI)</td><td colspan="2">____kg/m²</td></tr>
<tr><td rowspan="3">体格检查</td><td>眼 底</td><td colspan="4">1正常□ 2异常□</td></tr>
<tr><td>皮 肤</td><td colspan="4">1正常□ 2潮红□ 3苍白□ 4发绀□ 5黄染□
6色素沉着□ 7其他□</td></tr>
<tr><td>巩 膜</td><td colspan="4">1正常□ 2黄染□ 3充血□ 4其他□</td></tr>
</table>

续表

健康体检信息		
体格检查	淋巴结	1未触及□ 2锁骨上□ 3腋窝□ 4其他□
	肺	桶状胸:1否□ 2是□
		呼吸音:1正常□ 2异常□
		啰 音:1无□ 2干啰音□ 3湿啰音□ 4其他□
	心 脏	心率:____次/min 心律:1齐□ 2不齐□ 3绝对不齐□ 杂音:1无□ 2有□
	腹 部	压痛:1无□ 2有□ 包块:1无□ 2有□ 肝大:1无□ 2有□ 脾大:1无□ 2有□ 移动性浊音:1无□ 2有□
	下肢水肿	1无□ 2单侧□ 3双侧不对称□ 4双侧对称□
	足背动脉搏动	1未触及□ 2触及双侧对称□ 3触及左侧弱或消失□ 4触及右侧弱或消失□
	其他	
辅助检查	血常规	血红蛋白______g/L 白细胞______ $\times 10^9$/L 血小板______ $\times 10^9$/L 其他____________________
	尿常规	尿蛋白______g/L 尿糖______mmol/L 尿酮体______mmol/L 尿隐血____________其他__________________
	空腹血糖	________________mmol/L
	心电图	1正常□ 2异常□
	尿微量白蛋白	________________mg/dL
	大便隐血	1阴性□ 2阳性□
	糖化血红蛋白	______%
	肝功能	血清谷丙转氨酶_____U/L 血清谷草转氨酶_____U/L 白蛋白_____g/L 总胆红素_____μmol/L 结合胆红素_____μmol/L

续表

健康体检信息		
辅助检查	肾功能	血清肌酐_____μmol/L 血尿素氮_____mmol/L 血钾浓度_____mmol/L 血钠浓度_____mmol/L
	血　脂	总胆固醇_____mmol/L 甘油三酯_____mmol/L 血清低密度脂蛋白胆固醇_____mmol/L 血清高密度脂蛋白胆固醇_____mmol/L
	胸部X射线	1正常□ 2异常□
	B　超	1正常□ 2异常□
	CT或核磁	1正常□ 2异常□
	其　他	
现存主要健康问题	脑血管疾病	1未发现□ 2缺血性卒中□ 3脑出血□ 4蛛网膜下腔出血□ 5短暂性脑缺血发作□ 6其他□
	肾脏疾病	1未发现□ 2糖尿病肾病□ 3肾功能衰竭□ 4急性肾炎□ 5慢性肾炎□ 6其他□
	心脏疾病	1未发现□ 2心肌梗死□ 3心绞痛□ 4冠状动脉血运重建□ 5充血性心力衰竭□ 6心前区疼痛□ 7其他□
	血管疾病	1未发现□ 2夹层动脉瘤□ 3动脉闭塞性疾病□ 4其他□
	眼部疾病	1未发现□ 2视网膜出血或渗出□ 3视乳头水肿□ 4白内障□ 5其他□
	神经系统疾病	1未发现□ 2有□
	其他系统疾病	1未发现□ 2有□

冠心病常见危险因素

(二)冠心病风险评估与筛查

1.知识学习

(1)冠心病的危险因素

研究表明,冠心病是多种因素作用于不同环节所致,这些因素称为危险因素(risk factor)或易感因素,如图1-3-3所示。

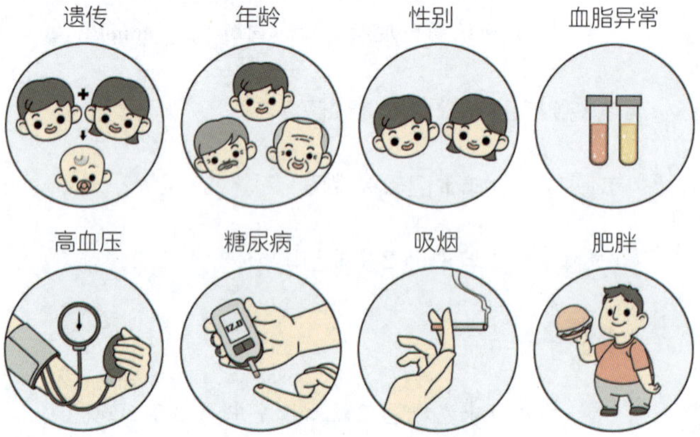

图1-3-3 冠心病危险因素

(2)冠心病风险评估与筛查方法

冠心病的风险评估与筛查工作可以采用心血管病通用的评估与筛查方法。

心血管病风险评估是检出心血管病高风险个体的必要手段,也是临床医师制订个体化治疗方案的重要依据,有助于医务人员对高危个体进行健康教育和健康管理。通过评估心血管病总体风险,进行风险分层,进而针对不同风险水平的对象,制订相应的综合治疗或心血管病危险因素管理方案,降低心血管病总体风险。

“健康中国2030”规划纲要强调了“全民健康”的发展战略,坚持以基层为重点,预防为主的工作方针。要加强心血管病的一级预防和健康管理,开展心血管病风险评估和分层是重要基础。根据2019年发布的《中国心血管病风险评估和管理指南》,心血管病总体风险分为短期风险(10年风险)和长期风险(15~30年或终生风险),其风险评估流程如图1-3-4所示。

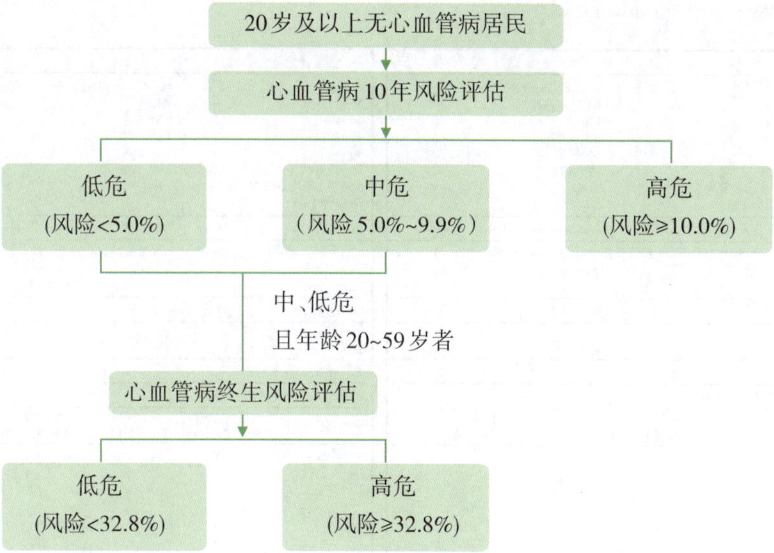

注：心血管病10年风险指个体在10年内首次发生心血管病的风险；心血管病终生风险指个体终生（至85岁）首次发生心血管病的风险

图1-3-4　心血管病风险评估流程

心血管病总体风险评估分为心血管病10年风险和终生风险评估两个部分。风险评估流程如图1-3-5所示。首先，对20岁及以上没有心血管病的个体，进行心血管病10年风险评估，并进行10年风险分层。如果心血管病10年风险≥10.0%，视为心血管病高危，10年风险为5.0%~9.9%视为中危，<5.0%视为低危。

我国学者自20世纪80年代进行了冠心病风险预测模型的初步研究，先后开发了冠心病、缺血性心血管病10年风险评估模型，以及心血管病和脑卒中终生风险评估模型。2016年，我国学者又利用中国动脉粥样硬化性心血管疾病风险预测（Prediction for ASCVD Risk in China，China-PAR）研究新近随访的大样本队列数据，建立了用于心血管病10年风险（图1-3-5）和终生风险评估的China-PAR模型，并提出了适合国人的风险分层标准。

中国成人心血管病一级预防风险评估流程

“心脑血管病风险评估”网站

国人缺血性心血管病(ICVD)10年发病风险评估表

男性

第一步:评分			
年龄	得分	收缩压(mmHg)	得分
35~39	0	<120	−2
40~44	1	120~129	0
45~49	2	130~139	1
50~54	3	140~159	2
55~59	4	160~179	5
≥60岁,每增加5岁得分加1分		≥180	8
体重指数(kg/m2)	得分	总胆固醇(mg/dL)	得分
<24	0	<200(5.2mmol/L)	0
24~27.9	1	≥200	
≥28	2		
吸烟	得分	糖尿病	得分
否	0	否	0
是	2	是	1
第二步:计算总得分			
第三步:查绝对危险			
总分	10年ICVD绝对危险(%)	总分	10年ICVD绝对危险(%)
≤−1	0.3	9	7.3
0	0.5	10	9.7
1	0.6	11	12.8
2	0.8	12	16.8
3	1.1	13	21.7
4	1.5	14	27.7
5	2.1	15	35.3
6	2.9	16	44.3
7	3.9	≥17	≥52.6
8	5.4		
第四步:与参考标准比较,求得相对危险			
10年ICVD绝对危险(%)参考标准			
年龄(岁)	平均危险	最低危险*	
35~39	1	0.3	
40~44	1.4	0.4	
45~49	1.9	0.5	
50~54	2.6	0.7	
55~59	3.6	1	

女性

第一步:评分			
年龄	得分	收缩压(mmHg)	得分
35~39	0	<120	−2
40~44	1	120~129	0
45~49	2	130~139	1
50~54	3	140~159	2
55~59	4	160~179	5
≥60岁,每增加5岁得分加1分		≥180	8
体重指数(kg/m2)	得分	总胆固醇(mg/dL)	得分
<24	0	<200(5.2mmol/L)	0
24~27.9	1	≥200	
≥28	2		
吸烟	得分	糖尿病	得分
否	0	否	0
是	2	是	1
第二步:计算总得分			
第三步:查绝对危险			
总分	10年ICVD绝对危险(%)	总分	10年ICVD绝对危险(%)
−2	0.1	6	2.9
−1	0.2	7	3.9
0	0.2	8	5.4
1	0.2	9	7.3
2	0.3	10	9.7
3	0.5	11	12.8
4	1.5	12	16.8
5	2.1	≥13	21.7
第四步:与参考标准比较,求得相对危险			
10年ICVD绝对危险(%)参考标准			
年龄(岁)	平均危险	最低危险*	
35~39	0.3	0.1	
40~44	0.4	0.1	
45~49	0.6	0.2	
50~54	0.9	0.3	
55~59	1.4	0.5	

注:*最低危险是根据收缩压<120 mmHg、体重指数<24 kg/m2、总胆固醇<140 mg/dL、不吸烟且无糖尿病的同龄人所求得的危险

图1-3-5 缺血性心血管病(ICVD)10年发病风险评估表

2.技能操作

以任务导入部分中患者李先生为例,应如何对其进行冠心病高危因素筛查与风险评估?

另有两位患者希望健康管理师小张能对其进行冠心病高危因素筛查与风险评估,两位患者基本如下:

尹女士,54岁,身高160 cm,体重65 kg,患高血压3年,行政人员。查体:总胆固醇5.0 mmol/L,血压150/110 mmHg。

郭先生,40岁,身高181 cm,体重95 kg,吸烟史20余年,平均每日1包。查体:总胆固醇5.7 mmol/L,血压138/90 mmHg。

(1)操作准备

在进行冠心病高危因素筛查与风险评估前,需要做好必要的准备,见表1-3-3。

表1-3-3　冠心病高危因素筛查与风险评估操作准备

准备项目		具体要求
环境准备		□环境宽敞 □光线柔和 □温湿度适宜 □配置屏风或床围
健康管理师准备		□着装整洁 □洗手 □戴口罩 □收集相关病例资料
患者准备		□舒适体位 □提供相关病史信息
用物准备	冠心病危险因素筛查	□计算机 □笔 □电子健康档案
	冠心病风险评估	□冠心病风险评估筛查表 □缺血性心血管病(ICVD)10年发病风险评估表 □笔

(2)操作过程

1)沟通

在开展冠心病高危因素筛查与风险评估前，需要先与患者进行沟通，向其解释评估的目的及意义，以及在评估过程中需要进行的配合。

2)操作实施

根据患者尹女士、郭先生基本情况，参考冠心病风险评估筛查表、缺血性心血管病(ICVD)10年发病风险评估表，评估其是否为高危人群，并将筛查结果填写在表1-3-4中。

表1-3-4　冠心病高危因素筛查操作记录表

评估对象	基本情况	评估项目	评估分值	评估总分	筛查结果(是否高危人群)
患者尹女士	54岁，身高160 cm，体重65 kg，患高血压3年，行政人员，其父患有2型糖尿病，无吸烟史。查体：总胆固醇5.0 mmol/L，血压150/110 mmHg。	年龄			□高危 □中危 □低危
		收缩压			
		体重指数			
		总胆固醇			
		吸烟			
		糖尿病			
患者郭先生	40岁，身高181 cm，体重95 kg，吸烟史20余年，平均每日1包。查体：总胆固醇5.7 mmol/L，血压138/90 mmHg。	年龄			□高危 □中危 □低危
		收缩压			
		体重指数			
		总胆固醇			
		吸烟			
		糖尿病			

根据患者李先生基本情况，进行风险评估，并将检查评估的结果记录在表1-3-5中，进行计算任务个体的发病风险。

表1-3-5 冠心病患者风险评估记录单

评估对象	基本情况	采集项目	评估分值	分值总和	10年发病风险
患者李先生	63岁。患阵发性心前区疼痛4年，日常活动轻度受限。吸烟史20余年，每天1~2包。就诊于市××医院，诊断为"1.冠状动脉粥样硬化性心脏病稳定型心绞痛（CCSII级）2.原发性高血压（3级很高危组）"	年龄、性别			□高危 □中危 □低危
		收缩压			
		体重指数			
		吸烟与否			
		有无糖尿病			
		总胆固醇水平			

（三）冠心病健康干预方案的制订

1.知识学习

（1）一般人群冠心病健康干预与健康指导

对于冠心病低危个体建议保持健康生活方式，定期进行危险因素筛查。2019年国务院印发的《国务院关于实施健康中国行动的意见》着重强调要加强心脑血管病的防控，全面落实35岁以上人群首诊测血压制度，采用综合防控措施，降低心血管临床事件发生风险。

（2）冠心病高危人群健康干预与健康指导

冠心病高危人群应积极进行干预，控制吸烟、高血压、血脂异常和糖尿病等心血管病的主要危险因素，通常需在生活方式干预的基础上启动药物治疗。

1）营养改善

冠心病高危人群应控制每天摄入的总热量，维持正常体重；控制碳水化合物摄入总量，尤其是控制食糖摄入量，一般以不超过总热量的10%为宜；保持低脂低胆固醇饮食，胆固醇的摄入量不应超过300 mg/d，或应低于100 mg/kcal总热量；摄取适量的蛋白质，以植物蛋白优先，动物蛋白中鱼类是推荐来源；保证充足的维生素和矿物质，多吃新鲜水果和蔬菜。冠心病高危人群食盐摄入量应控制在每天3~6 g，对合并高血压者尤为重要，随季节活动量适当增减。研究表明，植物甾醇对动脉硬化有保护的作用，可以改善脂肪代谢，降低血清TC，在植物油、坚果种子、豆类中含量较丰富。综合考虑建议植物甾醇摄入量达到2 g/d，单纯饮食难以到达，可考虑膳食补充剂。

2）戒烟限酒低咖啡因

冠心病高危人群应当戒烟，减少饮酒量，当合并高脂血症时，应避免饮酒。乙醇对人体十分有害，不但损害肝脏等器官，还能产生多余热能，促进新陈代谢，增加心脏耗氧量，导致心脏负荷过重，诱发心律失常，加重冠心病。冠心病高危人群忌喝浓茶、浓咖啡等含咖啡因较多的饮料，因为咖啡因可兴奋大脑，影响睡眠，对冠心病的康复和预防均不利。

3）运动管理

运动可以改善冠状动脉的神经调节功能，预防血管痉挛，改善冠状动脉的血液循环，从而起到缓解心肌缺血，提高心脏功能以及预防心绞痛的作用。除此以外，运动还能够降低体重以及血脂，有利于冠心病的防治，所以，冠心病高危人群可以合理安排运动，以促进病情的改善。

运动前，要做常规的心电图。运动过程中，要进行心电图监测和记录。如果冠心病高危人群出现胸痛、胸闷等症状，应立即停止运动并告知医生。

冠心病高危人群在上午6~12点之间易发生心律失常与缺血，这段时间如果运动反而会加重心脏负担，增加意外发生的风险。所以，运动时间最好选择下午。

冠心病高危人群应根据自己的年龄、病情、体力情况、个人爱好及锻炼基础来选择运动种类及强度。每次活动中可交替进行各种运动。如散步与慢跑交替。从低强度运动开始，切忌在初次活动时即达到负荷量。

微课　冠心病高危人群运动管理

有氧运动是冠心病高危人群的运动处方中的主要形式，运动形式主要有步行、慢跑、游泳、骑车以及登山等，如图1-3-6所示。有氧运动可以充分地锻炼心肌的功能。冠心病高危人群的运动强度最好保持心率在最大心率的50%~85%，没有运动习惯的人可以从低强度练起，慢慢增加到中强度，不要为追求效果一次性直接到中强度，避免出现反效果。通常每天的运动每次最好持续在15~40 min，根据个人的情况，如果刚开始运动可以先从15 min开始循序渐进，再慢慢增加运动量。每周持续在3~4次中低强度运动即可。

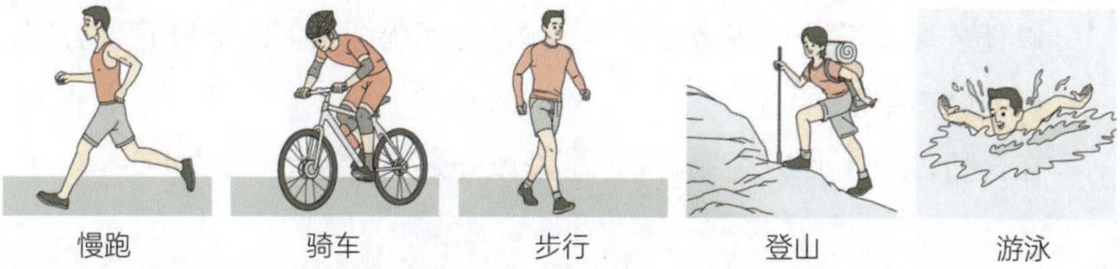

图1-3-6　有氧运动

4)生活方式与心理调整

除了性别、年龄、家族史,其他的危险因素都是可以预防和治疗的。因此,建立良好的生活方式,保持平稳的情绪、规律的作息、放松的精神、愉快的生活,对防治冠心病具有一定的作用。冠心病高危人群应保持起居规律,居住环境应宁静,灯光柔和;保证充足的睡眠时间、防止过度疲劳和剧烈运动,尽量减轻心脏负担;保持大便通畅,避免过度用力屏气;注意保养,随天气变化及时增减衣物,冷天注意保暖及避免冷风刺激。

愤怒、焦虑、抑郁、惊恐等不良的情绪都会诱发冠心病心绞痛、心肌缺血、心肌梗死等疾病的发作甚至猝死。对于冠心病高危人群及患者的治疗过程而言,药物及手术治疗固然重要,利用心理干预减轻患者的病后心理反应也十分重要。通过向患者及其家属介绍有关的知识及治疗措施,使他们正确理解疾病,积极配合饮食及药物治疗等,帮助患者放松及树立信心。在疾病的发作期,应尽量减少精神压力,稳定情志心态、克服恐惧忧虑。在疾病的缓解期,应避免因麻痹大意而放松警惕。

(3)冠心病患者健康干预与健康指导

首先应积极预防动脉粥样硬化的发生;已发生动脉粥样硬化者,应积极治疗,防止病变发展并争取逆转;已发生并发症者,应及时治疗,防止恶化,延长病人的寿命。一般防治措施包括合理膳食、适当体力活动、保持健康生活方式、积极控制与本病相关的危险因素等。

长期服用抗血小板药物及调脂药可稳定斑块,减少血栓形成,减少急性冠脉事件的发生。其他药物治疗尚有缓解心绞痛症状的药物(如硝酸酯类)、改善心脏重构(如ACEI或ARB、β受体阻滞剂等)等的药物。合理用药对于冠心病患者意义重大,除了减轻患者症状,减少心绞痛发作的频率,更能有效地减少心血管意外和并发症的发生。需考虑血运重建的情况有:①心肌梗死后;②左室功能不全;③多支血管病变和(或)大范围心肌缺血(缺血面积>10%);④左主干病变;⑤药物优化治疗仍不能控制症状。主要方式有经皮冠状动脉介入治疗(percutaneous coronary intervention,PCI)、冠状动脉旁路移植术(coronary artery bypass grafting,CABG)。

2.技能操作

以任务导入部分中患者李先生为例,为其制订具体的健康管理方案。

(1)操作准备

在进行健康干预方案制订前,需要做好必要的准备,见表1-3-6。

表 1-3-6　制订冠心病患者健康干预方案操作准备

准备项目	具体要求
环境准备	□环境宽敞 □光线柔和 □温湿度适宜 □配置屏风或床围
健康管理师准备	□着装整洁 □洗手 □戴口罩 □收集相关病例资料
患者准备	□舒适体位 □提供相关病史信息
用物准备	□计算机 □打印机 □健康风险评估报告 □笔

(2)操作过程

1)沟通

在进行健康干预方案制订前，需要先与患者及家属沟通，向其解释制订健康干预方案的目的及意义，以及需要进行的配合。

2)操作实施

按照冠心病健康干预与健康指导原则，将针对患者李先生制订的具体的健康干预与管理方案内容记录在表 1-3-7 中。

表 1-3-7　制订冠心病患者健康干预方案操作记录表

实施对象	实施内容	干预内容	健康指导
患者李先生 风险： □低危 □中危 □高危 □很高危	健康干预与健康指导	营养改善	控制碳水化合物摄入总量，尤其是控制____摄入量，一般以不超过总热量的____%为宜 ____________饮食，胆固醇的摄入量不应超过____mg/d 蛋白质：以________优先，动物蛋白中______是推荐来源 限盐：食盐的摄入量控制在每天____g以下 植物甾醇对动脉硬化有保护的作用，建议摄入量达____g/d
		运动指导	运动还能够降低体重以及血脂，有利于冠心病的防治 运动前，要____________ 运动试验过程中，要进行________监测和记录。如果冠心病患者出现________ ____等症状，应立即停止告知医生。 运动时间最好是：□上午 □下午 □晚上 冠心病的运动处方中的主要形式：____ ________

续表

实施对象	实施内容	干预内容	健康指导
患者李先生	健康干预与健康指导	运动指导	冠心病的运动强度最好保持心率在达到最大心率的____% 每天的运动每次最好持续在____min，刚开始运动可以先从____min开始循序渐进 每周持续在____次中低强度运动即可
		健康生活方式	冠心病患者：□需戒烟 □可少量吸烟 保证充足的睡眠时间、防止过度_____，尽量减轻心脏负担；保持大便通畅，避免________；注意保养，随天气变化及时增减衣物，冷天注意________ 在疾病的发作期，应尽量减少________，稳定情志心态、克服恐惧忧虑 在疾病的缓解期，应避免____________
		用药管理	抗血小板药物及调脂药可稳定斑块，减少血栓形成，减少急性冠脉事件的发生 硝酸酯类等药物能缓解心绞痛症状 ACEI或ARB、β受体阻滞剂等药物能改善心脏重构 需考虑血运重建的情况有： □心肌梗死后 □左室功能不全 □多支血管病变和(或)大范围心肌缺血(缺血面积>10%) □左主干病变 □药物优化治疗仍不能控制症状

检查评估

(一)冠心病患者信息登记

健康管理师按照表1-3-8中的检查项目进行自我检查，并将检查结果和自我点评记录在表1-3-8中。

表 1-3-8　冠心病患者信息登记检查记录表(自我检查)

步骤	检查项目	检查结果	自我点评
1	是否穿工作服并保持服装整洁	是□　否□	
2	操作前是否清洗双手进行手部消毒	是□　否□	
3	是否与患者及家属进行沟通并告知相关事宜	是□　否□	
4	使用检查工具前是否进行安全检查	是□　否□	
5	是否按照标准步骤及检查方法进行体格检查	是□　否□	
6	是否按照标准步骤及规范评估方法对患者进行评估	是□　否□	
7	是否完成操作记录	是□　否□	

患者根据表 1-3-9 中的检查项目对健康管理师的服务情况进行检查，并将检查结果和结果点评记录在表 1-3-9 中。

表 1-3-9　冠心病患者信息登记检查记录表(患者检查)

步骤	检查项目	检查结果	结果点评
1	是否清楚说明病史采集、体格检查评估的目的与意义	是□　否□	
2	操作前是否清洗双手进行手部消毒	是□　否□	
3	操作前是否询问有无排泄等特殊要求		
4	服务态度是否和蔼、言语是否亲切	是□　否□	
5	操作动作是否轻柔、规范	是□　否□	

(二)冠心病风险评估与筛查

健康管理师按照表 1-3-10 中的检查项目进行自我检查，并将检查结果和自我点评记录在表 1-3-10 中。

表 1-3-10　冠心病风险评估与筛查检查记录表(自我检查)

步骤	检查项目	检查结果	自我点评
1	是否穿工作服并保持服装整洁	是□　否□	
2	是否与患者及家属进行沟通并告知相关事宜	是□　否□	

续表

步骤	检查项目	检查结果	自我点评
3	是否按照标准步骤及规范评估方法对患者进行评估	是□ 否□	
4	是否完成操作记录	是□ 否□	

患者根据表1-3-11中的检查项目对健康管理师的服务情况进行检查,并将检查结果和结果点评记录在表1-3-11中。

表1-3-11　冠心病风险评估与筛查检查记录表(患者检查)

步骤	检查项目	检查结果	结果点评
1	是否清楚说明风险筛查与评估的目的与意义	是□ 否□	
2	操作前是否清洗双手进行手部消毒	是□ 否□	
3	服务态度是否和蔼、言语是否亲切	是□ 否□	
4	是否充分讲解风险评估结果	是□ 否□	

(三)冠心病健康干预方案的制订

健康管理师按照表1-3-12中的检查项目进行自我检查,并将检查结果和自我点评记录在表1-3-12中。

表1-3-12　冠心病健康干预方案的制订检查记录表(自我检查)

步骤	检查项目	检查结果	自我点评
1	是否穿工作服并保持服装整洁	是□ 否□	
2	操作前是否清洗双手进行手部消毒	是□ 否□	
3	是否与患者及家属进行沟通并告知相关事宜	是□ 否□	
4	是否按照标准步骤及标准进行冠心病健康干预方案制订	是□ 否□	
5	是否完成操作记录	是□ 否□	

患者根据表1-3-13中的检查项目对健康管理师的服务情况进行检查,并将检查结果和结果点评记录在表1-3-13中。

表 1-3-13　冠心病健康干预方案的制订检查记录表(患者检查)

步骤	检查项目	检查结果	结果点评
1	是否清楚说明健康干预方案制订的目的及意义	是□ 否□	
2	操作前是否清洗双手进行手部消毒	是□ 否□	
3	操作前是否询问有无排泄等特殊要求	是□ 否□	
4	服务态度是否和蔼、言语是否亲切	是□ 否□	
5	是否充分讲解健康干预方案	是□ 否□	
6	是否协助健康干预方案的实施	是□ 否□	

(四)总体评估

教师根据表 1-3-14 中的检查项目对健康管理师的任务完成情况进行检查,并将检查结果和结果点评记录在表 1-3-14 中。

表 1-3-14　冠心病健康管理检查记录表(教师检查)

步骤	检查项目	检查结果	结果点评
1	是否按时完成任务	是□ 否□	
2	团队协作是否顺畅	是□ 否□	
3	设备、用具及用品是否整理恢复	是□ 否□	
4	实训床位及实训室是否整理干净	是□ 否□	
5	工作页填写是否准确、完整	是□ 否□	

任务小结

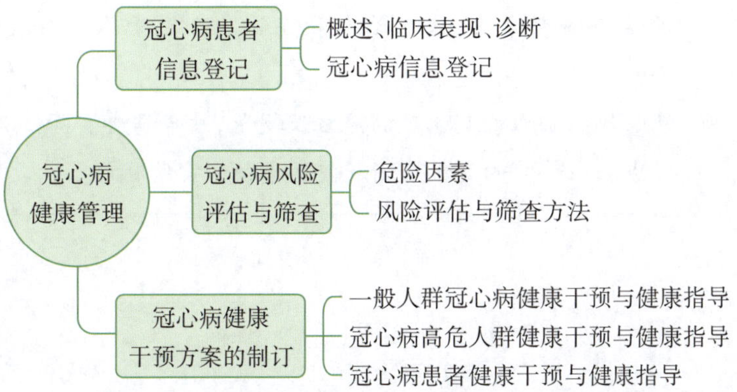

教学资源

任务四　脑血管病健康管理

任务导入

场景：某医院健康管理中心

人物：患者吴先生、健康管理师小韩

情节：患者吴先生，59岁，患有心房颤动，2周前突然出现右侧肢体麻木、乏力、双下肢酸软，并有构音困难，3~5 min自行缓解，查体神经系统无异常，头CT平扫未见异常。就诊于我院神经内科，诊断为“1. 短暂性脑缺血发作 2. 心房颤动”。否认高血压、糖尿病病史。吸烟30余年，每日1~2包。如果你是健康管理师小韩，应如何对其进行健康管理？

任务目标

- 能够正确认知脑血管病，结合患者实际情况，完成对患者基础健康状态的评价和临床资料的初步分析。
- 能够评估病情及预后，结合患者实际情况，使用脑卒中风险评估与筛查方法，完成脑血管病的危险因素筛查及风险评估。
- 能够按照脑血管病管理的流程及规范，结合患者实际情况，完成脑血管病的健康监测及健康干预方案的制订。

任务实施

(一)脑血管病患者信息登记

1.知识学习

(1)脑血管病概述

脑血管病(cerebrovascular disease)是指脑血管病变或血流障碍引起的脑功能障碍,包括脑血管狭窄或闭塞、血管破裂、管壁损伤或血液成分异常所引起的神经功能障碍。根据病理可以分为缺血性、出血性、占位性(如动静脉畸形、动脉瘤压迫等)以及无症状性脑血管病;根据神经功能缺损发生的急缓分为急性脑血管病[又称为脑卒中(cerebral stroke),如图1-4-1所示]和慢性脑血管病(如血管性痴呆、慢性脑缺血等),其共同特点是引起脑组织的缺血或出血,导致患者的残疾或死亡,发病率占神经系统总住院病例的1/4~1/2。

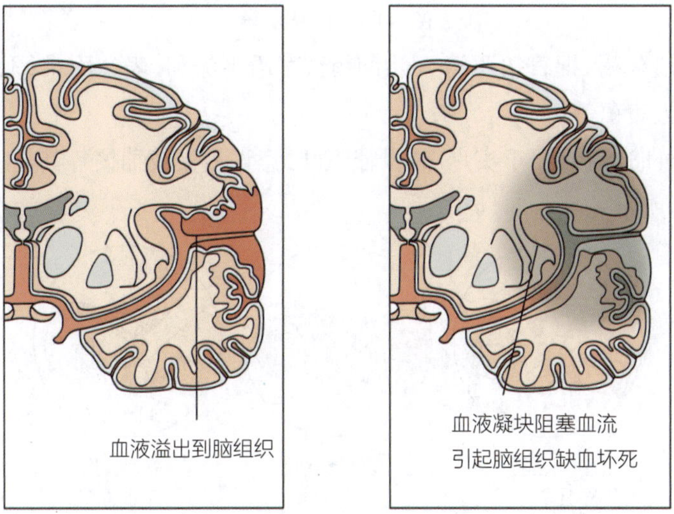

图1-4-1　缺血性脑卒中和出血性脑卒中

(2)脑血管病临床表现

脑血管病种类繁多,根据产生的原因不同,受累的部位和程度不同,临床表现也有不同特点。

脑动脉硬化患者因为脑部长期供血不足,可能会出现头痛、视物昏花、耳鸣、听力减退、思维反应迟钝等症状,病情严重时,还可能发展为动脉硬化性痴呆,甚至发展为脑卒中。

脑卒中的典型症状有:

肢体偏瘫,即突发一侧肢体的麻木、无力,活动障碍,程度有轻有重,如图1-4-2所示。

脑血管病
流行病学现状

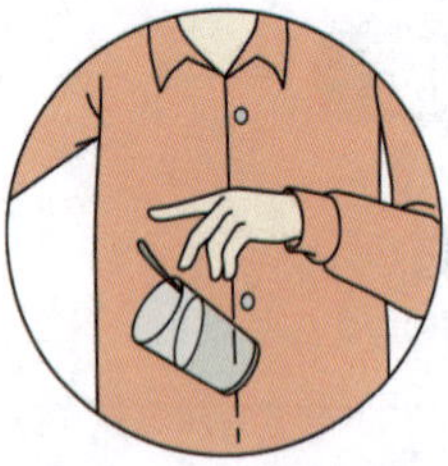

图 1-4-2　肢体偏瘫

口角歪斜，即突发一侧口角歪斜、流涎等，常伴有言语不清等言语障碍，如图 1-4-3 所示。

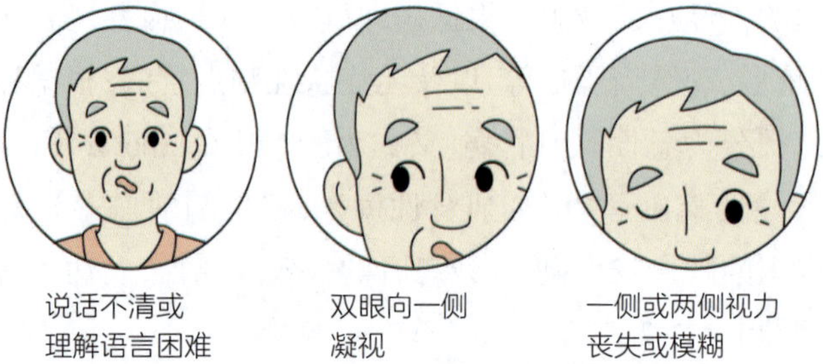

图 1-4-3　口角歪斜

言语障碍，即言语不清、言语不能、言语不流利、表达困难、不能正确理解他人言语等。

此外，还可有严重头疼、眩晕伴呕吐，意识丧失或抽搐等其他症状，如图 1-4-4 所示。

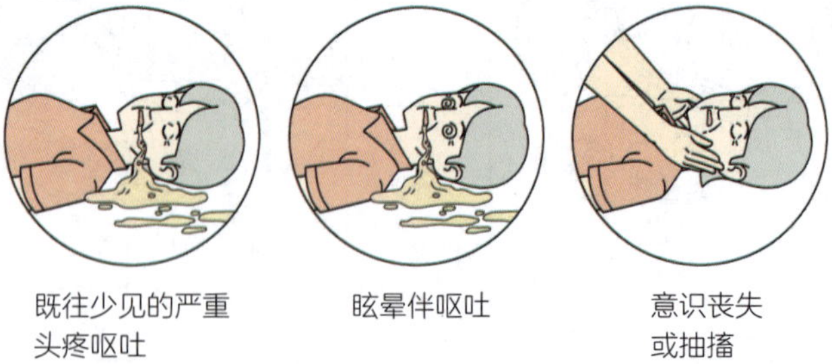

图 1-4-4　其他症状

出血性脑血管病还可出现突发的头痛、呕吐、意识障碍和痫样发作等表现。

部分脑血管病患者会伴有情绪异常、睡眠障碍、排尿障碍、大小便失禁等症状。

(3)脑血管病的诊断

脑血管病的诊断主要依据临床表现及辅助检查。最为常用的是头 CT 和头 MRI。CT 对脑出血病灶较敏感。磁共振弥散加权成像(DWI)对于缺血灶的早期诊断较敏感，可发现发病 2 h 内的缺血灶。因此在选择检查方法时，对于临床考虑的出血性病变的优先选择 CT，缺血性病变的优先选择磁共振，不能明确性质的选择CT以便及早排除脑出血灶。对于早期CT或磁共振检查结果没有异常，但临床表现可疑的脑卒中患者，应在短期内复查，以免漏诊。

多数短暂性脑缺血发作（TIA）患者就诊时临床症状已经消失，故诊断主要依靠病史。中老年人突然出现局灶性脑损害症状，符合颈内动脉系统与椎-基底动脉系统及其分支缺血后的表现，持续数分钟或数小时后完全恢复，应高度怀疑为TIA。如头部CT和MRI正常或未显示责任病灶，在排除其他疾病后，即可诊断为TIA。

（4）脑血管病信息登记

1）信息收集

①信息收集内容

采集个人健康信息，建立健康档案，包括年龄、性别、职业、婚育情况、现患疾病、既往病史、用药史、过敏史、吸烟饮酒史、膳食习惯、不良嗜好、运动情况等一般资料；身高、体重、血压、脉搏、呼吸频率、体温等体格检查结果；血常规、血糖、血脂、肝功能、肾功能等实验室检查结果，以及头CT或核磁、颈部血管彩超等相关辅助检查结果。

②信息采集方法

为了健康管理服务工作的顺利开展，需要通过专题调查来获取资料，常用的方法包括访谈法（问诊）、实地观察法及问卷法。

访谈法，即健康信息采集过程中的问诊。包括封闭式问诊和开放式问诊。一般为了获得和掌握较多的健康信息资料，调动服务对象的主动性和积极性，宜多采用开放式问诊。问诊一般由主诉开始。如“哪里不舒服？”如患者主诉为与脑血管病相关的肢体麻木或无力、头晕、言语不清等症状，可以问“症状多长时间了？”“在什么情况下出现的？是突然出现的还是缓慢起病的？持续时间有多久？”“有没有其他伴随症状？比如头痛、恶心、呕吐？”“是否服用过相关药物或是否接受过其他治疗？具体药物用量及治疗方案如何？”等。然后依次按照时间顺序，进一步了解患者的既往病史、过敏史等。

实地观察法，即健康信息采集过程中的体格检查，是由健康管理师在现场对服务对象进行直接观察、检查、测量或计数而取得相应的健康资料。如身高、体重、腰围、臀围、血压、呼吸频率、体温、脉搏、肌力、肌张力等。在开展实际的信息采集过程中，问诊和体格检查常常结合使用，互相补充。

问卷法，是健康管理师利用事先设计好的问卷向被服务对象了解其基本情况，包括一般资料、临床检查结果、健康危险因素、服务对象健康需求等相关信息。

2)信息录入与存储

将收集到的健康信息填入健康信息登记表,并将信息录入计算机储存在数据库中,以保证信息的长久保存以及后期的使用。

3)信息更新与整理

健康信息收集存储后,需要再次对相关信息进行核查,以保证所收集到的信息准确无误。如有需要,进一步对信息进行分类整理及汇编。因为健康管理过程具有连续性,所以还需要对健康信息进行适时的更新,以便后期对健康信息进行分析与利用。

2.技能操作

以任务导入部分中患者吴先生为例,应如何对其进行健康信息采集?

(1)操作准备

在进行健康信息采集前,需要做好必要的准备,见表1-4-1。

表1-4-1 脑血管病患者健康信息采集操作准备

准备项目	具体要求
环境准备	□环境宽敞 □光线柔和 □温湿度适宜 □配置屏风或床围
健康管理师准备	□着装整洁 □洗手 □戴口罩 □收集相关病例资料
患者准备	□舒适体位 □提供相关病史信息
用物准备	□计算机 □打印机 □健康风险评估报告 □笔 □检查床 □手电筒 □叩诊锤 □便携式血糖仪 □血压计

(2)操作过程

1)沟通

在开展脑血管病患者健康信息采集前,需要先与患者沟通,向患者及家属解释评估的目的及意义,以及在信息采集过程中需要进行的配合。

2)操作实施

根据患者的基本情况,对患者进行病史采集与体格检查评估,并将检查评估的结果记录在表1-4-2中。

表1-4-2 脑血管病患者健康信息登记表

个人基本信息					
姓　名		性　别		出生日期	
身份证号			工作单位		

续表

<table>
<tr><th colspan="6">个人基本信息</th></tr>
<tr><td>本人电话</td><td></td><td>联系人姓名</td><td></td><td>联系人电话</td><td></td></tr>
<tr><td>常住类型</td><td colspan="2">1户籍□ 2非户籍□</td><td>民 族</td><td colspan="2">1汉族□ 2少数民族□</td></tr>
<tr><td>血 型</td><td colspan="5">1 A型□ 2 B型□ 3 O型□ 4 AB型□ 5不详□
RH阴性:1否□ 2是□ 3不详 □</td></tr>
<tr><td>文化程度</td><td colspan="5">1文盲及半文盲□ 2小学□ 3初中□ 4高中/技校/中专□
5大学专科及以上□ 6不详□</td></tr>
<tr><td>职 业</td><td colspan="5">1国家机关、党群组织、企业、事业单位负责人□
2专业技术人员□
3办事人员和有关人员□
4商业、服务业人员□
5农、林、牧、渔、水利业生产人员□
6生产、运输设备操作人员及有关人员□
7军人□
8不便分类的其他从业人员□</td></tr>
<tr><td>婚姻状况</td><td colspan="5">1未婚□ 2已婚□ 3丧偶□ 4离婚 □ 5未说明的婚姻状况 □</td></tr>
<tr><td>医疗费用支付方式</td><td colspan="5">1城镇职工基本医疗保险□ 2城镇居民基本医疗保险□
3新型农村合作医疗□ 4贫困救助□ 5商业医疗保险□
6全公费□ 7全自费□ 8其他□</td></tr>
<tr><td>药物过敏史</td><td colspan="5">1无□ 2有□ 青霉素□ 磺胺□ 链霉素□ 其他□</td></tr>
<tr><td>暴露史</td><td colspan="5">1无□ 2有□ 化学品□ 毒物□ 射线□</td></tr>
<tr><td rowspan="4">既往史</td><td>疾病</td><td colspan="4">1无□ 2高血压□ 3糖尿病□ 4冠心病□ 5慢性阻塞性肺疾病□
6恶性肿瘤□ 7脑卒中□ 8重性精神疾病□ 9结核病□ 10肝炎□
11其他法定传染病□ 12职业病□ 13其他 □
□确诊时间___年___月/□确诊时间___年___月/□确诊时间___年___月
□确诊时间___年___月/□确诊时间___年___月/□确诊时间___年___月</td></tr>
<tr><td>手 术</td><td colspan="4">1无□ 2有□ 名称1______时间______/名称2______时间______</td></tr>
<tr><td>外 伤</td><td colspan="4">1无□ 2有□ 名称1______时间______/名称2______时间______</td></tr>
<tr><td>输 血</td><td colspan="4">1无□ 2有□ 原因1______时间______/名称2______时间______</td></tr>
<tr><td rowspan="3">家族史</td><td>父亲</td><td>□/□/□/□/□/□</td><td>母亲</td><td colspan="2">□/□/□/□/□/□</td></tr>
<tr><td>兄弟姐妹</td><td>□/□/□/□/□/□</td><td>子女</td><td colspan="2">□/□/□/□/□/□</td></tr>
<tr><td colspan="5">1无□ 2高血压□ 3糖尿病□ 4冠心病□ 5慢性阻塞性肺疾病□
6恶性肿瘤□ 7脑卒中□ 8重性精神疾病□ 9结核病□ 10肝炎□
11先天畸形□ 12其他□</td></tr>
</table>

续表

个人基本信息					
遗传病史	1无□ 2有□ 疾病名称:________				
残疾情况	1无残疾□ 2视力残疾□ 3听力残疾□ 4言语残疾□ 5肢体残疾□ 6智力残疾□ 7精神残疾□ 8其他残疾□				
生活环境	厨房排风设施	1无□ 2油烟机□ 3换气扇□ 4烟囱□			
	燃料类型	1液化气□ 2煤□ 3天然气□ 4沼气□ 5柴火□ 6其他 □			
	饮水	1自来水□ 2经净化过滤的水□ 3井水□ 4河湖水□ 5塘水□ 6其他□			
	厕所	1卫生厕所□ 2一格或二格粪池式□ 3马桶□ 4露天粪坑□ 5简易棚厕□			
	禽畜栏	1单设□ 2室内□ 3室外□			
健康体检信息					
内容	检查项目				
症状	1无症状□ 2头痛□ 3头晕□ 4心悸□ 5胸闷□ 6胸痛□ 7慢性咳嗽□ 8咳痰□ 9呼吸困难□ 10多饮□ 11多尿□ 12体重下降□ 13乏力□ 14关节肿痛□ 15视力模糊□ 16手脚麻木□ 17尿急□ 18尿痛□ 19便秘□ 20腹泻□ 21恶心呕吐□ 22眼花□ 23耳鸣□ 24乳房胀痛□ 25其他□				
一般状况	体 温	____℃	脉 率	____次/min	
	呼吸频率	____ 次/min	血 压	左侧	___/___mmHg
				右侧	___/___mmHg
	身 高	____cm	体 重	____kg	
	腰 围	____cm	体质指数(BMI)	____kg/m^2	
体格检查	眼 底	1正常□ 2异常□			
	皮 肤	1正常□ 2潮红□ 3苍白□ 4发绀□ 5黄染□ 6色素沉着□ 7其他□			
	巩 膜	1正常□ 2黄染□ 3充血□ 4其他□			
	淋巴结	1未触及□ 2锁骨上□ 3腋窝□ 4其他□			

续表

健康体检信息		
体格检查	肺	桶状胸：1否□ 2是□
		呼吸音：1正常□ 2异常□
		啰　音：1无□ 2干啰音□ 3湿啰音□ 4其他□
	心　脏	心率：____次/min 心律：1齐□ 2不齐□ 3绝对不齐□ 杂音：1无□ 2有□
	腹　部	压痛：1无□ 2有□ 包块：1无□ 2有□ 肝大：1无□ 2有□ 脾大：1无□ 2有□ 移动性浊音：1无□ 2有□
	下肢水肿	1无□ 2单侧□ 3双侧不对称□ 4双侧对称□
	足背动脉搏动	1未触及□ 2触及双侧对称□ 3触及左侧弱或消失□ 4触及右侧弱或消失□
	其他	
辅助检查	血常规	血红蛋白______g/L 白细胞______ $\times 10^9$/L 血小板______ $\times 10^9$/L 其他____________________
	尿常规	尿蛋白______g/L 尿糖______mmol/L 尿酮体______mmol/L 尿隐血____________其他__________________
	空腹血糖	________________mmol/L
	心电图	1正常□ 2异常□
	尿微量白蛋白	________________mg/dL
	大便隐血	1阴性□ 2阳性□
	糖化血红蛋白	______%
	肝功能	血清谷丙转氨酶______U/L 血清谷草转氨酶______U/L 白蛋白________g/L 总胆红素_______μmol/L 结合胆红素_______μmol/L
	肾功能	血清肌酐_______μmol/L 血尿素氮_______mmol/L 血钾浓度_______mmol/L 血钠浓度_______mmol/L

续表

健康体检信息		
辅助检查	血 脂	总胆固醇______mmol/L 甘油三酯______mmol/L 血清低密度脂蛋白胆固醇______mmol/L 血清高密度脂蛋白胆固醇______mmol/L
	胸部X射线	1正常□ 2异常□
	B 超	1正常□ 2异常□
	CT或核磁	1正常□ 2异常□
	其 他	
现存主要健康问题	脑血管疾病	1未发现□ 2缺血性卒中□ 3脑出血□ 4蛛网膜下腔出血□ 5短暂性脑缺血发作□ 6其他□
	肾脏疾病	1未发现□ 2糖尿病肾病□ 3肾功能衰竭□ 4急性肾炎□ 5慢性肾炎□ 6其他□
	心脏疾病	1未发现□ 2心肌梗死□ 3心绞痛□ 4冠状动脉血运重建□ 5充血性心力衰竭□ 6心前区疼痛□ 7其他□
	血管疾病	1未发现□ 2夹层动脉瘤□ 3动脉闭塞性疾病□ 4其他□
	眼部疾病	1未发现□ 2视网膜出血或渗出□ 3视乳头水肿□ 4白内障□ 5其他□
	神经系统疾病	1未发现□ 2有□
	其他系统疾病	1未发现□ 2有□

(二)脑血管疾病风险评估与筛查

1.知识学习

(1)脑血管病高危人群筛查与评估

脑血管病筛查是对于目标人群进行风险评估，并依据筛查量表评分对人群进行分类，筛查出非高危人群、高危人群及患者，方便进行分类管理。针对40岁以上人群，推荐应用“8选3”初筛指标在健康人群中发现脑血管病高危个体。依据以下8项危险因素进行脑血管病风险筛查评估(每一项1分)，见表1-4-3。

表1-4-3 脑血管病高危人群筛查表

筛查项目	危险因素	是否存在	风险
1	高血压(≥140/90 mmHg)或正在服用降压药	是□ 否□	中危独立因素
2	房颤或心脏瓣膜病	是□ 否□	中危独立因素
3	糖尿病	是□ 否□	中危独立因素
4	血脂异常或未知	是□ 否□	—
5	吸烟	是□ 否□	—
6	缺乏运动	是□ 否□	—
7	明显超重或肥胖	是□ 否□	—
8	脑卒中家族史	是□ 否□	—
评估结果		既往脑卒中 既往TIA 总分≥3分	高危 高危 高危
		总分<3分但有1、2、3之一者	中危

脑血管病风险筛查评估≥3分的高危人群，或既往有缺血性脑血管病患者和(或)TIA病史者，依据个体危险程度不同，应选择性进行相关实验室和影像学检查，并对其进行生活方式和适宜性技术干预。

(2)脑卒中风险筛查与评估

缺血性脑卒中和短暂性脑缺血发作是最常见的脑血管疾病类型，在我国脑卒中分型中，70%的患者为缺血性脑卒中。

缺血性脑卒中一级预防风险评估工具建议选择改良的弗明汉卒中量表、汇集队列方程、卒中风险计算器等任一种工具进行脑卒中发生风险的评估。非瓣膜性心房颤动患者推荐应用CHADS2或CHA2DS2-VASc量表评估缺血性卒中发生风险。评估心房颤动患者抗凝治疗的出血风险时推荐使用HAS-BLED量表。

缺血性脑卒中及TIA二级预防风险评估量表常用的有ABCD评分系统，包括ABCD、ABCD2、ABCD3及ABCD3-I，其中以ABCD2评分应用最为广泛。其他还有如Essen量表、SPI-II量表等。TIA患者发生卒中风险高，一些临床特征如年龄、症状持续时间及糖尿病等与其卒中风险密切相

改良的弗明汉卒中量表

CHADS2和CHA2DS2-VASc评分系统

ABCD
评分系统

关。根据以上特征制订的相应评分可对TIA患者的卒中发生风险进行分层。

2011年TIA中国专家共识推荐：TIA发病72 h内ABCD2≥3分或门诊不能在48 h内完成系统评估者均应收入院，以便于发生脑梗死时采取早期的溶栓治疗及早期开展二级预防。

2. 技能操作

以任务导入部分中患者吴先生为例，应如何对其进行脑血管病高危因素筛查与风险评估？

另有两名患者希望健康管理师小韩能对其进行脑血管病高危因素筛查与风险评估，两位患者基本如下：

郝女士，65岁，身高168 cm，体重65 kg，患高脂血症3年，高血压5年，有早发心血管病家族史，无烟酒等不良嗜好。

路先生，72岁，身高176 cm，体重90 kg，吸烟史40余年，平均每日1包。

(1)操作准备

在进行脑血管病高危因素筛查与风险评估前，需要做好必要的准备，见表1-4-4。

表1-4-4　脑血管病高危因素筛查与风险评估操作准备

准备项目		具体要求
环境准备		□环境宽敞 □光线柔和 □温湿度适宜 □配置屏风或床围
健康管理师准备		□着装整洁 □洗手 □戴口罩 □收集相关病例资料
患者准备		□舒适体位 □提供相关病史信息
用物准备	脑血管病危险因素筛查	□计算机 □笔 □电子健康档案
	脑血管病风险评估	□脑血管病高危人群筛查表 □卒中风险评估表 □笔

(2)操作过程

1)沟通

在开展脑血管病高危因素筛查与风险评估前，需要先与患者进行沟通，向其解释评估的目的及意义，以及在评估过程中需要进行的配合。

2)操作实施

①脑血管病高危人群筛查与评估

根据下述患者基本情况，参考脑血管病高危人群筛查记录表，评估其是否为高危人群,并将筛查结果填写在表1-4-5中。

表1-4-5 脑血管病高危人群筛查与评估操作记录表

评估对象	基本情况	评估项目	分值	评分	筛查结果(是否高危人群)
郝女士	65岁,身高168 cm,体重65 kg,患高脂血症3年,高血压5年,有早发心血管病家族史,无烟酒等不良嗜好	高血压(≥140/90 mmHg)或正在服用降压药			是□ 否□
		房颤或心脏瓣膜病			
		糖尿病			
		血脂异常或未知			
		吸烟			
		缺乏运动			
		明显超重或肥胖			
		脑卒中家族史			
路先生	72岁,身高176 cm,体重90 kg,吸烟史40余年,平均每日1包	高血压(≥140/90 mmHg)或正在服用降压药			是□ 否□
		房颤或心脏瓣膜病			
		糖尿病			
		血脂异常或未知			
		吸烟			
		缺乏运动			
		明显超重或肥胖			
		脑卒中家族史			

②脑血管病患者风险筛查与评估

根据任务单中患者吴先生基本情况,进行风险筛查与评估,并将检查评估的结果记录在表1-4-6中。

表1-4-6 脑血管病患者风险筛查与评估记录单

评估对象	基本情况	评估内容	评估项目	风险	筛查结果（是否高危人群）
患者吴先生	59岁，患有心房颤动，2周前突然出现右侧肢体麻木、乏力、双下肢酸软，并有构音困难，3~5 min自行缓解，查体神经系统无异常。头CT平扫未见异常。就诊于我院神经内科，诊断为“1.短暂性脑缺血发作 2.心房颤动”。否认高血压、糖尿病病史。吸烟30余年，每日1~2包	脑血管病高危因素筛查	年龄、性别		是□ 否□
			收缩压		
			体重指数		
			吸烟与否		
			有无糖尿病		
			总胆固醇水平		
		脑卒中风险评估	危险因素	分值	是□ 否□

（三）脑血管病健康干预方案的制订

1.知识学习

（1）一般人群脑血管病健康干预与健康指导

脑血管病发生后尽快及时就医对改善预后至关重要，这就要在公众中积极开展健康教育，普及脑血管病预警症状，让公众能及时辨别脑血管病的发生。常用的简易识别法如图1-4-5所示。

三步识中风快打“120”

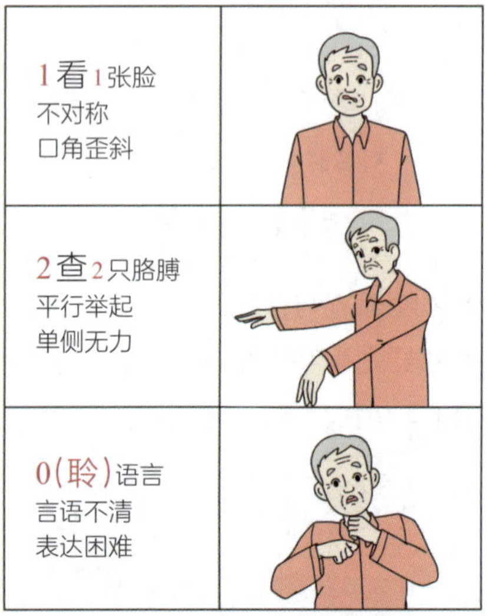

图1-4-5 脑血管病简易识别

1）BEFAST 试验/FAST 试验：B（balance），是指平衡，表现为平衡或协调能力丧失，突然出现行走困难；E（eyes），是指眼睛，表现突发的视力变化，视物困难；F（face），是指面部，表现为面部不对称，口角歪斜；A（arms），是指手臂，表现为手臂突然无力感或麻木感，通常出现在身体一侧；S（speech），是指语言，表现为言语困难、理解困难；T（time），是指时间。上述症状可能意味着出现了脑卒中，请勿等待症状自行消失，应立即拨打“120”获得医疗救助。

2）“中风 120”：是 FAST 试验的中国表述方法。“1”为看一张脸，是否出现口角歪斜；“2”为看两只手，是否出现肢体无力；“0”为聆听语音，是否出现言语困难。“120”则代表一旦怀疑为脑卒中，需要启动急救响应流程，及时转诊。

（2）脑血管病高危人群健康干预与健康指导

对于筛查出的脑血管病高危人群，要加强危险因素干预及健康知识教育，使其主动采取预防措施，通过健康的生活方式和控制危险因素的进一步发展，积极治疗相关疾病来干预脑血管病的发生风险。

微课 脑血管病高危人群健康干预与健康指导

1）合理膳食：根据管理对象具体情况定制个体化膳食指导计划，提倡多吃蔬菜、水果，适量进食谷类、牛奶、豆类和肉类等，使能量的摄入和消耗达到平衡；限制红肉的摄入量，减少饱和脂肪的摄入量；限制食盐摄入量，少吃糖类。

2）适当运动：建议管理对象采用适宜个体的体力活动。中老年人和高血压患者进行体力活动之前，应考虑进行心脏应激检查，全方位考虑运动强度，制订个体化运动方案；成年人每周≥3 次适度的体育活动，每次时间≥30 min（如快走、慢跑或其他有氧代谢运动等）。建议患者参与中等强度运动（如快步走、慢跑、游泳或其他有氧运动等）每周 4~7 d，至少 150 min。

3）控制体重：超重者和肥胖者通过采取合理饮食、增加体力活动等措施减轻体重，降低脑血管病发病危险。

4）戒烟限酒：吸烟者应戒烟，不吸烟者也应避免被动吸烟；提高公众对主动与被动吸烟危害性的认识。提倡不饮酒；饮酒者应适度，建议女性饮酒每周≤10 杯，每天≤ 2 杯，每次≤ 3 杯；男性饮酒每周≤15 杯，每天≤ 3 杯，每次≤ 4 杯。（一杯的标准为 75% 乙醇 17.2 mL，40% 乙醇 44 mL，含 5 % 乙醇的啤酒 355 mL 或含 12% 乙醇的葡萄酒 148 mL。）

5）定期体检：40 岁以上人群应定期体检，一般每年检查 1 次为宜。通过体检可以了解心脑血管有无异常，并监测血压、血糖和血脂水平，高危个体应进行颅内外血管评估，发现异常应积极干预。对于有脑卒中家族史的人群，应及时接受遗传咨询，评估卒中风险。

脑血管病风险筛查评估≥3 分的高危人群，或既往有缺血性脑卒中患者和(或)TIA病史者,依据个体危险程度不同,选择性进行相关实验室和影像学检查,并对其进行生活方式和适宜性技术干预。

(3)脑血管病患者健康干预与健康指导

针对脑血管病患者,采取和个体干预的措施。预防脑卒中复发的治疗方法,需遵守ABCDE策略:

A:服用阿司匹林。

B:控制血压和体重。

C:降低胆固醇和戒烟,开展颈动脉血管支架术和颈动脉内膜剥脱术。

D:控制糖尿病,调整膳食。

E:健康教育,体育锻炼,定期查体。

(4)脑血管病患者的社区康复管理

脑血管病患者的社区康复管理对象是经过治疗后病情平稳,出院进行康复锻炼的患者,目的是尽可能地帮助患者恢复功能,降低残疾程度,保证患者的生活质量。

2.技能操作

以任务导入部分中患者吴先生为例,应如何为其制订具体的健康管理方案?

(1)操作准备

在进行健康干预方案制订前,需要做好必要的准备,见表1-4-7。

表1-4-7 脑血管病患者健康干预方案制订操作准备

准备项目	具体要求
环境准备	□环境宽敞 □光线柔和 □温湿度适宜 □配置屏风或床围
健康管理师准备	□着装整洁 □洗手 □戴口罩 □收集相关病例资料
患者准备	□舒适体位 □提供相关病史信息
用物准备	□计算机 □打印机 □健康风险评估报告 □笔

(2)操作过程

1)沟通

在进行健康干预方案制订前,需要先与患者及家属沟通,向其解释制订健康干预方案目的及意义,以及需要进行的配合。

2)操作实施

按照脑卒中健康干预与健康指导原则,针对患者吴先生制订的具体的健康干预与管理方案内容记录在表1-4-8中。

表 1-4-8 脑血管病患者健康管理方案

<table>
<tr><th>实施对象</th><th>实施内容</th><th>干预内容</th><th colspan="2">健康指导</th></tr>
<tr><td rowspan="10">患者吴先生脑卒中评估风险：
□低危
□中危
□高危
□很高危</td><td rowspan="10">健康干预与健康指导</td><td colspan="3">预防脑卒中复发的治疗方法，需遵守_____策略</td></tr>
<tr><td>合理膳食</td><td colspan="2">提倡多吃蔬菜、水果，适量进食谷类、牛奶、豆类和肉类等，使能量的____和___达到平衡
限制____肉的摄入量，减少____脂肪的摄入量
限制食盐摄入量，少吃糖类</td></tr>
<tr><td>适当运动</td><td colspan="2">进行体力活动之前，应考虑进行______检查，全方位考虑运动强度
成年人每周≥____次适度的体育活动，每次时间≥____，建议有氧运动</td></tr>
<tr><td>戒烟</td><td>患者知道应戒烟，避免被动吸烟</td><td>□是 □否</td></tr>
<tr><td>定期体检</td><td colspan="2">定期体检，一般每年检查____次为宜，高危个体应进行________评估，发现异常应积极干预
短暂性脑缺血发作病史：需选择性进行相关实验室和影像学检查，并对其进行生活方式和适宜性技术干预</td></tr>
<tr><td rowspan="4">用药管理</td><td colspan="2">服用阿司匹林等药物，并对其进行健康指导</td></tr>
<tr><td>患者知道药物的作用及使用方法</td><td>□是 □否</td></tr>
<tr><td>患者知道相关药物不良反应及禁忌证</td><td>□是 □否</td></tr>
<tr><td>患者知道药物常见不良反应处理办法</td><td>□是 □否</td></tr>
</table>

检查评估

(一)脑血管病患者信息登记

健康管理师按照表1-4-9的检查项目进行自我检查,并将检查结果和自我点评记录在表1-4-9中。

表1-4-9 脑血管病患者信息登记检查记录表(自我检查)

步骤	检查项目	检查结果	自我点评
1	是否穿工作服并保持服装整洁	是□ 否□	
2	操作前是否清洗双手进行手部消毒	是□ 否□	
3	是否与患者及家属进行沟通并告知相关事宜	是□ 否□	
4	使用检查工具前是否进行安全检查	是□ 否□	
5	是否按照标准步骤及检查方法进行体格检查	是□ 否□	
6	是否按照标准步骤及规范评估方法对患者进行评估	是□ 否□	
7	是否完成操作记录	是□ 否□	

患者根据表1-4-10中的检查项目对健康管理师的服务情况进行检查,并将检查结果和结果点评记录在表1-4-10中。

表1-4-10 脑血管病患者信息登记检查记录表(患者检查)

步骤	检查项目	检查结果	结果点评
1	是否清楚说明病史采集、体格检查评估的目的与意义	是□ 否□	
2	操作前是否清洗双手进行手部消毒	是□ 否□	
3	操作前是否询问有无排泄等特殊要求		
4	服务态度是否和蔼、言语是否亲切	是□ 否□	
5	操作动作是否轻柔、规范	是□ 否□	

(二)脑血管疾病风险评估与筛查

健康管理师按照表1-4-11中的检查项目进行自我检查,并将检查结果和自我点评记录在表1-4-11中。

表 1-4-11　脑血管疾病风险评估与筛查检查记录表(自我检查)

步骤	检查项目	检查结果	自我点评
1	是否穿工作服并保持服装整洁	是□　否□	
2	是否与患者及家属进行沟通并告知相关事宜	是□　否□	
3	是否按照标准步骤及规范评估方法对患者进行评估	是□　否□	
4	是否完成操作记录	是□　否□	

患者根据表 1-4-12 中的检查项目对健康管理师的服务情况进行检查,并将检查结果和结果点评记录在表 1-4-12 中。

表 1-4-12　脑血管疾病风险评估与筛查检查记录表(患者检查)

步骤	检查项目	检查结果	结果点评
1	是否清楚说明风险筛查与评估的目的与意义	是□　否□	
2	操作前是否清洗双手进行手部消毒	是□　否□	
3	服务态度是否和蔼、言语是否亲切	是□　否□	
4	是否充分讲解风险评估结果	是□　否□	

(三)脑血管病健康干预方案的制订

健康管理师按照表 1-4-13 中的检查项目进行自我检查,并将检查结果和自我点评记录在表 1-4-13 中。

表 1-4-13　脑血管病健康干预方案的制订检查记录表(自我检查)

步骤	检查项目	检查结果	自我点评
1	是否穿工作服并保持服装整洁	是□　否□	
2	操作前是否清洗双手进行手部消毒	是□　否□	
3	是否与患者及家属进行沟通并告知相关事宜	是□　否□	
4	是否按照标准步骤及标准进行脑血管病健康干预方案制订	是□　否□	
5	是否完成操作记录	是□　否□	

患者根据表 1-4-14 中的检查项目对健康管理师的服务情况进行检查,并将检查结果和结果点评记录在表 1-4-14 中。

表1-4-14 脑血管病健康干预方案的制订检查记录表(患者检查)

步骤	检查项目	检查结果	结果点评
1	是否清楚说明健康干预方案制订的目的及意义	是□ 否□	
2	操作前是否清洗双手进行手部消毒	是□ 否□	
3	操作前是否询问有无排泄等特殊要求	是□ 否□	
4	服务态度是否和蔼、言语是否亲切	是□ 否□	
5	是否充分讲解健康干预方案	是□ 否□	
6	是否协助健康干预方案的实施	是□ 否□	

(四)总体评估

教师根据表1-4-15中的检查项目对健康管理师的任务完成情况进行检查,并将检查结果和结果点评记录在表1-4-15中。

表1-4-15 脑血管病健康管理检查记录表(教师检查)

步骤	检查项目	检查结果	结果点评
1	是否按时完成任务	是□ 否□	
2	团队协作是否顺畅	是□ 否□	
3	设备、用具及用品是否整理恢复	是□ 否□	
4	实训床位及实训室是否整理干净	是□ 否□	
5	工作页填写是否准确、完整	是□ 否□	

任务小结

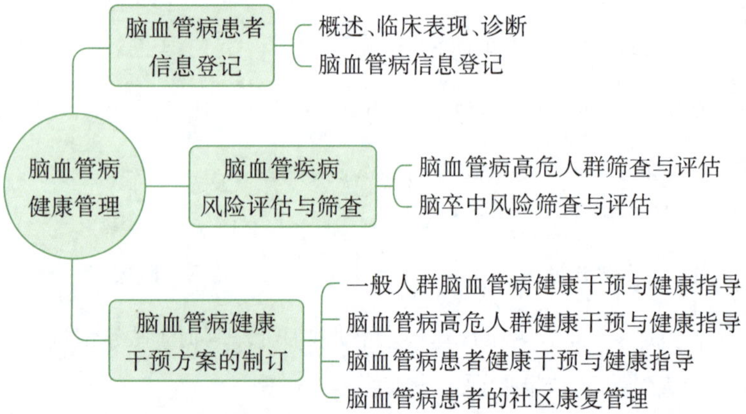

教学资源

任务五　骨关节病健康管理

任务导入

场景：某健康管理中心

人物：患者陈女士、健康管理师小李

情节：患者陈女士，65岁，右膝疼痛10余年，行走受困，晚间尤甚，经检查双膝X射线提示双膝关节退行性变，诊断为骨性关节炎。如果你是健康管理师小李，应如何对其进行健康管理？

任务目标

- 能够按照骨关节病的诊治指南正确认知骨关节病，结合患者实际情况，完成对骨关节病患者基础健康状态的评价和临床资料的初步分析。
- 能够按照骨关节病的筛查流程，结合患者实际情况，完成骨关节病的危险因素筛查及风险评估。
- 能够按照骨关节病的管理流程及规范，结合患者实际情况，完成骨关节病的健康监测及健康干预方案制订。

任务实施

（一）骨关节病患者信息登记

1.知识学习

（1）骨关节病概述

1）定义

骨关节病（Osteoarthritis，OA）亦称为骨关节炎、退行性关节炎、增生性关节炎、老年性关节炎或肥大性关节炎等，是一种以关节软骨退行性变和继发性骨质增生为特征的慢性关节疾病。疾病常常累及关节软骨或整个关节，包括软骨下骨、关节囊、滑膜和关节周围的肌肉，如图1-5-1所示。好发于负重较大的膝关节、髋关节、脊柱及远侧指间关节等部位，多见于中老年人。

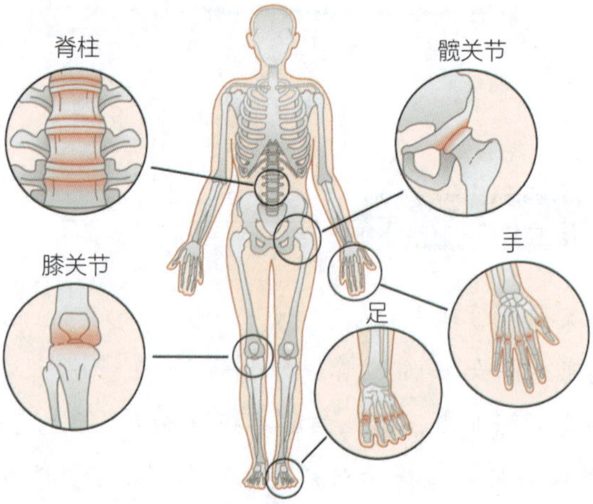

图1-5-1 骨关节炎累及部位

骨关节病
流行病学现状

2)分类

骨关节病分为原发性和继发性两类。

①原发性 原发性骨关节病发病原因不明，且无明确的全身或局部诱因，与遗传和体质因素有一定的关系。多见于50岁以上的中老年人。

②继发性 继发性骨关节病指因为先天畸形(如发育性髋关节脱位)、创伤(如关节内骨折)、关节不稳定(如关节囊或韧带松弛)、关节面后天性不平整(如骨缺血性坏死造成关节面塌陷变形)、关节畸形引起的关节面对合不良(如膝内翻、膝外翻)等原因，在关节局部原有病变的基础上发生的骨性关节炎。

(2)骨关节病临床表现及检查

1)骨关节病临床症状

关节疼痛和关节活动受限是骨关节病最常见的临床症状。其中，疼痛是骨关节病患者的主要症状，疾病初期表现为轻微钝痛，随病情进展逐步加剧，其中以膝、髋和指间关节最为常见 。活动较多时疼痛加剧，休息后症状好转。有的患者在静止或晨起时感疼痛，稍微活动后疼痛减轻，称之为“休息痛”。当活动过量时，因关节面反复摩擦也可产生疼痛。另外，疼痛还与天气变化、潮湿受凉等因素有关。

部分患者甚至常感到关节活动不灵活，上下楼困难，晨起或固定某个体位时间较长时出现关节僵硬，稍活动后减轻。关节活动时伴有各种不同的声响，有时可出现关节交锁。骨关节病临床症状如图1-5-2所示。

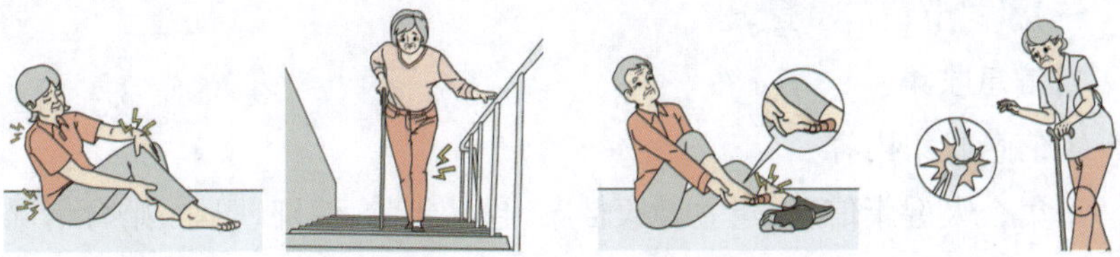

图1-5-2　骨关节病临床症状

①关节痛及压痛：初期为轻度或中度间断性隐痛，休息时好转，活动后疼痛加剧，疼痛常与天气变化有关。晚期可出现持续性疼痛或夜间痛。关节局部有压痛，当伴有关节肿胀时尤为明显。

②关节僵硬：在早晨起床时出现关节僵硬及发紧感，也称为晨僵，活动后可缓解。关节僵硬在气压降低或空气湿度增加时加重，持续时间一般较短，常为几分钟至十几分钟，很少超过30 min。

③关节肿大：手部关节肿大变形明显，可出现Heberden结节和Bouchard结节，如图1-5-3所示。部分膝关节因骨赘形成或关节积液从而造成关节肿大。

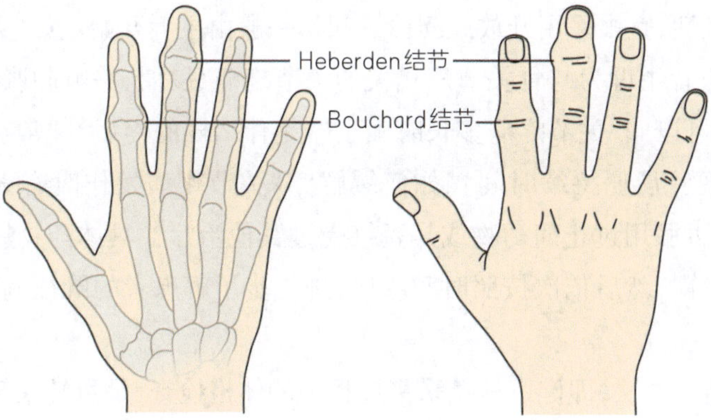

图1-5-3　Heberden结节和Bouchard结节

④骨擦音（感）：由于关节软骨破坏、关节面不平，关节活动时出现骨擦音（感），以膝关节多见。

⑤关节无力、活动障碍：关节疼痛、活动度下降、肌肉萎缩、软组织挛缩可引起关节无力，行走时打软腿或关节交锁，不能完全伸直或活动障碍，从而出现异常步态。

2）实验室检查

骨关节病患者的血常规、蛋白电泳、免疫复合物及血清补体等指标一般在正常范围。伴有滑膜炎的病人可出现C反应蛋白（CRP）和红细胞沉降率（ESR）轻度升高。继发性骨关节炎患者可出现原发病的实验室检查异常。

骨关节病
影像学检查

(3)骨关节病信息登记

1)信息收集

①信息收集内容

采集个人健康信息,建立健康档案,包括年龄、性别、职业、婚育情况、现患疾病、既往病史、用药史、过敏史、吸烟饮酒史、膳食习惯、不良嗜好、运动情况等一般资料;身高、体重、血压、脉搏、呼吸频率、体温、关节活动度等体格检查结果;血常规、血糖、血脂、肝功能、肾功能、免疫复合物及血清补体、C反应蛋白和红细胞沉降率等实验室检查结果,以及X线、CT、关节核磁等影像检查结果。

②信息收集方法

个人健康信息主要产生于一些诊疗活动和人们的健康行为当中。某些时候为了骨关节病健康管理服务工作的顺利开展,需要通过专题调查来获取资料,常用的方法包括访谈法(问诊)、实地观察法及问卷法。

访谈法,即健康信息采集过程中的问诊。包括封闭式问诊和开放式问诊。一般为了获得和掌握较多的健康信息资料,调动服务对象的主动性和积极性,宜多采用开放式问诊。问诊一般由主诉开始。如"哪里不舒服?"如患者主诉为与骨关节病相关的关节疼痛、晨僵、关节肿胀、骨擦感等症状,可以问"关节疼痛多长时间了?是什么样的疼痛?""常在什么情况下出现?晨僵持续时间?如何缓解?""关节疼痛发作时有无其他感觉?""是否服用过止痛药物或是否接受过其他治疗?具体药物用量及治疗方案"等。然后依次按照时间顺序,进一步了解患者的既往病史、过敏史等。

实地观察法,即健康信息采集过程中的体格检查,是由健康管理师在现场对服务对象进行直接观察、检查、测量或计数而取得相应的健康资料,如身高、体重、腰围、臀围、血压、呼吸频率、体温、脉搏、关节活动度等。在开展实际的信息采集过程中,问诊和体格检查常常结合使用,互相补充。

问卷法,是健康管理师利用事先设计好的问卷向被服务对象了解其基本情况,包括一般资料、临床检查结果、健康危险因素、服务对象健康需求等相关信息。

2)信息录入与存储

将收集到的健康信息填入健康信息登记表(表1-5-2),并将信息录入计算机储存在数据库中,以保证信息的长久保存以及后期的使用。

3)信息更新与整理

健康信息收集存储后,需要再次对相关信息进行核查,以保证所收集到的信息准确无误。如有需要,进一步对信息进行分类整理及汇编。因为健康管理过程具有连续性，所以还需要对健康信息进行适时的更新，以便后期对健康信息进行分析与利用。

2.技能操作

以任务导入部分中患者陈女士为例，应如何对其进行健康信息采集？

(1)操作准备

在进行健康信息采集前，需要做好必要的物品准备，见表1-5-1。

表1-5-1 骨关节病患者健康信息采集操作准备

准备项目	具体要求
环境准备	□环境宽敞 □光线柔和 □温湿度适宜 □配置屏风或床围
健康管理师准备	□着装整洁 □洗手 □戴口罩 □收集相关病例资料
患者准备	□舒适体位 □提供相关病史信息
用物准备	□计算机 □打印机 □健康信息登记表 □笔 □检查床 □人体关节量角器 □听诊器 □便携式血糖仪 □血压计 □身高体重测量仪 □软尺

(2)操作过程

1)沟通评估

在开展骨关节病患者健康管理工作前，需要先与患者沟通，收集病史信息，向患者及家属解释评估的目的及意义，以及在信息采集过程中如何采取恰当体位配合检查等。

2)操作实施

根据患者陈女士的基本情况，对患者进行病史采集与体格检查评估，完成骨关节病患者健康信息登记过程，并将检查评估的结果记录在表1-5-2中。

表1-5-2 骨关节病患者健康信息登记表

<table>
<tr><th colspan="6">个人基本信息</th></tr>
<tr><td>姓　　名</td><td></td><td>性　　别</td><td></td><td>出生日期</td><td></td></tr>
<tr><td>身份证号</td><td colspan="2"></td><td>工作单位</td><td colspan="2"></td></tr>
<tr><td>本人电话</td><td></td><td>联系人姓名</td><td></td><td>联系人电话</td><td></td></tr>
<tr><td>常住类型</td><td colspan="2">1户籍□ 2非户籍□</td><td>民　族</td><td colspan="2">1汉族□ 2少数民族□</td></tr>
<tr><td>血　　型</td><td colspan="5">1 A型□ 2 B型□ 3 O型□ 4 AB型□ 5不详□
RH阴性:1否□ 2是□ 3不详 □</td></tr>
</table>

续表

<table>
<tr><th colspan="6">个人基本信息</th></tr>
<tr><td colspan="2">文化程度</td><td colspan="4">1文盲及半文盲□ 2小学□ 3初中□ 4高中/技校/中专□
5大学专科及以上□ 6不详□</td></tr>
<tr><td colspan="2">职　业</td><td colspan="4">1国家机关、党群组织、企业、事业单位负责人□
2专业技术人员□
3办事人员和有关人员□
4商业、服务业人员□
5农、林、牧、渔、水利业生产人员□
6生产、运输设备操作人员及有关人员□
7军人□
8不便分类的其他从业人员□</td></tr>
<tr><td colspan="2">婚姻状况</td><td colspan="4">1未婚□ 2已婚□ 3丧偶□ 4离婚 □ 5未说明的婚姻状况 □</td></tr>
<tr><td colspan="2">医疗费用支付方式</td><td colspan="4">1城镇职工基本医疗保险□ 2城镇居民基本医疗保险□
3新型农村合作医疗□ 4贫困救助□ 5商业医疗保险□
6全公费□ 7全自费□ 8其他□</td></tr>
<tr><td colspan="2">药物过敏史</td><td colspan="4">1无□ 2有□ 青霉素□ 磺胺□ 链霉素□ 其他□</td></tr>
<tr><td colspan="2">暴露史</td><td colspan="4">1无□ 2有□ 化学品□ 毒物□ 射线□</td></tr>
<tr><td rowspan="4">既往史</td><td>疾病</td><td colspan="4">1无□ 2高血压□ 3糖尿病□ 4冠心病□ 5慢性阻塞性肺疾病□
6恶性肿瘤□ 7脑卒中□ 8重性精神疾病□ 9结核病□ 10肝炎□
11其他法定传染病□ 12职业病□ 13其他□
□确诊时间__年__月/□确诊时间__年__月/□确诊时间__年__月
□确诊时间__年__月/□确诊时间__年__月/□确诊时间__年__月</td></tr>
<tr><td>手术</td><td colspan="4">1无□ 2有□ 名称1______时间______/名称2______时间______</td></tr>
<tr><td>外伤</td><td colspan="4">1无□ 2有□ 名称1______时间______/名称2______时间______</td></tr>
<tr><td>输血</td><td colspan="4">1无□ 2有□ 原因1______时间______/名称2______时间______</td></tr>
<tr><td colspan="2" rowspan="3">家族史</td><td>父亲</td><td>□/□/□/□/□/□</td><td>母亲</td><td>□/□/□/□/□/□</td></tr>
<tr><td>兄弟姐妹</td><td>□/□/□/□/□/□</td><td>子女</td><td>□/□/□/□/□/□</td></tr>
<tr><td colspan="4">1无□ 2高血压□ 3糖尿病□ 4冠心病□ 5慢性阻塞性肺疾病□
6恶性肿瘤□ 7脑卒中□ 8重性精神疾病□ 9结核病□ 10肝炎□
11先天畸形□ 12其他□</td></tr>
<tr><td colspan="2">遗传病史</td><td colspan="4">1无□ 2有□ 疾病名称:________</td></tr>
</table>

续表

个人基本信息		
残疾情况	1无残疾□ 2视力残疾□ 3听力残疾□ 4言语残疾□ 5肢体残疾□ 6智力残疾□ 7精神残疾□ 8其他残疾□	
生活环境	厨房排风设施	1无□ 2油烟机□ 3换气扇□ 4烟囱□
	燃料类型	1液化气□ 2煤□ 3天然气□ 4沼气□ 5柴火□ 6其他 □
	饮水	1自来水□ 2经净化过滤的水□ 3井水□ 4河湖水□ 5塘水□ 6其他□
	厕所	1卫生厕所□ 2一格或二格粪池式□ 3马桶□ 4露天粪坑□ 5简易棚厕□
	禽畜栏	1单设□ 2室内□ 3室外□

健康体检信息					
内容	检查项目				
症状	1无症状□ 2头痛□ 3头晕□ 4心悸□ 5胸闷□ 6胸痛□ 7慢性咳嗽□ 8咳痰□ 9呼吸困难□ 10多饮□ 11多尿□ 12体重下降□ 13乏力□ 14关节肿痛□ 15视力模糊□ 16手脚麻木□ 17尿急□ 18尿痛□ 19便秘□ 20腹泻□ 21恶心呕吐□ 22眼花□ 23耳鸣□ 24乳房胀痛□ 25其他□				
一般状况	体　温	____℃	脉　率		____次/min
	呼吸频率	____次/min	血　压	左侧	____/____mmHg
				右侧	____/____mmHg
	身　高	____cm	体　重		____kg
	腰　围	____cm	体质指数(BMI)		____kg/m²
体格检查	眼　底	1正常□ 2异常□			
	皮　肤	1正常□ 2潮红□ 3苍白□ 4发绀□ 5黄染□ 6色素沉着□ 7其他□			
	巩　膜	1正常□ 2黄染□ 3充血□ 4其他□			
	淋巴结	1未触及□ 2锁骨上□ 3腋窝□ 4其他□			

续表

个人基本信息		
体格检查	肺	桶状胸:1否□ 2是□
		呼吸音:1正常□ 2异常□
		啰 音:1无□ 2干啰音□ 3湿啰音□ 4其他□
	心 脏	心率:____次/min 心律:1齐□ 2不齐□ 3绝对不齐□ 杂音:1无□ 2有□
	腹 部	压痛:1无□ 2有□ 包块:1无□ 2有□ 肝大:1无□ 2有□ 脾大:1无□ 2有□ 移动性浊音:1无□ 2有□
	下肢水肿	1无□ 2单侧□ 3双侧不对称□ 4双侧对称□
	足背动脉搏动	1未触及□ 2触及双侧对称□ 3触及左侧弱或消失□ 4触及右侧弱或消失□
	其他	
辅助检查	血常规	血红蛋白______g/L 白细胞______$\times 10^9$/L 血小板______$\times 10^9$/L 其他____________________
	尿常规	尿蛋白______g/L 尿糖______mmol/L 尿酮体______mmol/L 尿隐血____________ 其他__________________
	空腹血糖	________________mmol/L
	心电图	1正常□ 2异常□
	尿微量白蛋白	________________mg/dL
	大便隐血	1阴性□ 2阳性□
	糖化血红蛋白	______%
	肝功能	血清谷丙转氨酶______U/L 血清谷草转氨酶______U/L 白蛋白________g/L 总胆红素________μmol/L 结合胆红素________μmol/L
	肾功能	血清肌酐________μmol/L 血尿素氮________mmol/L 血钾浓度________mmol/L 血钠浓度________mmol/L

续表

个人基本信息		
辅助检查	血 脂	总胆固醇______mmol/L 甘油三酯______mmol/L 血清低密度脂蛋白胆固醇______mmol/L 血清高密度脂蛋白胆固醇______mmol/L
	胸部X射线	1正常□ 2异常□
	B 超	1正常□ 2异常□
	CT或核磁	1正常□ 2异常□
	其 他	
现存主要健康问题	脑血管疾病	1未发现□ 2缺血性卒中□ 3脑出血□ 4蛛网膜下腔出血□ 5短暂性脑缺血发作□ 6其他□
	肾脏疾病	1未发现□ 2糖尿病肾病□ 3肾功能衰竭□ 4急性肾炎□ 5慢性肾炎□ 6其他□
	心脏疾病	1未发现□ 2心肌梗死□ 3心绞痛□ 4冠状动脉血运重建□ 5充血性心力衰竭□ 6心前区疼痛□ 7其他□
	血管疾病	1未发现□ 2夹层动脉瘤□ 3动脉闭塞性疾病□ 4其他□
	眼部疾病	1未发现□ 2视网膜出血或渗出□ 3视乳头水肿□ 4白内障□ 5其他□
	神经系统疾病	1未发现□ 2有□
	其他系统疾病	1未发现□ 2有□

（二）骨关节病风险筛查

1.知识学习

（1）骨关节病的危险因素

骨关节病的病因目前尚未完全明了，一般认为是由多种致病因素相互作用所致。危险因素包括年龄等不可改变的危险因素和肥胖等可改变的危险因素。

（2）骨关节病的筛查技术和评估方法

1）骨关节病风险评估与筛查方法

进行骨关节病筛查及风险评估的目的是进一步对筛查对象进行人群划分，识别出健康人群、高危人群和患者，以便更好地开展后续的健康管

微课 骨关节病的可改变危险因素

骨关节病的危险因素

骨关节病
风险筛查与评估

理工作。

存在以下一项或多项危险因素者为骨关节病高危人群：

①年龄≥40岁；

②女性；

③肥胖或超重；

④有关节创伤病史。

膝关节骨关节病的高危人群还包括膝关节周围肌肉萎缩患者，跪、蹲、屈膝或从事负重劳动等特殊职业从业者，骨关节炎家族史人群，位于高风险地区人群及肠道菌群紊乱人群等。

髋关节骨关节病的高危人群还包括髋臼发育不良人群，股骨颈凸轮样畸形人群，负重劳动等特殊职业从业者及骨关节炎家族史等。

手部骨关节病的高危人群还包括特殊手部劳动从业者、围绝经期女性、骨关节炎家族史人群及肠道菌群紊乱人群等。

2）骨关节病筛查与评估操作实施

医生根据典型症状、体征、实验室以及关节的X射线表现（如骨质增生和关节腔狭窄），即可做出骨关节炎的诊断。骨关节炎诊断与评估的具体流程如图1-5-4所示。

在收集骨关节病患者的健康信息的基础上，需要对患者进行风险评估，其中包括病变具体位置评估、疼痛评估、功能评估、合并疾病评估、环境心理评估和合并心血管疾病等的风险评估。

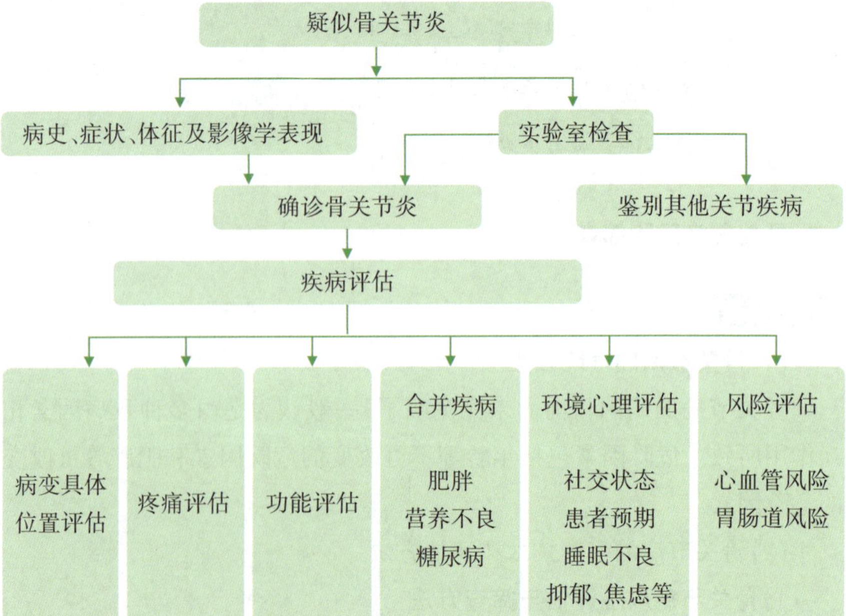

图1-5-4 骨关节炎诊断与评估流程

2. 技能操作

以任务导入部分中患者陈女士为例，应如何对其进行骨关节病高危因素筛查与风险评估？

(1)操作准备

在进行骨关节病高危因素筛查与风险评估前，需要做好必要的准备，见表1-5-3。

表1-5-3 骨关节病高危因素筛查与风险评估操作准备

准备项目		具体要求
环境准备		□环境宽敞 □光线柔和 □温湿度适宜 □配置屏风或床围
健康管理师准备		□着装整洁 □洗手 □戴口罩 □收集相关病例资料
患者准备		□舒适体位 □提供相关病史信息
用物准备	骨关节病危险因素筛查	□计算机 □笔 □电子健康档案
	骨关节病风险评估	□WOMAC骨关节病指数量表 □笔

(2)操作过程

1)沟通

在开展骨关节病高危因素筛查与风险评估前，需要先与患者进行沟通，向其解释评估的目的及意义，以及在评估过程中需要进行的配合。

2)操作实施

根据患者陈女士基本情况，按照骨关节病的筛查流程及风险评估标准，对其进行筛查与评估，并将评估结果填写在表1-5-4中。

表1-5-4 骨关节病高危因素筛查与风险评估操作记录表

<table>
<tr><th>评估对象</th><th>基本情况</th><th>评估内容</th><th colspan="4">评估项目</th><th>筛查结果</th></tr>
<tr><td rowspan="3">患者陈女士</td><td rowspan="3">65岁，右膝疼痛10余年，行走受困，晚间尤甚，经检查双膝X射线提示双膝关节退行性变，诊断为骨性关节炎</td><td>骨关节病的危险因素评估</td><td colspan="4">存在以下一项或多项危险因素者为骨关节炎高危人群：
□年龄≥40岁
□女性
□肥胖或超重
□有关节创伤病史</td><td>是否高危人群：
是□
否□</td></tr>
<tr><td rowspan="2">骨关节病的健康风险评估</td><td>维度</td><td>项目</td><td>分值</td><td>总分</td><td rowspan="2">症状等级：
□轻度
□中度
□重度</td></tr>
<tr><td>疼痛</td><td>□在平坦的地面上行走</td><td>无-轻微-中等-严重-非常严重</td><td></td></tr>
</table>

续表

评估对象	基本情况	评估内容	评估项目				筛查结果
患者陈女士	65岁，右膝疼痛10余年，行走受困，晚间尤甚，经检查双膝X射线提示双膝关节退行性变，诊断为骨性关节炎	骨关节病的健康风险评估	疼痛	□上楼梯或下楼梯	无-轻微-中等-严重-非常严重		
				□晚上，在床上打扰您睡眠的疼痛	无-轻微-中等-严重-非常严重		
				□坐着或躺着	无-轻微-中等-严重-非常严重		
				□挺直身体站立	无-轻微-中等-严重-非常严重		
			僵硬	□早晨起床时僵硬情况有多严重	无-轻微-中等-严重-非常严重		
				□在僵硬状况以后的时间内，坐、卧或休息之后有多严重	无-轻微-中等-严重-非常严重		
			进行日常生活的难度	□上楼梯	无-轻微-中等-严重-非常严重		
				□下楼梯	无-轻微-中等-严重-非常严重		
				□由坐着站起来	无-轻微-中等-严重-非常严重		
				□站着	无-轻微-中等-严重-非常严重		
				□向地面弯腰	无-轻微-中等-严重-非常严重		
				□在平坦的地面上行走	无-轻微-中等-严重-非常严重		
				□进出小轿车或上下公共汽车	无-轻微-中等-严重-非常严重		

续表

评估对象	基本情况	评估内容	评估项目			筛查结果
患者陈女士	65岁，右膝疼痛10余年，行走受困，晚间尤甚，经检查双膝X射线提示双膝关节退行性变，诊断为骨性关节炎	骨关节病的健康风险评估	进行日常生活的难度	□出门购物	无-轻微-中等-严重-非常严重		
				□穿袜子	无-轻微-中等-严重-非常严重		
				□从床上站起来	无-轻微-中等-严重-非常严重		
				□脱掉袜子	无-轻微-中等-严重-非常严重		
				□躺在床上	无-轻微-中等-严重-非常严重		
				□进出浴缸	无-轻微-中等-严重-非常严重		
				□坐着的时候	无-轻微-中等-严重-非常严重		
				□在卫生间蹲下或起来时	无-轻微-中等-严重-非常严重		
				□做繁重的家务活	无-轻微-中等-严重-非常严重		
				□做轻松的家务活	无-轻微-中等-严重-非常严重		

(三)骨关节病健康干预方案的制订

1.知识学习

骨关节病发生后，随着年龄增长，其损伤是不可逆转的，并且存在反复发作的风险，给患者的身心带来双重负担。将健康管理应用于骨关节病的预防和治疗中，不仅可以提高大多数人对骨关节病的认识，而且可以对其进行有效治疗并显著提高患者生活质量，以较少的投资获得更大的收益。

(1)一般人群骨关节病健康干预与健康指导

通过进行骨关节病相关健康信息的传播，如危害、危险因素、预防保健措施等，帮助高危人群进行自身健康危险因素评估，提供预防骨关节病的健康行为生活方式，促使人们自愿选择有益于健康的行为措施，消除或减轻影响健康的危险因素，积极预防骨关节病的发生。

(2)骨关节病高危人群健康干预与健康指导

1)合理饮食：钙和维生素D的缺乏是导致老年人易患骨关节病的主要原因，增加膳食中钙和维生素的摄入量是目前较为合理的补充方法。因此，应以食补为基础，注意保证营养平衡和充足食量。建议每天喝一袋牛奶，进食豆类蛋白，同时应多进行阳光照射，以促进钙的吸收。

2)适当运动：关节过度使用也是骨关节病发生的高危因素之一。因此，应避免关节劳累或进行关节负重运动，避免长时间的站立和行走。坚持有规律地进行散步、游泳、打太极等有氧运动，能够加强肌肉、肌腱和韧带的支持作用，并且帮助排除体内多余的酸性物质，预防骨质破坏和骨关节病的发生。

3)防寒保暖：注意关节保暖，可采取关节热敷和按摩的方法。由于关节受凉常常诱发骨关节病的发生，关节保暖对于预防骨关节病很重要。

4)控制体重：对于超重和肥胖患者，减重能明显降低骨关节病的发病率。体重降低能够减轻关节受力和磨损程度，防止关节的损害，从而延缓或者防止骨关节病的发生。

5)积极治疗原发疾病：及时和妥善治疗关节创伤、感染、代谢异常、骨质疏松等原发病，对各种畸形应尽早治疗，以免关节负荷较大而使关节面过早老化破坏。

(3)骨关节病患者健康干预与健康指导

对于初次就诊且症状轻微的骨关节病患者，首选非药物治疗方式，以减轻疼痛症状、改善关节功能。

非药物治疗：包括病人教育、物理治疗、行动支持以及改变负重力线。通过病人教育指导患者减少不合理运动、避免不良姿势、避免长时间跑跳或者蹲。可选择热疗、水疗、超声波、按摩、牵引、经皮神经电刺激等物理治疗手段。为减少受累关节负重，可适当选用拐杖、助行器等，必要时采用相应的矫形支具。

药物及手术治疗：当非药物治疗无效时，可根据关节疼痛情况选择药物治疗或外科手术治疗。外科治疗的方法主要有游离体摘除术、通过关节镜进行关节清理、截骨术、关节融合术和关节成形术等。

骨关节炎阶梯化治疗示意图

2.技能操作

以任务导入部分中患者陈女士为例，应如何为其制订具体的健康管理方案？

(1)操作准备

在进行健康干预方案制订前，需要准备所需的物料，见表1-5-5。

表1-5-5 骨关节病患者健康干预方案制订操作准备

准备项目	具体要求
环境准备	□环境宽敞 □光线柔和 □温湿度适宜 □配置屏风或床围
健康管理师准备	□着装整洁 □洗手 □戴口罩 □健康信息登记表 □骨关节病风险评估资料
患者准备	□舒适体位 □提供相关病史信息
用物准备	□计算机 □打印机 □健康风险评估报告 □笔

(2)操作过程

1)沟通

在进行健康干预方案制订前，需要先与患者及家属沟通，向其解释制订健康干预方案目的及意义，以及需要进行的配合。

2)操作实施

按照骨关节病健康干预与健康指导原则，为患者陈女士制订个性化健康管理方案，并将方案填写在表1-5-6中。

表1-5-6 骨关节炎健康干预方案制订记录表

<table>
<tr><th>实施对象</th><th>实施内容</th><th>干预内容</th><th colspan="2">健康指导</th></tr>
<tr><td rowspan="5">患者陈女士
症状等级：
□轻度
□中度
□重度</td><td rowspan="5">健康干预与健康指导</td><td>合理饮食</td><td colspan="2">缺乏__________是导致老年人易患骨关节炎的主要原因
建议每天喝一袋牛奶，进食豆类蛋白；同时应多__________，以促进钙的吸收</td></tr>
<tr><td>适当运动</td><td colspan="2">关节__________是骨关节炎发生的高危因素之一
应避免关节__________________运动，避免长时间的站立和行走
坚持有规律的______运动如散步、游泳、打太极等</td></tr>
<tr><td>防寒保暖</td><td colspan="2">注意关节保暖，可采取关节____和____的方法</td></tr>
<tr><td>控制体重</td><td colspan="2">体重降低能够减轻关节_____和________，防止关节的损害</td></tr>
<tr><td>非药物治疗</td><td>患者教育</td><td>指导患者减少不合理运动、避免_____姿势、避免__________</td></tr>
</table>

续表

实施对象	实施内容	干预内容	健康指导	
患者陈女士 症状等级： □轻度 □中度 □重度	健康干预与健康指导	非药物治疗	物理治疗	可选择____、____、____、____、牵引、________等物理治疗手段
			行动支持	可适当选用____、____等，必要时采用相应的________
			改变负重力线	
		药物及手术治疗	当非药物治疗无效时，可根据________选择药物治疗或外科手术治疗。	

检查评估

（一）骨关节病患者信息登记

健康管理师按照表1-5-7中的检查项目进行自我检查，并将检查结果和自我点评记录在表1-5-7中。

表1-5-7　骨关节病患者信息登记检查记录表（自我检查）

步骤	检查项目	检查结果	自我点评
1	是否穿工作服并保持服装整洁	是□ 否□	
2	操作前是否清洗双手进行手部消毒	是□ 否□	
3	是否与患者及家属进行沟通并告知相关事宜	是□ 否□	
4	使用人体关节量角器等检查工具前是否进行安全检查	是□ 否□	
5	是否按照标准步骤及检查方法进行体格检查	是□ 否□	
6	是否按照标准步骤及规范评估方法对患者进行评估	是□ 否□	
7	是否完成操作记录	是□ 否□	

患者根据表1-5-8中的检查项目对健康管理师的服务情况进行检查，并将检查结果和结果点评记录在表1-5-8中。

表 1-5-8　骨关节病患者信息登记检查记录表(患者检查)

步骤	检查项目	检查结果	结果点评
1	是否清楚说明病史采集、体格检查评估的目的与意义	是□ 否□	
2	操作前是否清洗双手进行手部消毒	是□ 否□	
3	操作前是否询问有无排泄等特殊要求		
4	服务态度是否和蔼、言语是否亲切	是□ 否□	
5	操作动作是否轻柔、规范	是□ 否□	

(二)骨关节病风险筛查

健康管理师按照表 1-5-9 中的检查项目进行自我检查,并将检查结果和自我点评记录在表 1-5-9 中。

表 1-5-9　骨关节病风险筛查检查记录表(自我检查)

步骤	检查项目	检查结果	自我点评
1	是否穿工作服并保持服装整洁	是□ 否□	
2	是否与患者及家属进行沟通并告知相关事宜	是□ 否□	
3	是否按照标准步骤及规范评估方法对患者进行评估	是□ 否□	
4	是否完成操作记录	是□ 否□	

患者根据表 1-5-10 中的检查项目对健康管理师的服务情况进行检查,并将检查结果和结果点评记录在表 1-5-10 中。

表 1-5-10　骨关节病风险筛查检查记录表(患者检查)

步骤	检查项目	检查结果	结果点评
1	是否清楚说明风险筛查与评估的目的与意义	是□ 否□	
2	操作前是否清洗双手进行手部消毒	是□ 否□	
3	服务态度是否和蔼、言语是否亲切	是□ 否□	
4	是否充分讲解风险评估结果	是□ 否□	

（三）骨关节病健康干预方案的制订

健康管理师按照表1-5-11中的检查项目进行自我检查，并将检查结果和自我点评记录在表1-5-11中。

表1-5-11 骨关节病健康干预方案的制订检查记录表（自我检查）

步骤	检查项目	检查结果	自我点评
1	是否穿工作服并保持服装整洁	是□ 否□	
2	操作前是否清洗双手进行手部消毒	是□ 否□	
3	是否与患者及家属进行沟通并告知相关事宜	是□ 否□	
4	是否按照标准步骤及标准进行骨关节病健康干预方案制订	是□ 否□	
5	是否完成操作记录	是□ 否□	

患者根据表1-5-12中的检查项目对健康管理师的服务情况进行检查，并将检查结果和结果点评记录在表1-5-12中。

表1-5-12 骨关节病健康干预方案的制订检查记录表（患者检查）

步骤	检查项目	检查结果	结果点评
1	是否清楚说明健康干预方案制订的目的及意义	是□ 否□	
2	操作前是否清洗双手进行手部消毒	是□ 否□	
3	操作前是否询问有无排泄等特殊要求	是□ 否□	
4	服务态度是否和蔼、言语是否亲切	是□ 否□	
5	是否充分讲解健康干预方案	是□ 否□	
6	是否协助健康干预方案的实施	是□ 否□	

（四）总体评估

教师根据表1-5-13中的检查项目分别对健康管理师完成骨关节病患者健康信息登记、骨关节病健康危险因素及健康风险评估、骨关节病健康干预方案制订等工作的具体情况进行检查，并将检查结果和结果点评记录在表1-5-13中。

表1-5-13 骨关节病健康管理检查记录表（教师检查）

步骤	检查项目	检查结果	结果点评
1	是否按时完成任务	是□ 否□	
2	团队协作是否顺畅	是□ 否□	

续表

步骤	检查项目	检查结果	结果点评
3	设备、用具及用品是否整理恢复	是□ 否□	
4	实训床位及实训室是否整理干净	是□ 否□	
5	工作页填写是否准确、完整	是□ 否□	

任务小结

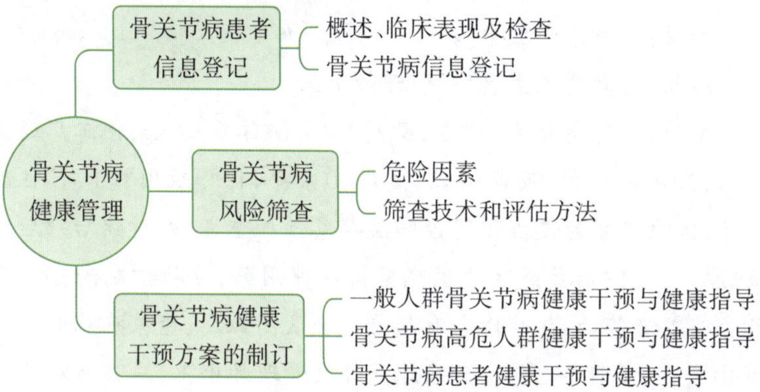

教学资源

任务六 慢性阻塞性肺疾病的健康管理

任务导入

场景：某健康管理中心

人物：患者葛先生、健康管理师小王

情节：患者葛先生，72岁，身高166 cm，体重64 kg，化工厂退休员工，2010年曾因“反复咳嗽、咳痰10余年，伴呼吸困难1周”住院治疗，医生诊断为慢性阻塞性肺疾病急性加重期，经对症治疗后症状好转。出院后葛先生遵医嘱坚持规律用药，症状控制尚可。每当受凉或者劳动后，病情会有加重。否认高血压、糖尿病病史。吸烟40余年，每日1~2包。如果你是健康管理师小王，应如何对其进行健康管理？

任务目标

- 能够按照慢性阻塞性肺疾病的诊治指南，结合患者实际情况，完成慢性阻塞性肺疾病患者的信息采集、初步诊断。
- 能够按照慢性阻塞性肺疾病的风险评估模型或工具，结合患者实际情况完成慢性阻塞性肺疾病的风险评估及健康危险因素筛查。
- 能够按照慢性阻塞性肺疾病管理的流程及规范，结合患者实际情况，完成慢性阻塞性肺疾病的健康监测及健康干预方案的制订。

任务实施

(一)慢性阻塞性肺疾病患者健康信息登记

1.知识学习

(1)慢性阻塞性肺疾病概述

慢性阻塞性肺疾病(chronic obstructive pulmonary disease,COPD),简称慢阻肺,是最常见、可预防和治疗的慢性气道疾病,以持续性气流受限为特征,气流受限不完全可逆呈进行性发展,如图1-6-1所示。通常与长期接触有毒有害气体或颗粒相关,严重的合并症可能影响疾病临床表现和病死率。慢阻肺是《"健康中国2030"规划纲要》中重点防治的疾病。

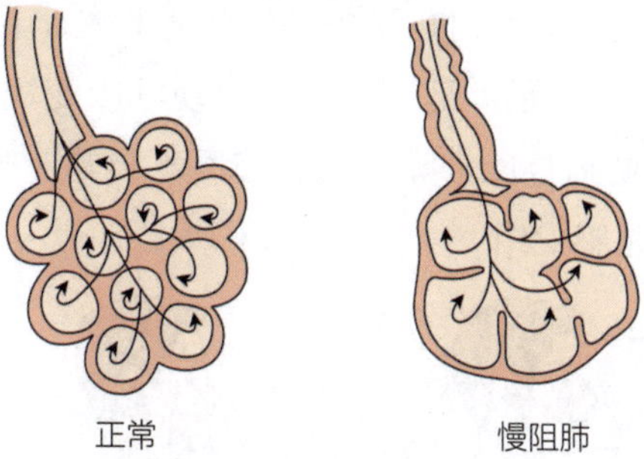

图1-6-1 慢性阻塞性肺疾病

慢阻肺的流行病学现状

(2)慢性阻塞性肺疾病临床表现

1)症状

慢阻肺起病隐匿,多于中年以后发病。早期可以没有明显症状,随着病程延长,病情进展症状日益显著,主要表现为慢性咳嗽、咳痰和呼吸困难,如图1-6-2所示。

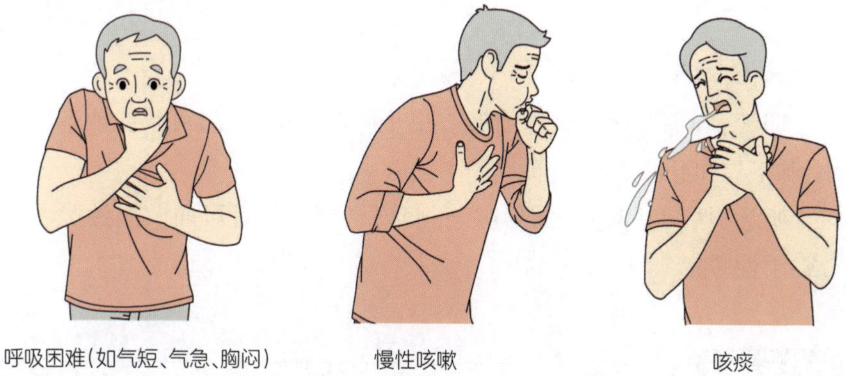

图1-6-2 慢性阻塞性肺疾病临床表现

慢性咳嗽是慢阻肺的常见症状。随病程发展可迁延多年,终身不愈。以晨起咳嗽较为显著,夜间有阵发性咳嗽或排痰。

咳痰多为咳嗽的伴随症状。一般为白色黏液性或浆液性泡沫样痰，偶可带有血丝，清晨排痰较多。急性加重期痰量增多，可伴有脓性痰而不易咳出。

呼吸困难是慢阻肺的标志性症状。早期仅在劳力时出现，之后逐渐加重，甚至在日常活动或休息时也会感到气短等呼吸困难。部分患者特别是重度患者或者急性加重期患者容易出现喘息和胸闷。晚期患者当并发慢性肺源性心脏病时，可能会出现食欲减退、体重减轻、腹胀、下肢水肿等体循环瘀血症状。重症患者甚至可能出现明显发绀和严重的呼吸困难。当合并有肺性脑病时，患者可出现谵妄、昏睡甚至昏迷等症状。

2)症状

慢阻肺早期查体可无异常，随疾病进展可出现下述体征：

视诊：胸廓前后径增大，肋间隙增宽，剑突下胸骨下角增宽，呈现典型的桶状胸，如图1-6-3所示。部分患者会出现呼吸变浅，呼吸频率增快等现象，重症患者可见胸腹反常呼吸或者缩唇呼吸等。当患者合并低氧血症时，可见皮肤和黏膜发绀。

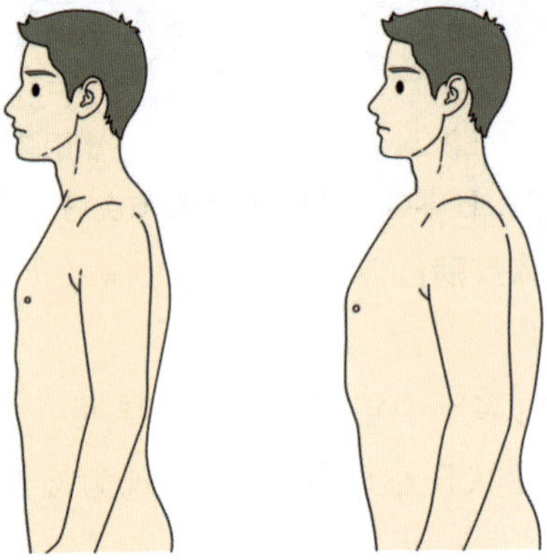

图1-6-3　正常胸与桶状胸

触诊：双侧语颤减弱。

叩诊：胸部叩诊可呈过清音。由于肺脏过度充气，可致心浊音界缩小、肺下界和肝浊音界下降。

听诊：两肺呼吸音减弱，呼气相延长，部分患者可闻及湿性啰音和(或)干性啰音。

慢阻肺患者健康信息登记操作

2.技能操作

以任务导入部分中患者葛先生为例，应如何对其进行健康信息登记？

(1)操作准备

在进行健康信息登记前，需要做好必要的准备，见表1-6-1。

表1-6-1　慢阻肺患者健康信息登记操作准备

准备项目	具体要求
环境准备	□环境宽敞　□光线柔和　□温湿度适宜　□配置屏风或床围
健康管理师准备	□着装整洁　□洗手　□戴口罩　□收集相关病例资料
患者准备	□舒适体位　□提供相关病史信息
用物准备	□计算机　□打印机　□相关病例资料　□健康信息登记表　□笔 □检查床　□身高体重测量仪　□听诊器　□血压计　□软尺

(2)操作过程

1)沟通评估

在开展慢梗阻性肺疾病塞病患者健康管理工作前,需要先与患者沟通,收集病史信息,向患者及家属解释评估的目的及意义,以及在信息采集过程中如何采取恰当体位配合检查等。

2)操作实施

根据患者的基本情况,对患者葛先生进行病史采集与体格检查评估,并将检查评估的结果记录在表1-6-2中。

表1-6-2　慢阻肺患者健康信息登记表

个人基本信息					
姓　　名		性　　别		出生日期	
身份证号			工作单位		
本人电话		联系人姓名		联系人电话	
常住类型	1户籍□　2非户籍□		民　族	1汉族□　2少数民族□	
血　　型	1 A型□　2 B型□　3 O型□　4 AB型□　5不详□ RH阴性:1否□　2是□　3不详□				
文化程度	1文盲及半文盲□　2小学□　3初中□　4高中/技校/中专□ 5大学专科及以上□　6不详□				
职　　业	1国家机关、党群组织、企业、事业单位负责人□ 2专业技术人员□ 3办事人员和有关人员□ 4商业、服务业人员□ 5农、林、牧、渔、水利业生产人员□ 6生产、运输设备操作人员及有关人员□ 7军人□ 8不便分类的其他从业人员□				

续表

<table>
<tr><th colspan="6">个人基本信息</th></tr>
<tr><td colspan="2">婚姻状况</td><td colspan="4">1未婚□ 2已婚□ 3丧偶□ 4离婚□ 5未说明的婚姻状况□</td></tr>
<tr><td colspan="2">医疗费用支付方式</td><td colspan="4">1城镇职工基本医疗保险□ 2城镇居民基本医疗保险□
3新型农村合作医疗□ 4贫困救助□ 5商业医疗保险□
6全公费□ 7全自费□ 8其他□</td></tr>
<tr><td colspan="2">药物过敏史</td><td colspan="4">1无□ 2有□ 青霉素□ 磺胺□ 链霉素□ 其他□</td></tr>
<tr><td colspan="2">暴露史</td><td colspan="4">1无□ 2有□ 化学品□ 毒物□ 射线□</td></tr>
<tr><td rowspan="4">既往史</td><td>疾病</td><td colspan="4">1无□ 2高血压□ 3糖尿病□ 4冠心病□ 5慢性阻塞性肺疾病□
6恶性肿瘤□ 7脑卒中□ 8重性精神疾病□ 9结核病□ 10肝炎□
11其他法定传染病□ 12职业病□ 13其他□
□确诊时间___年___月/□确诊时间___年___月/□确诊时间___年___月
□确诊时间___年___月/□确诊时间___年___月/□确诊时间___年___月</td></tr>
<tr><td>手术</td><td colspan="4">1无□ 2有□ 名称1______时间______/名称2______时间______</td></tr>
<tr><td>外伤</td><td colspan="4">1无□ 2有□ 名称1______时间______/名称2______时间______</td></tr>
<tr><td>输血</td><td colspan="4">1无□ 2有□ 原因1______时间______/名称2______时间______</td></tr>
<tr><td colspan="2" rowspan="3">家族史</td><td>父亲</td><td>□/□/□/□/□/□</td><td>母亲</td><td>□/□/□/□/□/□</td></tr>
<tr><td>兄弟姐妹</td><td>□/□/□/□/□/□</td><td>子女</td><td>□/□/□/□/□/□</td></tr>
<tr><td colspan="4">1无□ 2高血压□ 3糖尿病□ 4冠心病□ 5慢性阻塞性肺疾病□
6恶性肿瘤□ 7脑卒中□ 8重性精神疾病□ 9结核病□ 10肝炎□
11先天畸形□ 12其他□</td></tr>
<tr><td colspan="2">遗传病史</td><td colspan="4">1无□ 2有□ 疾病名称:________</td></tr>
<tr><td colspan="2">残疾情况</td><td colspan="4">1无残疾□ 2视力残疾□ 3听力残疾□ 4言语残疾□
5肢体残疾□ 6智力残疾□ 7精神残疾□ 8其他残疾□</td></tr>
<tr><td colspan="2" rowspan="5">生活环境</td><td>厨房排风设施</td><td colspan="3">1无□ 2油烟机□ 3换气扇□ 4烟囱□</td></tr>
<tr><td>燃料类型</td><td colspan="3">1液化气□ 2煤□ 3天然气□ 4沼气□ 5柴火□
6其他 □</td></tr>
<tr><td>饮水</td><td colspan="3">1自来水□ 2经净化过滤的水□ 3井水□
4河湖水□ 5塘水□ 6其他□</td></tr>
<tr><td>厕所</td><td colspan="3">1卫生厕所□ 2一格或二格粪池式□ 3马桶□
4露天粪坑□ 5简易棚厕□</td></tr>
<tr><td>禽畜栏</td><td colspan="3">1单设□ 2室内□ 3室外□</td></tr>
</table>

续表

<table>
<tr><th colspan="6">健康体检信息</th></tr>
<tr><td>内容</td><td colspan="5">检查项目</td></tr>
<tr><td>症状</td><td colspan="5">1无症状□ 2头痛□ 3头晕□ 4心悸□ 5胸闷□ 6胸痛□
7慢性咳嗽□ 8咳痰□ 9呼吸困难□ 10多饮□ 11多尿□
12体重下降□ 13乏力□ 14关节肿痛□ 15视力模糊□
16手脚麻木□ 17尿急□ 18尿痛□ 19便秘□ 20腹泻□
21恶心呕吐□ 22眼花□ 23耳鸣□ 24乳房胀痛□ 25其他□</td></tr>
<tr><td rowspan="5">一般状况</td><td>体 温</td><td>____℃</td><td>脉 率</td><td colspan="2">____次/min</td></tr>
<tr><td rowspan="2">呼吸频率</td><td rowspan="2">____次/min</td><td rowspan="2">血 压</td><td>左侧</td><td>____/____mmHg</td></tr>
<tr><td>右侧</td><td>____/____mmHg</td></tr>
<tr><td>身 高</td><td>____cm</td><td>体 重</td><td colspan="2">____kg</td></tr>
<tr><td>腰 围</td><td>____cm</td><td>体质指数(BMI)</td><td colspan="2">____kg/m^2</td></tr>
<tr><td rowspan="7">体格检查</td><td>眼 底</td><td colspan="4">1正常□ 2异常□</td></tr>
<tr><td>皮 肤</td><td colspan="4">1正常□ 2潮红□ 3苍白□ 4发绀□ 5黄染□
6色素沉着□ 7其他□</td></tr>
<tr><td>巩 膜</td><td colspan="4">1正常□ 2黄染□ 3充血□ 4其他□</td></tr>
<tr><td>淋巴结</td><td colspan="4">1未触及□ 2锁骨上□ 3腋窝□ 4其他□</td></tr>
<tr><td rowspan="3">肺</td><td colspan="4">桶状胸:1否□ 2是□</td></tr>
<tr><td colspan="4">呼吸音:1正常 □2异常 □</td></tr>
<tr><td colspan="4">啰 音:1无□ 2干啰音□ 3湿啰音□ 4其他□</td></tr>
<tr><td rowspan="5">体格检查</td><td>心 脏</td><td colspan="4">心率:____次/min 心律:1齐□ 2不齐□ 3绝对不齐□
杂音:1无□ 2有□</td></tr>
<tr><td>腹 部</td><td colspan="4">压痛:1无□ 2有□
包块:1无□ 2有□
肝大:1无□ 2有□
脾大:1无□ 2有□
移动性浊音:1无□ 2有□</td></tr>
<tr><td>下肢水肿</td><td colspan="4">1无□ 2单侧□ 3双侧不对称□ 4双侧对称□</td></tr>
<tr><td>足背动脉搏动</td><td colspan="4">1未触及□ 2触及双侧对称□ 3触及左侧弱或消失□
4触及右侧弱或消失□</td></tr>
<tr><td>其他</td><td colspan="4"></td></tr>
</table>

续表

健康体检信息		
辅助检查	血常规	血红蛋白______g/L 白细胞______ $\times 10^9$/L 血小板______ $\times 10^9$/L 其他____________
	尿常规	尿蛋白______g/L 尿糖______mmol/L 尿酮体______mmol/L 尿隐血__________其他____________
	空腹血糖	____________mmol/L
	心电图	1正常□ 2异常□
	尿微量白蛋白	____________mg/dL
	大便隐血	1阴性□ 2阳性□
	糖化血红蛋白	______%
	肝功能	血清谷丙转氨酶______U/L 血清谷草转氨酶______U/L 白蛋白______g/L 总胆红素______μmol/L 结合胆红素______μmol/L
	肾功能	血清肌酐______μmol/L 血尿素氮______mmol/L 血钾浓度______mmol/L 血钠浓度______mmol/L
	血 脂	总胆固醇______mmol/L 甘油三酯______mmol/L 血清低密度脂蛋白胆固醇______mmol/L 血清高密度脂蛋白胆固醇______mmol/L
	胸部X射线	1正常□ 2异常□
	B 超	1正常□ 2异常□
辅助检查	CT或核磁	1正常□ 2异常□
	其 他	
现存主要健康问题	脑血管疾病	1未发现□ 2缺血性卒中□ 3脑出血□ 4蛛网膜下腔出血□ 5短暂性脑缺血发作□ 6其他□
	肾脏疾病	1未发现□ 2糖尿病肾病□ 3肾功能衰竭□ 4急性肾炎□ 5慢性肾炎□ 6其他□
	心脏疾病	1未发现□ 2心肌梗死□ 3心绞痛□ 4冠状动脉血运重建□ 5充血性心力衰竭□ 6心前区疼痛□ 7其他□

续表

健康体检信息		
现存主要健康问题	血管疾病	1未发现□ 2夹层动脉瘤□ 3动脉闭塞性疾病□ 4其他□
	眼部疾病	1未发现□ 2视网膜出血或渗出□ 3视乳头水肿□ 4白内障□ 5其他□
	神经系统疾病	1未发现□ 2有□
	其他系统疾病	1未发现□ 2有□

（二）慢性阻塞性肺疾病风险筛查

1.知识学习

慢性阻塞性肺疾病的筛查技术和评估方法

1）慢阻肺诊断

慢阻肺的诊断主要根据危险因素接触史、临床症状、体征及肺功能检查等，在排除其他可以引起类似症状和肺功能改变的相关疾病，应考虑慢阻肺的诊断。其中，肺功能检查是慢阻肺诊断的必备条件：吸入支气管扩张剂后，$FEV_1/FVC<70\%$可以确定存在持续的气流受限。诊断流程如图1-6-4所示。

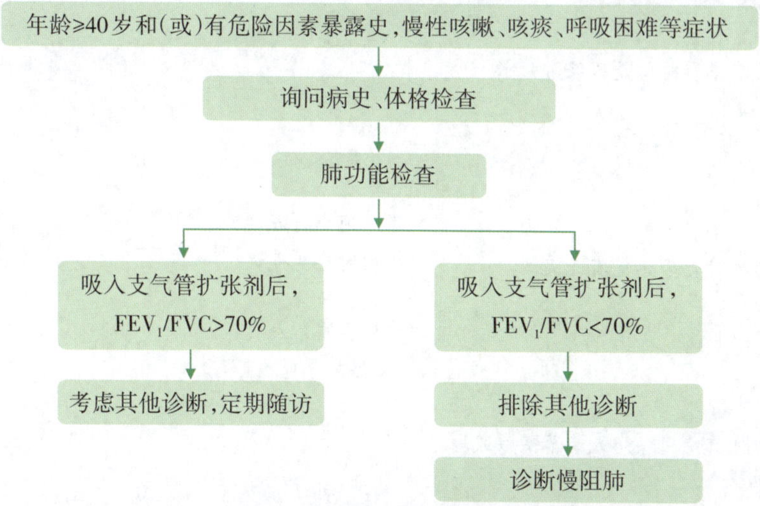

图1-6-4 慢性阻塞性肺疾病的诊断流程

2）慢阻肺高危人群筛查与评估

我国慢阻肺呈现出高患病率、高致残率和高病死率的特点，即使经过药物干预，气流受限仍不可逆转，随着吸烟人数的增加、空气污染的加剧，慢阻肺的防控形势日益严峻。因此，早期识别高危人群和发现早期患者

慢阻肺危险因素

并实施早期干预，显得尤为重要。

国内研究人员研制的中国慢性阻塞性肺疾病筛查问卷，适用于年龄超过40岁，既往有慢性呼吸道症状或慢阻肺危险因素者。问卷共包括7个问题，被调查者可根据自身实际情况选择相应选项，见表1-6-3。

表1-6-3 中国慢性阻塞性肺疾病筛查问卷

问题	选项	评分标准	得分
1.您的年龄	40～49岁	0	
	50～59岁	3	
	60～69岁	7	
	70岁以上	10	
2.您的吸烟量(包年) =每天吸烟____包×吸烟____年	0～14包年	0	
	15～30包年	1	
	≥30包年	2	
3.您的体重指数(kg/m²) =体重____kg/(身高____m)² 如果不会计算，您的体重属于哪一类：很瘦(7)，一般(4)，稍胖(1)，很胖(0)	<18.5	7	
	18.5～23.9	4	
	24.0～27.9	1	
	≥28.0	0	
4.没有感冒时您是否经常咳嗽	是	3	
	否	0	
5.您平时是否感觉有气促	没有气促	0	
	在平地急行或爬小坡时感觉气促	2	
	平地正常行走时感觉气促	3	
6.您目前使用煤炉或柴草烹饪或取暖吗	是	1	
	否	0	
7.您父母、兄弟姐妹及子女中，是否有人患有支气管哮喘、慢性支气管炎、肺气肿或慢阻肺	是	2	
	否	0	
—	—	总分	

注：总分≥16分需要进一步检查明确是否患有慢阻肺

低危人群：从未诊断慢阻肺且无任何慢阻肺危险因素和/或无慢性呼吸道症状的人群。

高危人群：有慢阻肺危险因素和/或有慢性呼吸道症状的人群，年龄超过40岁且慢阻肺筛查问卷评分＜16分的人群。

可疑患病人群：有慢阻肺危险因素和/或有慢性呼吸道症状的人群，年龄超过40岁且慢阻肺筛查问卷评分≥16分的人群。

3）慢阻肺患者筛查与评估

慢阻肺的主要特征为不完全可逆分气流受限，结合患者典型症状及肺功能检查，不难做出诊断。为进一步做好患者的病情和管理，评估应根据患者临床症状、肺功能受损程度、急性加重风险及合并症/并发症等情况对患者病情进行综合分析，确定疾病的严重程度，包括气流受限严重程度、患者健康状况及未来不良事件发生风险（如急性加重、住院或者死亡等），以最终指导临床治疗和稳定期健康管理。

慢阻肺症状评估工具

慢阻肺症状评估可采用改良版英国医学研究委员会（mMRC）呼吸困难问卷对呼吸困难严重程度进行评估，或采用慢阻肺患者自我评估测试（CAT）问卷进行综合评估。

慢阻肺患者自我评估测试（CAT）包括咳嗽、咳痰、胸闷、睡眠、精力、情绪6项主观指标和运动耐力、日常运动影响2项耐受力评价指标，共8个问题。患者可依据自身实际情况，对每个项目做出相应评分（0~5分），分值范围为0~40分。得0~10分者被评定为COPD“轻微影响”，11~20分为“中等影响”，21~30分为“严重影响”，31~40分为“非常严重影响”。

肺功能检查是诊断慢阻肺的金标准，按照气流受限严重程度进行肺功能评估，可使用GOLD分级，即以FEV_1占预计值%为分级标准。慢阻肺患者根据气流受限程度可分为1~4级，见表1-6-4。

表1-6-4　慢阻肺气流受限严重程度的肺功能分级

分级	严重程度分级	肺功能（基于使用支气管舒张剂后FEV_1）
GOLD 1级	轻度	FEV_1占预计值%≥80%
GOLD 2级	中度	50%≤FEV_1占预计值%<80%
GOLD 3级	重度	30%≤FEV_1占预计值%<50%
GOLD 4级	极重度	FEV_1占预计值%<30%
注：基本条件为使用支气管舒张剂后FEV1/FVC<70%		

慢阻肺的病程分为急性加重期和稳定期。稳定期患者咳、痰、喘等症状较轻或病情较稳定。慢阻肺急性加重是指患者呼吸道症状急性恶

化，如呼吸困难加重，常伴有喘息、胸闷、咳嗽加剧、痰量增加、痰液颜色和(或)黏度改变及发热等症状。当合并急性肺源性心脏病和肺性脑病时，也可出现心悸、疲乏、全身不适、失眠、嗜睡、意识不清等症状。急性加重风险评估是依据患者上一年的急性加重次数进行的，若患者上一年发生2次及以上中/重度急性加重，或者1次及以上因急性加重住院，则确定为急性加重的高风险人群。

由于导致慢性阻塞性肺疾病急性加重的诱发因素和病因较多，加之一些合并症的存在，目前有关慢阻肺疾病加重的严重程度分级尚缺乏理想的分级标准，通常可按照下述情况进行分级：单独使用短效支气管舒张剂治疗时为轻度；短效支气管舒张剂联合抗菌药物，加用或不加用口服糖皮质激素时为中度；需要住院或急诊、重症监护病房(ICU)治疗时为重度。

依据上述肺功能分级和对症状及急性加重风险的评估，即可对稳定期慢阻肺患者的病情严重程度做出综合性评估(图1-6-5)，并依据该评估结果制订稳定期的治疗方案和健康管理方案。综合评估系统中，根据气流受限程度将肺功能受损程度分为GOLD 1~4级；结合患者症状和上一年急性加重次数将慢阻肺患者分为A、B、C、D 4个组。

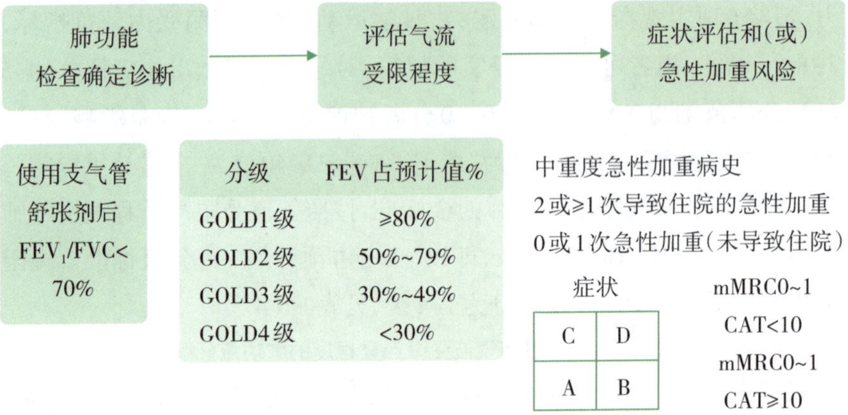

图1-6-5　慢性阻塞性肺疾病综合评估

2.技能操作

以任务导入部分中患者葛先生为例，应如何对其进行慢阻肺相关危险因素筛查与风险评估？

(1)操作准备

在进行慢阻肺高危因素筛查与风险评估前，需要做好必要的准备，见表1-6-5。

表 1-6-5　慢阻肺高危因素筛查与风险评估操作准备

<table>
<tr><th colspan="2">准备项目</th><th>具体要求</th></tr>
<tr><td colspan="2">环境准备</td><td>□环境宽敞 □光线柔和 □温湿度适宜 □配置屏风或床围</td></tr>
<tr><td colspan="2">健康管理师准备</td><td>□着装整洁 □洗手 □戴口罩 □收集相关病例资料</td></tr>
<tr><td colspan="2">患者准备</td><td>□舒适体位 □提供相关病史信息</td></tr>
<tr><td rowspan="2">用物准备</td><td>慢阻肺相关危险因素筛查</td><td>□计算机 □笔 □电子健康档案</td></tr>
<tr><td>慢阻肺风险评估</td><td>□中国慢性阻塞性肺疾病筛查问卷
□改良版英国医学研究委员会(mMRC)呼吸困难问卷
□慢性阻塞性肺疾病患者自我评估测试(CAT)
□笔</td></tr>
</table>

(2)操作过程

根据患者葛先生基本情况，按照慢阻肺的筛查流程及风险评估标准，对其进行筛查与评估，并将评估结果填写在表 1-6-6 中。

表 1-6-6　慢阻肺患者的筛查及风险评估操作记录表

<table>
<tr><th>评估内容</th><th colspan="6">评估项目</th></tr>
<tr><td rowspan="2">慢阻肺的危险因素评估</td><td>不可改变危险因素</td><td colspan="5">□遗传因素
□年龄:____岁
□性别:□男性 □女性
□其他因素:________</td></tr>
<tr><td>可改变危险因素</td><td colspan="5">□吸烟
□空气污染
□职业性粉尘和化学物质
□感染和慢性支气管炎
□社会经济地位</td></tr>
<tr><td rowspan="4">慢阻肺的健康风险评估</td><td>评估工具</td><td>项目</td><td>内容</td><td>分值</td><td>总分</td><td>筛查结果</td></tr>
<tr><td rowspan="3">中国慢性阻塞性肺疾病筛查问卷</td><td>年龄</td><td>____岁</td><td></td><td></td><td rowspan="3"></td></tr>
<tr><td>吸烟量(包年)</td><td>每天吸烟____包×吸烟____年=____包年</td><td></td><td></td></tr>
<tr><td>□体重指数(二选一)</td><td>体重____kg/(身高____m)^2=____(kg/m^2)</td><td></td><td></td></tr>
</table>

续表

评估内容	评估项目					
慢阻肺的健康风险评估	中国慢性阻塞性肺疾病筛查问卷	□属于哪一类(二选一)	□很瘦(7) □一般(4) □稍胖(1) □很胖(0)			
		没有感冒时您是否经常咳嗽	□是 □否			
		平时是否感觉有气促	□没有气促 □在平地急行或爬小坡时感觉气促 □平地正常行走时感觉气促			
		您目前使用煤炉或柴草烹饪或取暖	□是 □否			
		您父母、兄弟姐妹及子女中,有人患有支气管哮喘、慢性支气管炎、肺气肿或慢阻肺	□是 □否			
	改良版英国医学研究委员会(mMRC)呼吸困难问卷	呼吸困难严重程度	□只有在剧烈活动时才感到呼吸困难			0级
			□在平地快步行走或步行爬小坡时出现气短			1级
			□由于气短,平地行走时比同龄慢或需要停下来休息			2级
			□在平地行走100 m左右或数分钟后需要停下来喘气			3级
			□因严重呼吸困难以至于不能离开家,或在穿衣服、脱衣服时出现呼吸困难			4级

续表

评估内容	评估项目				
慢阻肺的健康风险评估	慢性阻塞性肺疾病患者自我评估测试（CAT）	咳嗽	□我从不咳嗽（0分） □1分 □2分 □3分 □4分 □我总是咳嗽（5分）		□轻微影响 □中等影响 □严重影响 □非常严重影响
		痰	□我肺里一点痰都没有（0分） □1分 □2分 □3分 □4分 □我有很多痰（5分）		
		胸闷	□我一点也没有胸闷的感觉（0分） □1分 □2分 □3分 □4分 □我有很严重的胸闷感觉（5分）		
		爬坡或爬楼	□当我爬坡或爬一层楼时没有喘不过气的感觉（0分） □1分 □2分 □3分 □4分 □当我上坡或爬1层楼时会感觉严重喘不上气（5分）		
		活动	□我在家里的任何活动都不受到慢阻肺的影响（0分） □1分 □2分 □3分 □4分 □我在家里的任何活动都很受慢阻肺的影响（5分）		

续表

评估内容	评估项目				
		外出	□尽管有肺病，但我仍有信心外出(0分) □1分 □2分 □3分 □4分 □因为我有肺病，所以我没有信心外出(5分)		
慢阻肺的健康风险评估	慢性阻塞性肺疾病患者自我评估测试(CAT)	睡眠	□我睡得好(0分) □1分 □2分 □3分 □4分 □因为有肺病，所以我睡得不好(5分)		□轻微影响 □中等影响 □严重影响 □非常严重影响
		精力	□我精力旺盛(0分) □1分 □2分 □3分 □4分 □我一点精力都没有(5分)		

(三)慢性阻塞性肺疾病健康干预方案的制订

1.知识学习

慢阻肺属于可防可控的一种慢性非传染性疾病，通过对患者开展科学有效的干预和管理，能够帮助患者改善健康状况，防止病情进展恶化，降低并发症发生率，提高生存质量，同时可以控制医疗成本，降低医疗费用，减轻患者及家属的经济负担。

(1)慢阻肺低危人群健康干预与健康指导

开展慢阻肺健康知识宣教，内容主要包括慢阻肺的危害、危险因素、如何改变不良生活方式等，提高人群对慢阻肺的认识，避免接触慢阻肺危险因素并提高识别早期慢性呼吸道症状的能力。教育慢阻肺低危人群保持良好生活习惯，注意合理膳食，适当补充新鲜蔬果，增加膳食纤维摄入，不吸烟、不酗酒，坚持规律科学的体育锻炼以增强肺功能。建议慢阻肺低危人群每年参加健康体检，完善肺功能和肺部影像学检查。当出现慢性呼吸道症状或慢阻肺危险因素，怀疑可能患有慢阻肺时，应及时前往社区或医院筛查就诊，以免漏诊耽误治疗。

(2)慢阻肺高危人群健康干预与健康指导

对于筛查出的慢阻肺高危人群，要加强危险因素干预及健康知识教育。

1)戒烟

在我国，吸烟是慢性阻塞性肺疾病的主要致病因素。无论是主动吸烟还是被动吸烟，其发病率均明显高于不吸烟者，因此戒烟是阻止病情发展的最有效、最重要、最经济的干预措施。为此，可通过创建无烟环境、开展公众健康教育、健康专业相关人员提供戒烟技巧、家庭成员监督等措施，帮助其戒除烟草。对于愿意戒烟的吸烟者可采取“5A”戒烟干预方案，对于暂时没有戒烟意愿的吸烟者可采取“5R”干预措施来增强其戒烟动机。

2)预防呼吸道感染

呼吸道感染是患者发病和病情进展的另一主要危险因素，因此建议容易反复发生呼吸道感染的人群积极接种流感疫苗。对于哮喘、肺气肿的患者，尽量加强自我管理，避免接触过敏原或其他容易引发呼吸道感染的病原体。

3)室内空气污染干预

应尽量保持室内空气流通。对于主要利用生物燃料取暖及烹饪的家庭，建议换用天然气或电能，同时建议厨房配备排气装置及室内通风设备。

4)室外空气污染及工作环境污染干预

对于常接触外界空气污染以及日常工作环境污染的人群，建议避免在污染高峰时段出行，外出或工作时科学佩戴防护口罩，远离空气污染的场所，必要时可考虑迁移到空气质量较好的地区。

5)营养支持

给予慢阻肺高危人群正确的饮食指导，以提高患者营养状态，降低慢阻肺的发病风险。慢阻肺高危人群饮食需增加优质蛋白、膳食纤维及维生素的摄入，保持充足水分，以利于呼吸道黏膜的湿润。

6)规律运动

适当的运动锻炼可以锻炼肺功能，提高呼吸道感染的抗病能力，减少慢阻肺的发生。

7)慢阻肺健康知识教育

对高危人群开展慢阻肺知识教育，让其了解慢阻肺的相关基本知识、危险因素及危害，学习如何识别慢阻肺危险因素，如何对已存在的危险因素进行健康干预，了解慢性呼吸道症状，当出现慢性呼吸道症状时要及时前往社区或医院就诊。建议高危人群每年进行一次慢阻肺筛查。

微课 慢阻肺患者健康干预与健康指导

慢阻肺患者健康干预与健康指导

2.技能操作

以任务导入部分中患者葛先生为例，应如何为其制订具体的健康管理方案？

(1)操作准备

在进行健康干预方案制订前，需要准备所需的物料，见表1-6-7。

表1-6-7　慢阻肺患者健康干预方案制订操作准备

准备项目	具体要求
环境准备	□环境宽敞 □光线柔和 □温湿度适宜 □配置屏风或床围
健康管理师准备	□着装整洁 □洗手 □戴口罩 □健康信息登记表 □骨关节病风险评估资料
患者准备	□舒适体位 □提供相关病史信息
用物准备	□计算机 □打印机 □健康风险评估报告 □笔

(2)操作过程

1)沟通

在进行健康干预方案制订前，需要先与患者及家属沟通，向其解释制订健康干预方案目的及意义，以及需要进行的配合。

2)操作实施

按照慢阻肺健康干预与健康指导原则，为患者葛先生制订个性化健康管理方案，并将方案填写在表1-6-8中。

表1-6-8　慢阻肺健康干预方案制订记录表

实施对象	实施内容	干预内容	健康指导	
患者葛先生 诊断： ________ 慢阻肺稳定期管理的主要目标： ________	健康干预与健康指导	开展慢阻肺知识教育	具体指导内容	是否完成
			戒烟宣教	□是 □否
			慢阻肺的病理生理与临床基础知识	□是 □否
			家庭用药指导： □长期规律使用药物的重要性 □吸入药物作用及常见不良反应 □吸入装置的正确使用	□是 □否
			缓解呼吸困难的技巧	□是 □否

续表

实施对象	实施内容	干预内容	健康指导
患者葛先生	健康干预与健康指导	开展慢阻肺知识教育	了解需到医院就诊的时机、呼吸康复相关知识、急性加重的处理方式、终末期慢阻肺的伦理问题等内容的教育 □是 □否
	危险因素干预	针对存在危险因素进行干预	______是阻止病情发展的最有效、最重要、最经济的干预措施 预防呼吸道感染，反复容易发生呼吸道感染的人群建议接种______ 营养支持：保持充足水分，以利于______ 避免室温过冷或过热，尽量维持在： □18～20℃ □18～22℃ □20～22℃
	肺康复锻炼	功能锻炼	体能锻炼作用： □提高慢阻肺患者活动的耐受程度 □提高肌肉强度 呼吸肌锻炼：包括______、______训练
		营养支持	饮食应遵循： □低脂饮食和低碳水化合物 □高优质蛋白、高纤维素、高维生素 □高优质蛋白、低纤维素、高维生素 □"二低三高"
		心理支持	慢阻肺患者易产生焦虑、抑郁等各类情感障碍
	慢阻肺患者的护理	咳痰指导	咳痰较多时需要： □经常变换体位 □指导并协助患者扣背 □鼓励患者咳嗽 必要时： □使用化痰药物 □吸痰
	重视急性发作期的治疗	及时就医	慢阻肺常急性发作或加重的季节： □秋冬 □春秋 □夏冬 出现以下哪些症状需及时就医： □咳嗽加重 □痰量增多 □脓痰 □呼吸困难加重

检查评估

(一)慢性阻塞性肺疾病患者健康信息登记

健康管理师按照表1-6-9中的检查项目进行自我检查,并将检查结果和自我点评记录在表1-6-9中。

表1-6-9 慢性阻塞性肺疾病患者健康信息登记检查记录表(自我检查)

步骤	检查项目	检查结果	自我点评
1	是否穿工作服并保持服装整洁	是□ 否□	
2	操作前是否清洗双手进行手部消毒	是□ 否□	
3	是否与患者及家属进行沟通并告知相关事宜	是□ 否□	
4	使用检查工具前是否进行安全检查	是□ 否□	
5	是否按照标准步骤及检查方法进行体格检查	是□ 否□	
6	是否按照标准步骤及规范评估方法对患者进行评估	是□ 否□	
7	是否完成操作记录	是□ 否□	

患者根据表1-6-10中的检查项目对健康管理师的服务情况进行检查,并将检查结果和结果点评记录在表1-6-10中。

表1-6-10 慢性阻塞性肺疾病患者健康信息登记检查记录表(患者检查)

步骤	检查项目	检查结果	结果点评
1	是否清楚说明病史采集、体格检查评估的目的与意义	是□ 否□	
2	操作前是否清洗双手进行手部消毒	是□ 否□	
3	操作前是否询问有无排泄等特殊要求	是□ 否□	
4	服务态度是否和蔼、言语是否亲切	是□ 否□	
5	操作动作是否轻柔、规范	是□ 否□	

(二)慢性阻塞性肺疾病风险筛查

健康管理师按照表1-6-11中的检查项目进行自我检查,并将检查结果和自我点评记录在表1-6-11中。

表1-6-11 慢性阻塞性肺疾病风险筛查检查记录表(自我检查)

步骤	检查项目	检查结果	自我点评
1	是否穿工作服并保持服装整洁	是□ 否□	
2	是否与患者及家属进行沟通并告知相关事宜	是□ 否□	
3	是否按照标准步骤及规范评估方法对患者进行评估	是□ 否□	
4	是否完成操作记录	是□ 否□	

患者根据表1-6-12中的检查项目对健康管理师的服务情况进行检查,并将检查结果和结果点评记录在表1-6-12中。

表1-6-12 慢性阻塞性肺疾病风险筛查检查记录表(患者检查)

步骤	检查项目	检查结果	结果点评
1	是否清楚说明风险筛查与评估的目的与意义	是□ 否□	
2	操作前是否清洗双手进行手部消毒	是□ 否□	
3	服务态度是否和蔼、言语是否亲切	是□ 否□	
4	是否充分讲解风险评估结果	是□ 否□	

(三)慢性阻塞性肺疾病健康干预方案的制订

健康管理师按照表1-6-13中的检查项目进行自我检查,并将检查结果和自我点评记录在表1-6-13中。

表1-6-13 慢性阻塞性肺疾病健康干预方案的制订检查记录表(自我检查)

步骤	检查项目	检查结果	自我点评
1	是否穿工作服并保持服装整洁	是□ 否□	
2	操作前是否清洗双手进行手部消毒	是□ 否□	
3	是否与患者及家属进行沟通并告知相关事宜	是□ 否□	
4	是否按照标准步骤及标准进行慢阻肺健康干预方案的制订	是□ 否□	
5	是否完成操作记录	是□ 否□	

患者根据表1-6-14中的检查项目对健康管理师的服务情况进行检查,并将检查结果和结果点评记录在表1-6-14中。

表 1-6-14　慢性阻塞性肺疾病健康干预方案的制订检查记录表(患者检查)

步骤	检查项目	检查结果	结果点评
1	是否清楚说明健康干预方案制订的目的及意义	是□ 否□	
2	操作前是否清洗双手进行手部消毒	是□ 否□	
3	操作前是否询问有无排泄等特殊要求	是□ 否□	
4	服务态度是否和蔼、言语是否亲切	是□ 否□	
5	是否充分讲解健康干预方案	是□ 否□	
6	是否协助健康干预方案的实施	是□ 否□	

(四)总体评估

教师根据表1-6-15中的检查项目分别对健康管理师完成慢阻肺患者健康信息登记、慢阻肺健康危险因素及健康风险评估、慢阻肺健康干预方案制订等工作的具体情况进行检查，并将检查结果和结果点评记录在表1-6-15中。

表 1-6-15　慢性阻塞性肺疾病健康管理检查记录表(教师检查)

步骤	检查项目	检查结果	结果点评
1	是否按时完成任务	是□ 否□	
2	团队协作是否顺畅	是□ 否□	
3	设备、用具及用品是否整理恢复	是□ 否□	
4	实训床位及实训室是否整理干净	是□ 否□	
5	工作页填写是否准确、完整	是□ 否□	

任务小结

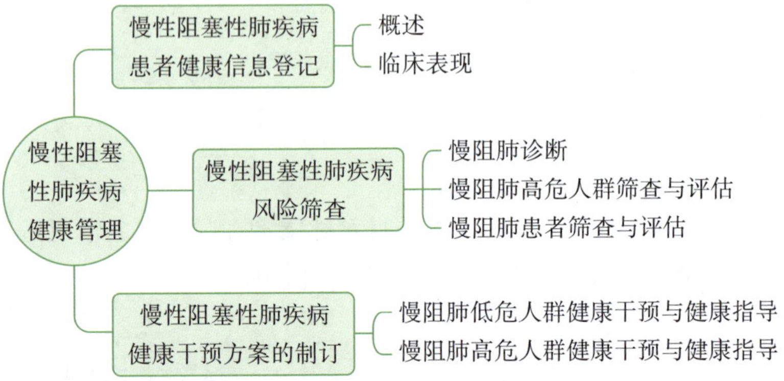

任务七　老年五官科常见慢性疾病管理

教学资源

任务导入

场景：某养老机构

人物：患者王女士、患者张先生、健康管理员小李

情节：王女士近2年来听力越来越不好，并且伴有蝉鸣样的耳鸣声，最近听力下降到需要对方大声喊才能听到的程度。张先生自觉近2年来双眼视力持续下降，尤其强烈日光下更加明显，光线较暗时反而视力较好，除此之外眼睛没有其他不适症状。两位患者希望初步了解自己到底是出了什么问题，如果你是健康管理员小李，应如何开展工作？

任务目标

- 能根据老年人耳部的基本检查方法，结合对老年人外耳情况的初步评估，完成对老年人外耳道耵聍或异物的取出。
- 能根据内中耳疾病相关症状和体征，结合相关检查结果，完成老年人听力下降疾病的初步判断，给予初步的治疗建议。
- 能够进行老年人眼部的基本检查方法，结合对老年人眼部情况的初步评估，完成对老年人慢性视力下降疾病的初步判断，并给予合理的健康指导。

任务实施

(一)外耳道耵聍及异物取出

1.知识学习

老年人常见的外耳疾病主要包括耵聍栓塞和外耳道异物。两者导致听力下降的原因都比较直接,均是直接堵塞了外耳道,导致声音无法传入中耳所致。

(1)耵聍栓塞

耵聍,如图1-7-1所示,也就是通俗讲的"耳屎",一般分为干性耵聍和油性耵聍。干性耵聍一般会伴随着咀嚼等动作,自行由耳道脱落;油性耵聍往往需要人为清理,否则容易造成耳道堵塞。有时,干性耵聍也可能因耳道潮湿等因素,未及时脱落,形成耳道完全的堵塞,造成耵聍栓塞。

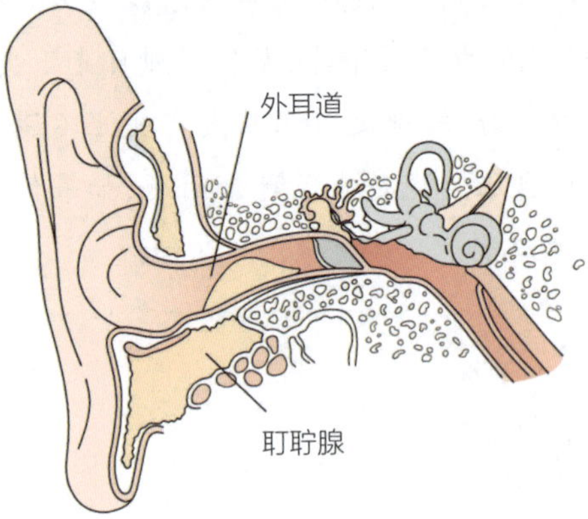

图1-7-1 耵聍

耵聍栓塞的病因一般包括:尘土等进入外耳道,构成耵聍的核心,逐渐堵塞外耳道;外耳道受各种因素刺激导致耵聍分泌过多;外耳道狭窄、瘢痕、肿瘤、异物等妨碍耵聍向外脱落;油性耵聍;耵聍变质;老年人肌肉松弛,下颌关节运动无力;部分老年男性耳毛过长影响耵聍排出;老年人耵聍腺萎缩使耵聍变干不易脱落等。

如果患者有耳部闷堵感,应当及时进行耳部的检查,如果发现存在耵聍栓塞的情况,不宜自行处理,避免将耵聍推向更深的位置。

(2)外耳道异物

外耳道异物也是老年人常见的病情。常见情况是使用棉签掏耳朵时棉签头端的棉花脱落在耳道内,造成堵塞。此外,有时蟑螂等昆虫可能会在睡眠时进入耳道,形成异物,但这种情况会造成耳内明显疼痛、声响,患者往往需要到急诊处理,不在本章讲述的范畴。

(3)外耳道耵聍及异物取出操作

1)操作准备

在进行耵聍及异物取出前，需要做好必要的准备，具体内容见表1-7-1。

表1-7-1　外耳道耵聍及异物取出操作准备

准备项目	具体要求
环境准备	一间独立的房间，环境宽敞，安静整洁，光线柔和，温湿度适宜，必要时使用屏风或床围
健康管理师准备	着装整洁，洗手，戴口罩，患者坐位时操作者坐姿检查，视线与患者耳部处于同一高度
患者准备	如果身体情况允许，患者采取坐位，一般坐在椅子上 如果身体情况不允许，患者床上侧卧位，需要检查的耳部斜向上
用物准备	头灯，枪状镊，椅子或床

2)操作过程

①沟通评估

在进行耵聍及异物取出操作前，需要先与患者进行沟通，向其解释评估的目的及意义，以及在评估过程中需要进行的配合。具体评估内容见表1-7-2。

表1-7-2　外耳道耵聍及异物取出沟通评估操作准备

沟通评估内容	沟通要求
症状	初步判断是否为外耳耵聍或异物
体征	与患者沟通进行耳部检查，获得许可
是否需要操作	与患者沟通，是否需要进行异物取出操作

②操作实施

a.操作者头戴头灯。

b.左手需要牵拉耳廓使得耳道变直，容易进行耳道操作，具体操作手法见图1-7-2所示。检查左耳时，左手从受检耳廓下方，以拇指和中指挟持并牵拉耳廓，食指向前推移耳屏。检查右耳时，左手从受检耳廓上方，以同法牵拉耳廓，推移耳屏。

c.右手(如果为右利手)持枪状镊，进行耳道检查及操作。

d.操作后检查有无残留、有无副损伤等。如果不慎造成出血等副损伤，需要前往医院等机构进一步处理。

温馨提示

○操作者注意轻柔操作，嘱咐患者如果有疼痛感及时提醒操作者。

注意事项

○询问病史时，与患者沟通，是否有听力下降，是否有耳道内异物感，是否有异物史等。如果患者因各种因素无法回答，可省去这一步。如果损伤耳道须及时送医

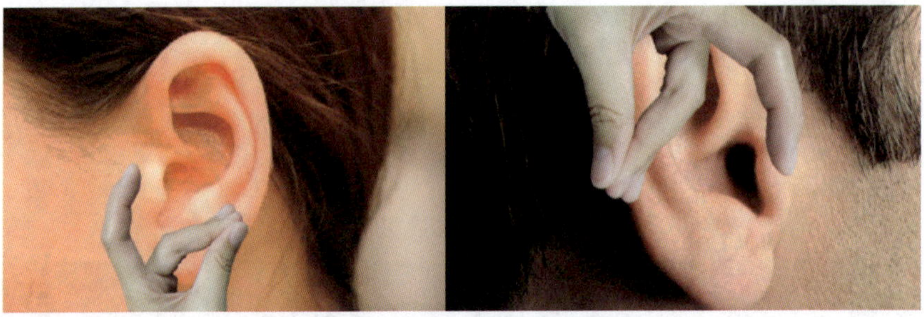

图1-7-2　进行耳部操作时左手手法

2.技能操作

以任务导入部分中患者王女士为例，应如何对其外耳道进行评估和耵聍或异物的检查？

(1)操作准备

在进行本操作前，需要做好必要的准备，见表1-7-1。

(2)操作过程

1)沟通评估

在进行耵聍或异物取出前，需要先与患者进行沟通，完成对患者初步评估，并将评估结果填写在表1-7-3中。

表1-7-3　外耳道耵聍及异物取出评估记录表

沟通评估内容	沟通要求	评估内容
症状	初步判断是否为外耳耵聍或异物	□是，类型：______ □否
体征	与患者沟通进行耳部检查，获得许可	患者是否同意：□是　□否
是否需要操作	与患者沟通，是否需要进行异物取出操作	是否需要异物取出操作： □是　□否

向患者充分讲解评估结果及进一步的工作管理计划，解释耵聍或异物取出的目的及意义，以及在操作过程中需要进行的配合。

2)操作实施

根据患者王女士基本情况，按照耵聍及异物取出操作步骤进行操作，并将操作内容填写在表1-7-4中。

表1-7-4 外耳道耵聍及异物取出记录表健康信息登记表

操作对象	记录表	
患者王女士	操作体位	患者:□坐位 □侧卧位
		操作者:______
	操作过程	(以右利手为例) 双手分工:____手牵拉耳廓使得耳道变直,____持枪状镊,进行耳道检查及操作 检查左耳时:____手从受检耳廓____方,以拇指和中指挟持并牵拉____,____向前推移耳屏 检查右耳时:____手从受检耳廓____方,以同法牵拉耳廓,推移耳屏 耵聍或异物是否完全取出:□是 □否 操作后检查有无副损伤:□残留 □出血 □无

(二)常见内中耳疾病识别

1.知识学习

内中耳疾病所致的老年人听力下降更为常见。其中,内耳疾病主要是老年性聋,中耳疾病包括慢性化脓性中耳炎、分泌性中耳炎等。耳部解剖结构如图1-7-3所示。

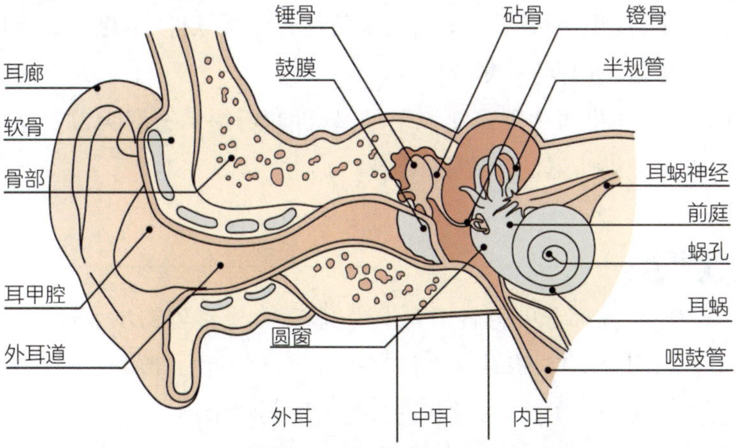

图1-7-3 耳部解剖结构图

(1)老年性聋

老年性聋的本质是感音神经性聋,是导致老年人听力下降的最为常见的因素。

顾名思义,感音神经性耳聋是内耳用于感受声音的神经组织病变所致。对于老年患者,这种病变主要是因为神经退行性病变。发病早期,患者高频听力下降,表现为"听得见,听不清",和人交流时总喜欢"打岔",有

微课 老年性聋

些还伴有耳鸣。如果没有及时控制，后期整体听力会出现明显下降。

老年性聋的病因较为复杂，可能包括以下因素：外部噪声与环境污染；身体内环境的变化，包括血液黏稠、血管病变；炎症因素；遗传因素；代谢因素等。

预防老年性聋很重要，应当加强科普教育，提醒人们从早期开始尽量避免噪声刺激，避免耳毒性药物的使用，避免食用引起血脂、血糖升高的食物。对于老年性聋患者而言，及时发现，及时药物控制很重要。使用营养神经和改善微循环的药物，如甲钴胺、维生素B1、银杏叶片等，可以延缓听觉器官衰老的过程。对于听力下降显著，甚至影响正常生活交流的患者，需要考虑助听器验配，以改善听力状况。

慢性化脓性中耳炎

分泌性中耳炎

注意事项

- 注意周围环境噪声控制，如果噪声过大可能会影响听力情况的判断。
- 注意进行外耳道的检查，耵聍、异物、鼓膜穿孔等都影响听力的判断。

(2)听力粗测操作和干预

听力粗测操作和干预需要相对安静的独立房间，如单独的检查室或病房。如果在病房，需要控制病房内的噪声。然后需要准备好用于耳部检查的头灯、枪状镊，一部下载了纯音测听软件的智能手机或平板电脑，以及一副能够清晰分辨左、右侧的耳机。

听力粗测操作和干预的操作步骤如下：

第一步，与患者沟通交流，观察患者正常交流是否存在障碍。

第二步，如果存在沟通障碍，进行耳部检查。如果存在耵聍或异物，需要先行取出。如果存在鼓膜穿孔，需要药物治疗或就医。

第三步，使用手机/平板电脑安装的纯音测听软件，给患者戴上耳机，按照软件提示，进行纯音测听检测。

第四步，如果听力障碍交流困难，软件测听提示重度听力下降，可以给予患者验配助听器的建议。

2.技能操作

以任务导入部分中患者王女士为例，王女士希望初步了解自己到底是出了什么问题，有没有什么办法来提高自己的听力，改善耳鸣现象。请针对患者王女士基本情况，对其进行听力粗测和干预。

(1)操作准备

在进行听力粗测和干预前，需要做好必要的准备，见表1-7-5。

表1-7-5　听力粗测和干预操作准备

准备项目	具体要求
环境准备	□相对安静的独立房间 □环境宽敞 □光线柔和 □温湿度适宜 □必要时使用屏风或床围

续表

准备项目		具体要求
健康管理师准备		□着装整洁 □洗手
患者准备		□身体舒适
用物准备	体格检查	□头灯 □枪状镊 □椅子 □床
	听力粗测	□智能手机或平板电脑 □听力测试相关的软件(如“听博士”,“见声听力测试”等)

(2)操作过程

1)沟通评估

在本操作前,需要先与患者进行沟通,完成对患者初步评估,并将评估结果填写在表1-7-6中。

表1-7-6 听力粗测和干预患者初步评估

沟通评估内容	沟通要求	评估内容
听力粗测目的	向患者解释目的及意义,如何进行配合	患者知晓并配合:□是 □否
纯音测听判读	向患者解释目的及意义,如何进行配合	患者知晓并配合:□是 □否

向患者充分讲解评估结果及进一步的工作管理计划,解释本次操作的目的及意义,以及在操作过程中需要进行的配合。

2)操作实施

根据患者王女士基本情况,按照检查步骤进行操作,并将检查内容及结果填写在表1-7-7中。

表1-7-7 听力粗测和干预操作记录表

操作对象	检查项目		检查结果
患者王女士	面对面交流	与患者间隔____cm,(□小声 □正常声量 □大声)交谈约____min	是否能正常交流:□是 □否
	体格检查(外耳道)		耵聍、异物:□是,类型:____________□否 鼓膜穿孔:□是,处置:____________□否

温馨提示

○检测结果提示重度听力下降,可以给予患者验配助听器的建议。

续表

操作对象	检查项目		检查结果
患者王女士	纯音测听检测	按软件说明操作，获得患者纯音测听图：____分贝	□轻度听力下降 □中度听力下降 □重度听力下降 □极重度听力下降

（三）老年性白内障健康管理

1.知识学习

（1）老年性白内障的定义

老年性白内障是最常见的导致老年人慢性视力下降的眼部疾病，也称年龄相关性白内障，多见于50岁以上的中、老年人，随年龄增加其发病率明显升高。老年性白内障是晶状体老化后的退行性改变，是多种因素综合作用的结果。年龄、职业、性别、紫外线辐射、糖尿病、高血压和营养不良等均是老年性白内障的危险因素。在我国，西藏地区因紫外线辐射较多而发病率最高。目前老年性白内障的药物治疗效果不明确，主要以手术为主。老年性白内障患者眼部和正常眼的对比如图1-7-4所示。图a所示成熟期的老年性白内障，在瞳孔散大状态下看到晶状体已经完全变成白色混浊状态；图b中晶状体透明。

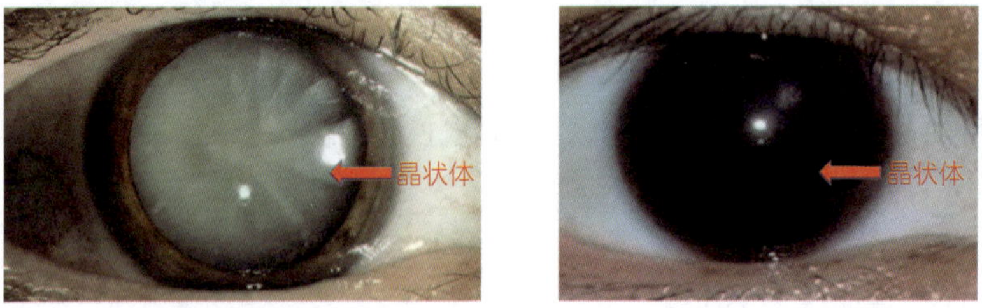

（a）混浊的晶状体　　（b）透明的晶状体

图1-7-4　混浊的晶状体和透明的晶状体

（2）老年性白内障症状和体征

1）症状

老年性白内障的主要症状就是无痛性、渐进性的视力下降，也会有对比敏感度下降、屈光改变、单眼复视或多视、炫光、色觉改变、视野缺损等症状。正常的眼睛在看物体时，光线能够通过透明的屈光介质（角膜、房水、晶状体、玻璃体）到达我们的视网膜形成物象的投影，然后视神经把物象信号传达到大脑相应的区域进行信号处理，这样我们就可以看到清晰的物体，如图1-7-5所示。因此，当透明的晶状体变混浊时，物象的光线不能清晰地达到视网膜，表现出的症状就是视力下降。

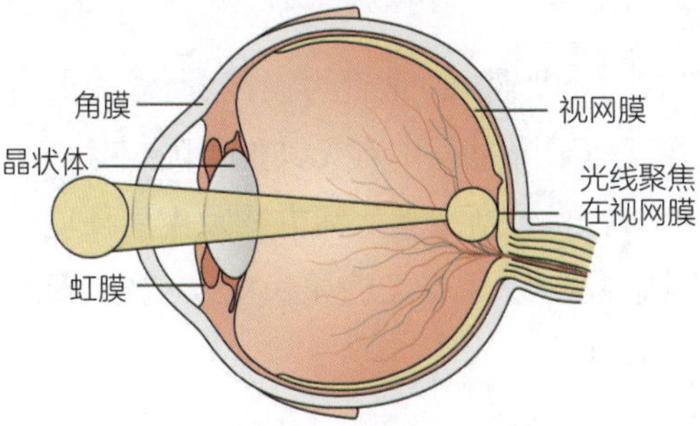

图1-7-5 正常眼视物示意图

2）体征

晶状体混浊可在肉眼、瞳孔笔或裂隙灯显微镜下观察并定量。不同类型的白内障具有其特征性的混浊表现。当晶状体混浊局限于周边部时，须散瞳后才能看到。

临床上常按晶状体混浊程度将老年性白内障的发展分为四期：初发期、膨胀期或未成熟期、成熟期、过熟期，每期会有一些不同的表现，如图1-7-6所示。图a为初发期，晶状体周边出现楔形混浊；图b为膨胀期，晶状体表面出现新月形虹膜投影；图c为成熟期，晶状体呈乳白色完全混浊；图d为过熟期，晶状体核下沉。

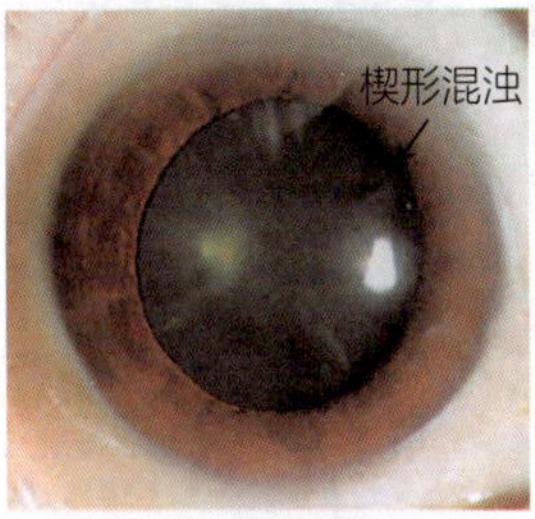

（a）初发期

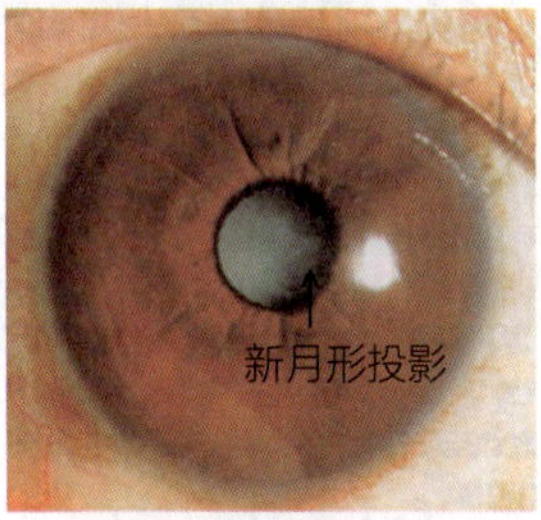

（b）膨胀期

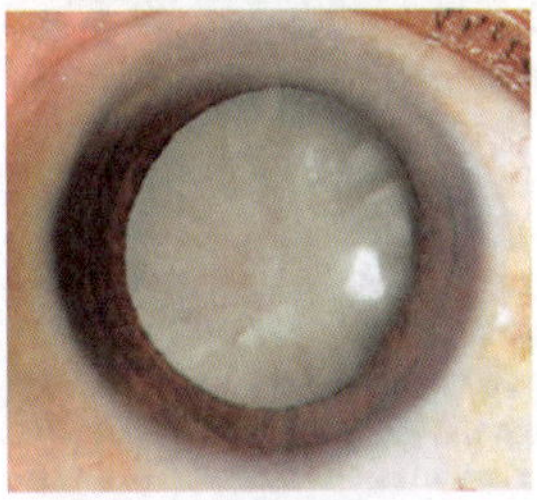

（c）成熟期

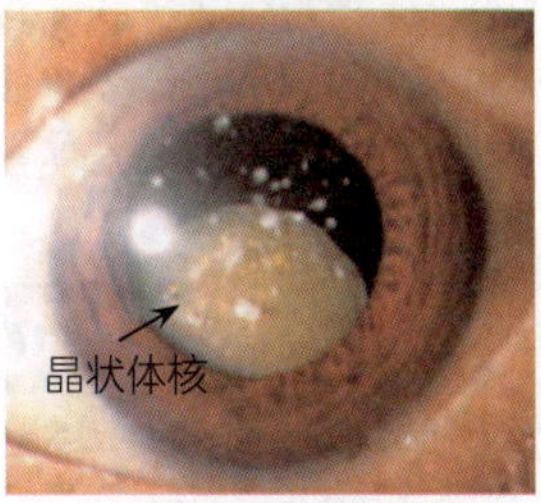

（d）过熟期

图1-7-6 白内障分期示意图

根据晶状体混浊的形态和视力情况可以做出明确诊断。当视力减退程度与晶状体混浊情况不相符时，应当进一步检查，寻找其他可能导致视力下降的病变，避免因为晶状体混浊的诊断而漏诊其他眼病。

LOCS II晶状体混浊分类标准

温馨提示

○进行病史采集前，需要与患者建立良好沟通，学会倾听，在倾听的基础上加以引导，得到完整、正确、有效的病史信息。

温馨提示

○视力检查时双眼交替遮盖进行，一般我们习惯先右后左。

注意事项

○按视力表标注距离从上方最大视标开始依次向下辨认视标，以患者能够清楚辨认的最小视标为准。

注意事项

○检查时视力表与患者眼部同高，若患者身体情况不允许，可坐、卧进行检查。

(3)视力、眼部检查操作

1)病史采集

①了解患者视力下降性质，是否为慢性、渐进性视力下降，是否为无痛性视力下降，在视力下降过程中有无其他伴随症状。

②了解患者个人史，包括患者生活方式及生活环境。

③了解患者既往史，既往有无糖尿病史、心脑血管疾病史、糖皮质激素长期使用史及用药史。

2)检查

①视力检查

使用简易视力表对患者视力进行粗测，检查前需与患者沟通，告知患者检查目的及内容，取得患者同意以及理解配合。如果没有视力表情况下，我们可以让患者在不同的距离分辨健康管理员手指指数从而粗略估计患者视力情况。

在进行视力检查前，需要做好必要的准备，见表1-7-8。

表1-7-8　视力检查操作准备

准备项目	具体要求
环境准备	□光线充足 □温湿度适宜
健康管理师准备	□着装整洁 □洗手 □戴口罩 □坐姿检查，视线与患者眼部处于同一高度
患者准备	□坐姿适宜
用物准备	□视力表 □操作记录表 □笔

具体检查内容见表1-7-9。

表1-7-9　视力检查记录表

准备项目	检查记录
视力检查	视力表 □右眼 □左眼
	指数 右眼□5 m □1 m □0.3 m □光感 左眼□5 m □1 m □0.3 m □光感

②眼部检查

在检查前需与患者沟通，告知患者检查目的及内容，取得患者同意以及理解配合。

在进行眼部检查前，需要做好必要的准备，见表1-7-10。

表 1-7-10 眼部检查操作准备

准备项目	具体要求
环境准备	□暗光环境 □安静
健康管理师准备	□着装整洁 □洗手 □戴口罩 □坐姿检查,视线与患者眼部处于同一高度
患者准备	□坐姿适宜
用物准备	□裂隙灯/瞳孔笔灯 □操作记录表 □笔

具体检查内容见表 1-7-11。

表 1-7-11 眼部检查记录表

准备项目	检查记录
晶状体混浊程度	右眼 □轻 □中 □重 左眼 □轻 □中 □重
眼部其他情况	观察患者角膜、前房、瞳孔有无异常情况

注意事项

○坐姿为最佳检查体位,若患者需卧位检查时,健康管理员可站立于患者床旁右侧进行检查。

2. 技能操作

患者张先生,69岁,糖尿病病史5年。自觉近2年来双眼视力持续下降,尤其强烈日光下更加明显,光线较暗时反而视力较好,除此之外眼睛没有其他不适症状。因为怀疑眼睛是否得了什么疾病,所以前来咨询健康管理员。如果你是健康管理员,应如何开展此项工作?

(1)操作准备

在检查前,需要做好必要的准备,见表 1-7-8,表 1-7-10。

(2)操作过程

1)沟通评估

在视力、眼部检查前,需要先与患者沟通,收集评估信息,见表 1-7-12。

表 1-7-12 视力及眼部检查沟通评估

沟通评估内容	沟通要求	评估过程
症状	初步判断视力下降性质	□慢性下降 □骤降
		是否有痛感:□是 □否
		是否有其他伴随症状:□是:__________ □否

续表

沟通评估内容	沟通要求	评估过程
个人史	患者生活方式及生活环境	是否存在影响视力的生活方式及生活环境： □是：__________健康指导：__________ □否
既往史	既往有无糖尿病史、心脑血管疾病史、糖皮质激素长期使用史及用药史	病史：□糖尿病 □心脑血管疾病 □无 用药史：□糖皮质激素长期使用史 □其他__________ □无

2)操作实施

根据患者张先生基本情况，按照检查步骤进行操作，并将检查内容及结果填写在表1-7-13中。

表1-7-13 视力及眼部检查操作记录表

操作对象	检查项目	检查结果
患者张先生 检查体位： __________ 诊断： __________	视力检查	视力表 □右眼 □左眼 指数 右眼□5 m □1 m □0.3 m □光感 左眼□5 m □1 m □0.3 m □光感
	眼部检查	晶状体混浊程度： 右眼□轻 □中 □重 左眼 □轻 □中 □重
		眼部其他情况： 角膜是否有异常情况：□是：__________□否 前房是否有异常情况：□是：__________□否 瞳孔是否有异常情况：□是：__________□否

检查评估

工作人员按照表1-7-14中的检查项目进行自我检查，并将检查结果和自我点评记录在表1-7-14中。

表1-7-14 老年五官科常见慢性疾病管理检查记录表(自我检查)

步骤	检查项目	检查结果	自我点评
1	操作准备是否完善	是□ 否□	
2	是否穿护理服并保持服装整洁	是□ 否□	

续表

步骤	检查项目	检查结果	自我点评
3	操作前是否洗净双手	是□ 否□	
4	是否对老年人身体状况进行评估	是□ 否□	
5	使用视力表、裂隙灯/瞳孔笔等工具前是否进行安全检查	是□ 否□	
6	是否按照标准步骤进行操作	是□ 否□	
7	是否完成操作记录	是□ 否□	
8	是否完成健康指导	是□ 否□	

介护对象根据表1-7-15中的检查项目对健康管理师的服务情况进行检查，并将检查结果和结果点评记录在表1-7-15中。

表1-7-15　老年五官科常见慢性疾病管理检查记录表(介护对象检查)

步骤	检查项目	检查结果	结果点评
1	是否清楚说明病史采集目的	是□ 否□	
2	是否清楚说明检查的大概内容	是□ 否□	
3	服务态度是否和蔼、语言是否亲切	是□ 否□	
4	是否协助调整检查姿势	是□ 否□	
5	眼部检查是否轻稳、安全	是□ 否□	
6	健康指导是否明确、易懂	是□ 否□	

教师根据表1-7-16中的检查项目对健康管理师的任务完成情况进行检查，并将检查结果和结果点评记录在表1-7-16中。

表1-7-16　老年五官科常见慢性疾病管理检查记录表(教师检查)

步骤	检查项目	检查结果	结果点评
1	是否按时完成任务	是□ 否□	
2	团队协作是否顺畅	是□ 否□	
3	设备、用具及物品是否整理恢复	是□ 否□	
4	实训床位是否整理干净(示例)	是□ 否□	
5	工作页填写是否准确、完整(示例)	是□ 否□	

任务小结

- 老年五官科常见慢性疾病管理
  - 外耳道耵聍及异物取出
    - 耵聍栓塞
    - 外耳道异物
    - 外耳道耵聍及异物取出操作
  - 常见内中耳疾病识别
    - 老年性聋
    - 听力粗测操作和干预
  - 老年性白内障健康管理
    - 老年性白内障的定义
    - 老年性白内障症状和体征

情境二
急性病防治

情境介绍

如前一情境所述，现今社会，许多老年人合并诸多慢性疾病，一旦慢性疾病管理缺失或疾病状态控制失衡，很容易出现慢性病的急性发作，如慢性心脑血管疾病患者易出现急性冠脉综合征发作、急性脑卒中事件；另一方面，随着老年人的年龄增长，身体各项机能下降，器官组织功能和免疫力减退，容易出现急腹症发作，外伤后易出现骨折，由于老年患者的抵抗能力减退，身体恢复和组织愈合速度减慢，急性病容易造成更为严重的后果，且治疗起来也更为困难。

因此，对老年患者急性病的合理处置和适当预防尤为重要。本情境将聚焦于老年患者高发的急性疾病，包括急性冠脉综合征、脑卒中、急腹症、骨折和五官科常见急性疾病等六个方面，覆盖老年患者常见多发的急性病类型，以理论知识为基础，强调对急性病应对的技能训练。不仅使学生掌握急性病的院前初步诊断、鉴别诊断等理论体系，更重要的是使每个学生练就熟练的急症院前应对处置能力，为老年患者急性病的后续救治打好基础、做好准备。

项目目标

- 能掌握常见急性病的基础理论、准确做出诊断和鉴别诊断。
- 能评判急性病的严重程度，独立完成急性疾病的初步医疗处置。
- 能够掌握急性病康复期的康复要点和预防监测要点。

任务一 急性冠脉综合征的健康管理

任务二 脑卒中的诊断、院前处理和康复

任务三 老年患者急腹症的诊断和院前处理

任务四 骨折的诊断和院前处理

任务五 老年五官科常见急性疾病管理

任务一　急性冠脉综合征的健康管理

教学资源

任务导入

场景：某养老机构自理区

人物：患者王先生，健康管理师小张

情节：王先生，年龄62岁，平素活动相对正常，但年龄较大，活动缓慢，体型肥胖，既往有高血压、高血脂的病史。王先生在大便出现心前区闷痛，并向左肩、左上臂放射，需要帮助。如果你是健康管理师小张，将如何对其进行健康管理？

任务目标

- 能通过对急性冠脉综合征临床表现特点的学习，掌握急性冠脉综合征的初步判定，危险因素的识别评估，独立完成血压、心率和BMI的测定。
- 能通过理论学习，掌握急性冠脉综合征的病史采集要点及所采用的检验检查方法，完成急性冠脉综合征的初步处置方案及长期管理方案的制订。

任务实施

（一）急性冠脉综合征危险因素的评估

1. 知识学习

（1）定义

急性冠脉综合征（acute coronary syndrome，ACS）是冠心病急性发作的表现形式。作为一个“综合征”，它包含了临床中常见的一组冠脉急性不良事件，包括最严重的ST段抬高型心肌梗死、同样紧急的非ST段抬高型心肌梗死，以及作为心肌梗死前兆的不稳定型心绞痛。之所以将上述几个疾病合称为“急性冠脉综合征”，是因为它们之间存在着冠脉严重狭窄、斑块不稳定等共同的病理生理基础，以及随时进展转化的可能。

(2)危害

冠心病是我国居民主要的死亡原因，是早发死亡的第二位原因。中国冠心病的发病率和死亡率总体呈快速上升态势，成为城乡居民致残、致死的主要原因之一。急性冠脉综合征作为冠心病急性发作的主要表现类型，是造成患者死亡的重要疾病类型。

有三个三分之一可以简要概括急性冠脉综合征的危险性：三分之一的患者未送抵医院已死亡；三分之一的患者入院后死亡；三分之一的患者能够存活出院。随着治疗技术的进步，上述未能送达医院已死亡和入院后死亡的人数在不断下降。

急性冠脉综合征的病理生理基础、危险因素

(3)临床表现特点

1)冠心病临床症状

①劳累或精神紧张时出现胸骨后或心前区闷痛，或紧缩样疼痛，并向左肩、左上臂放射，持续3~5 min，休息后自行缓解者。

②体力活动时出现胸闷、心悸、气短，休息时自行缓解者。

③出现与运动有关的头痛、牙痛、腿痛等。

④饱餐、寒冷或心情激动时出现胸痛、心悸者。

⑤夜晚睡眠枕头低时，感到胸闷憋气，需要高枕卧位方感舒适者；熟睡或白天平卧时突然胸痛、心悸、呼吸困难，需立即坐起或站立方能缓解者。

⑥性生活或用力排便时出现心慌、胸闷、气急或胸痛不适者。

⑦心情烦躁状态下引起心慌、胸闷者。

⑧反复出现脉搏不齐、不明原因心跳过速或过缓者。

2)急性冠脉综合征表现

患者在平时的生活中常有上述的临床症状表现，但平素无不适症状而发生急性冠脉综合征者是需要警惕的。其前驱症状表现为心绞痛等同发作的患者，如阵发性呼吸困难，其重要性常被患者无视，一些急性心肌梗死患者表现为非典型的胸痛（如上腹部痛）、呼吸困难、恶心、呕吐等，这些症状也不易让患者联想到可能与心脏疾患有关从而延误就诊时间。

典型的ACS引起的胸痛通常是位于胸骨后或心前区的压榨样疼痛，常扩展到前胸两侧，性质较剧烈，持续时间长达30 min以上甚至数小时，含化硝酸甘油常不能有效缓解。

ACS患者的非典型表现应引起重视，常常有如下的表现形式：①典型的心绞痛表现，但性质不严重，亦无较长的持续时间。②疼痛的位置不典型。③中枢神经系统症状的表现类似于缺血性中风，多发生于心排出量减少伴脑动脉硬化的患者。④过度的焦虑或神经质。⑤突发的躁狂或神经病表现。⑥晕厥。⑦严重的虚脱。ACS患者的病史采集要点见表2-1-1。

表2-1-1　急性冠脉综合征患者病史采集要点

病史采集	具体内容
病史	发病年龄，主要症状及其疼痛性质、持续时间、缓解方式及伴随症状，药物使用情况及治疗后的反应
个人史	生活方式（吸烟、饮酒、饮食），体力活动情况
既往史	了解有无冠心病、心力衰竭、脑血管病、外周血管病、糖尿病、痛风、血脂异常、呼吸道疾病、打鼾、肾脏疾病、甲状腺疾病等情况及治疗情况
家族史	家族成员有无高血压、糖尿病、冠心病、脑血管疾病及发病年龄
社会心理因素	了解家庭、工作、个人心理状态、文化程度等

微课　急性冠脉综合征患者的饮食管理

（4）生命体征测量

1）血压测量：自动血压计或水银血压计测量均可，操作方法详见表2-1-2。

表2-1-2　血压测量

测量步骤	具体内容
1	患者需在安静状态，检查血压计，病人取坐位或卧位
2	露出一臂，一袖卷至肩部，伸直肘部，手掌向上，放平血压计，将袖带中部对肘窝，袖带下线距肘窝 23 cm
3	缠绕松紧以能放入1指为宜
4	听诊器紧贴肱动脉，充气到肱动脉搏动音消失后再使汞柱升高 20~30 mmHg，缓慢放气，听诊器出现的第一搏动音时读数为收缩压，搏动音变弱或消失时读数为舒张压
5	正确记录血压，方法为：收缩压/舒张压

2)体温测量:可红外体温计或水银体温计进行测量。

3)BMI指数:

体重:被测者站立于体重秤,双脚分开25~30 cm,体重均匀分配,获得体重。体重计可选择电子体重计或普通体重计。

身高测量仪:可选用身高体重测量仪一体机进行测量。

BMI计算公式:体重/身高的平方(国际单位kg/m^2)。

腰围:经脐部测腰部水平围长。

4)心率的测量:秒表可用来测量心率和呼吸频率,也可由其他多种方法测量心率。

心率测量
多种方法

2.技能操作

以任务导入部分中患者王先生为例,应如何对其进行急性冠脉综合征危险因素评估?

(1)操作准备

在进行急性冠脉综合征危险因素评估前,需要做好必要的准备,见表2-1-3。

表2-1-3 急性冠脉综合征危险因素评估操作准备

准备项目	具体要求
环境准备	□环境宽敞 □光线柔和 □温湿度适宜
健康管理师准备	□着装整洁 □洗手 □戴口罩 □收集相关病例资料
患者准备	□舒适体位 □提供相关病史信息
用物准备	□体温计 □秒表 □血压计 □医用手套 □心电图机 □体重计 □卷尺 □身高测量仪 □危险因素评估表 □笔

(2)操作过程

1)沟通

在开展信息采集前,需要先与患者沟通,向患者及家属解释评估的目的及意义,以及在信息采集过程中需要进行的配合。

2)操作实施

根据患者的基本情况,对患者进行评估与记录,并将检查评估的结果记录在表2-1-4中。

表2-1-4　急性冠脉综合征患者评估记录表

评估对象	基本情况	评估项目	筛查结果（是否存在危险因素）
王先生	年龄62岁，平素活动相对正常，但由于年龄较大，活动缓慢，体型肥胖，既往合并高血压、高血脂的病史。王先生在大便出现心前区闷痛，并向左肩、左上臂放射	收缩压:____mmHg 舒张压:____mmHg	是□　否□
		身高:____cm　体重:____kg 体重指数:____kg/m^2	是□　否□
		腰围:____cm	是□　否□
		生活方式:____	是□　否□
		运动方式: 运动种类:____　频次:____ 时长:____	是□　否□
		既往史: □冠心病　□心力衰竭　□脑血管病 □外周血管病　□糖尿病　□痛风 □血脂异常　□呼吸道疾病　□打鼾 □肾脏疾病　□甲状腺疾病	是□　否□
		病史: 发病年龄:____　主要症状:____ 疼痛性质:____　持续时间:____ 伴随症状:____　缓解方式:____ 使用药物种类:____ 用法:□口服　□肌肉注射 □静脉滴注用量:____	是□　否□

（二）急性冠脉综合征患者院前处置流程

1.知识学习

急性冠脉综合征患者院前处置流程

1）呼叫急救和体位调整

急性冠脉综合征属于较为严重的疾患，一旦发生，应迅速呼叫急救车。

应迅速将无明显呼吸困难和无明显心功能不全的患者置于平卧位，以尽可能减少心肌耗氧量。存在心功能不全或急性肺水肿的患者，应置于半坐位或坐位，必要时可使其双腿下垂，以减少回心血量；存在意识障碍的患者，应置于侧卧的恢复体位，以防止误吸。

2）神志和生命体征测量

判断患者的神志状态，并判断患者是否可进行正常语言沟通。由助手帮助进行测量体温、心率、呼吸频率和血压情况，并做好记录。

3）首次病情评估

着重观察心跳、呼吸和意识等生命征象；判为心脏停搏的患者，按心肺复苏程序处理；发生心室颤动者，应及早用自动体外除颤器（AED）或其他除颤器进行除颤；有急性肺水肿和心源性休克表现者，迅速给予吸氧和静脉给药等急救措施；以单纯呼吸停止和阻塞性呼吸困难为主要特征者，应迅速开放气道，紧急气管插管；部分急性肺水肿患者，因大量泡沫痰充满气道，临床表现为严重阻塞性呼吸困难，类似窒息，应迅速紧急气管插管，呼吸机辅助呼吸及呼吸末正压通气。

心绞痛
严重程度分级

4）病史采集

应对神志清楚、对答正常和生命体征平稳的患者进行病史采集，并进行记录，之后交给专业的医务人员。病史询问应该简明扼要，不能时间拖延过长耽误后续诊治。病史的询问应以“急性冠脉综合征”为主要线索，主要包括疾病诱因、疼痛起始的时间、疼痛部位、疼痛的性质（闷痛、烧灼样疼痛等）和疼痛程度、疼痛是否进展（疼痛范围是否有扩大，疼痛程度是否有加重等）、疼痛的伴随表现（如心悸、胸闷、恶心呕吐等）、疼痛的缓解方式（如休息、含服硝酸甘油等），并重点询问既往合并的疾病。

在患者住院期间，应对患者在院的治疗情况进行仔细记录。患者常见治疗方式包括介入治疗和“搭桥”手术，如图2-1-1和2-1-2所示。

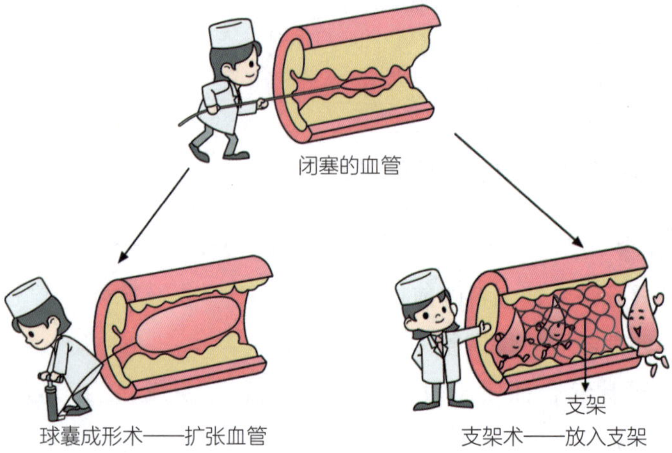

图2-1-1　冠脉介入治疗

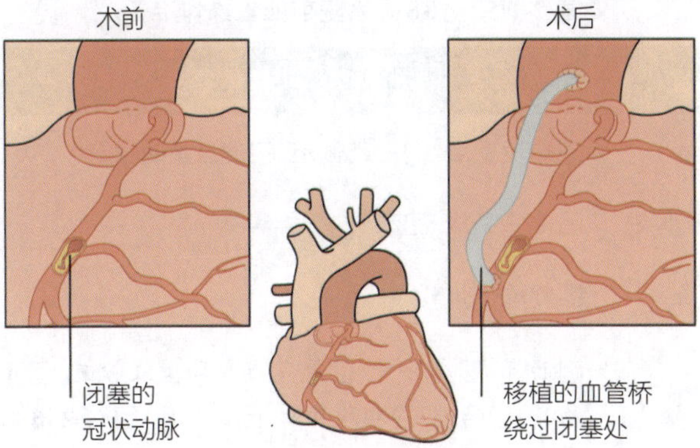

图2-1-2　搭桥手术

5)供氧

给无明显缺氧的急性冠脉综合征患者以面罩或鼻导管进行吸氧(氧浓度一般为2~4 L/min),有助于缓解其焦虑情绪,也可能有助于减轻心肌缺血;患者有明确低氧血症或存在左心功能衰竭时可给予高浓度吸氧。

6)处置胸痛

进行胸痛的初步评估并测量血压,同时进行静脉穿刺采血,迅速建立静脉通路,监测血压、心率、脉搏、心脏节律及症状的变化。血压正常或略高者,首次舌下含服硝酸甘油0.5 mg,观察3~5 min后如无效,可再给予硝酸甘油0.5 mg含服(包括患者自行服用,最多连续不超过3次),如仍无效,应迅速使用吗啡镇痛。一般每次静脉输液给予吗啡3 mg,10 min后可重复第2剂,如需应用第3剂,应先评估患者的呼吸状态(因吗啡可抑制呼吸,尤其是对老年患者,且频繁使用吗啡的患者应警惕主动脉夹层)。体重过重、存在急性左心功能不全和严重焦虑者,可考虑吗啡首次剂量为5 mg。血压降低(收缩压<90 mmHg),心动过缓(心率<50次/min),心动过速疑似右心室梗死引发休克及西地那非引起胸痛的患者,均不能使用硝酸甘油及其他硝酸酯类药物。存在高血压急症的急性冠脉综合征患者,可在使用其他血管扩张剂的基础上,同时应用硝酸甘油含服。

急性冠脉综合征患者的长期健康管理

2.技能操作

以任务导入部分中患者王先生为例,应如何对其进行院前处置?

(1)操作准备

准备供氧、处置胸痛相关物品及药品,见表2-1-5。

表2-1-5 ACS患者院前处置操作准备

准备项目	具体要求
环境准备	□环境宽敞 □光线柔和 □温湿度适宜
健康管理师准备	□着装整洁 □洗手 □口罩
患者准备	□舒适体位
用物准备	□面罩 □鼻导管 □氧气瓶或墙壁氧管道 □开放静脉通路物品 □吗啡 □硝酸甘油 □血压计 □心电图机

(2)操作过程

1)沟通评估

在本操作前,需要先与患者进行沟通,完成对患者初步评估,并将评估结果填写在表2-1-6中。

表2-1-6 ACS患者沟通评估表

沟通评估内容	沟通要求	完成情况
评估神志	评估患者的神志状态,并进行语言沟通	□是 □否
测量生命体征	测量生命体征(体温、脉搏、呼吸、血压)	□是 □否
安抚情绪	安抚伤者焦虑不安的情绪	□是 □否
知情同意	告知检查必要性,获得知情同意;告知检查受伤部位的过程中可能出现不适感	□是 □否
询问疼痛部位	询问患者疼痛初始部位,疼痛性质,询问相关病史	□是 □否

2)操作实施(表2-1-7)

表2-1-7 ACS患者的初步处置

基本情况	操作记录
年龄62岁,平素活动相对正常,但由于年龄较大,活动缓慢,体型肥胖,既往合并高血压、高血脂的病史。王先生在大便出现心前区闷痛,并向左肩、左上臂放射	□迅速呼叫急救车
	无明显呼吸困难和无明显心功能不全的患者置于____位 存在心功能不全或急性肺水肿的患者,应置于位或位,必要时可使双腿下垂 存在意识障碍的患者,应置于____位
	供氧:面罩或鼻导管进行吸氧(氧浓度一般为____L/min)。
	处置胸痛:测量____、完善____、____需舌下含服;等待救援

检查评估

健康管理师按照表2-1-8中的检查项目进行自我检查，并将检查结果和自我点评记录在表2-1-8中。

表2-1-8 急性冠脉综合征的健康管理检查记录表（自我检查）

步骤	检查项目	检查结果	自我点评
1	是否穿工作服并保持服装整洁	是□ 否□	
2	操作前是否清洗双手进行手部消毒	是□ 否□	
3	是否与患者及家属进行沟通并告知相关事宜	是□ 否□	
4	是否按照标准步骤及检查方法进行体格检查	是□ 否□	
5	是否按照标准步骤及规范评估方法对患者进行评估	是□ 否□	
6	是否完成操作记录	是□ 否□	

患者根据表2-1-9中的检查项目对健康管理师的服务情况进行检查，并将检查结果和结果点评记录在表2-1-9中。

表2-1-9 急性冠脉综合征的健康管理检查记录表（患者检查）

步骤	检查项目	检查结果	结果点评
1	是否清楚说明病史采集、体格检查评估的目的与意义	是□ 否□	
2	操作前是否清洗双手进行手部消毒	是□ 否□	
3	操作前是否询问有无排泄等特殊要求	是□ 否□	
4	服务态度是否和蔼、言语是否亲切	是□ 否□	
5	操作动作是否轻柔、规范	是□ 否□	

教师根据表2-1-10中的检查项目对健康管理师的任务完成情况进行检查，并将检查结果和结果点评记录在表2-1-10中。

表2-1-10 急性冠脉综合征的健康管理检查记录表（教师检查）

步骤	检查项目	检查结果	结果点评
1	是否穿工作服并保持服装整洁	是□ 否□	
2	操作前是否清洗双手进行手部消毒	是□ 否□	

续表

步骤	检查项目	检查结果	结果点评
3	是否与患者及家属进行沟通并告知相关事宜	是□ 否□	
4	是否按照标准步骤及检查方法进行体格检查	是□ 否□	
5	是否按照标准步骤及规范评估方法对患者进行评估	是□ 否□	
6	是否完成操作记录	是□ 否□	

任务小结

- 急性冠脉综合征的健康管理
  - 急性冠脉综合征危险因素的评估
    - 定义
    - 危害
    - 临床表现特点
    - 生命体征测量
  - 急性冠脉综合征患者院前处置流程
    - 呼叫急救和体位调整
    - 神志和生命体征测量
    - 首次病情评估
    - 病史采集
    - 供氧
    - 处置胸痛

任务二　脑卒中的诊断、院前处理和康复

教学资源

任务导入

场景：某养老机构活动区

人物：患者孙先生、实习健康管理师小李

情节：在某养老机构活动区，72岁的孙先生突然出现右侧肢体活动不灵活，右上肢不能抬起，右下肢不能支撑站立，伴右侧肢体麻木等症状。仔细沟通发现患者口角歪斜，流涎，讲话费力，可理解家人说话，可表达自己语义。如果你是实习健康管理师小李，面对此突发事件应该如何处理？

任务目标

- 能够根据脑卒中的临床表现、检查及治疗，完成对患者的初步诊断和分类。
- 能够根据初步诊断和患者的表现，完成对患者脑卒中的评估和院前处理。
- 能根据脑卒中患者的日常生活自理能力注意事项，完成对卒中患者的日常生活自理能力训练的指导。

任务实施

（一）脑卒中的诊断

1.知识学习

（1）脑卒中的定义和分类

1）定义

脑卒中是各种脑血管病变引起的循环障碍导致局限性弥漫性脑功能缺损的临床事件。

2)脑卒中的分类

脑卒中主要包含两大类,即缺血性脑卒中、出血性脑卒中。缺血性脑卒中主要包括短暂性脑缺血发作和脑梗死,还包括脑动脉的盗血综合征和慢性脑供血不足。出血性脑卒中主要包括脑出血和蛛网膜下腔出血。缺血性脑卒中占所有脑卒中的70%~80%,出血性脑卒中占20%左右。此外,还有部分疾病也归于脑卒中,如颅内动脉瘤、颅内的血管畸形、高血压脑病、头颈动脉的动脉粥样硬化或者狭窄、静脉系统的血栓形成,如静脉窦血栓形成,还有卒中后的认知障碍、情感障碍。

(2)脑卒中的临床表现

1)脑卒中特点

急性起病,突发局灶神经系统症状。

2)脑卒中的特征性表现

若患者突然出现以下任一症状时应考虑脑卒中的可能。

①一侧肢体(伴或不伴面部)无力或麻木。

②一侧面部麻木或口角歪斜。

③说话不清或理解语言困难。

④双眼向一侧凝视。

⑤单眼或双眼视力丧失或模糊。

⑥眩晕伴呕吐。

⑦既往少见的严重头痛、呕吐。

⑧意识障碍或抽搐。

(3)脑卒中FAST评估法

脑卒中的"FAST"判断法:"F"代表人的脸,首先观察面部是否出现嘴歪,脸下垂等症状;"A"代表人的肢体,看四肢是否出现偏瘫、走路乏力的情况;"S"代表人的语言,留意说话是否流利,对方能否听清;"T"代表时间,看脑卒中发生后持续时间是几分钟还是几个小时,通过这几个方面,即可判断脑卒中轻重程度。

脑卒中FAST评估方法如图2-2-1所示。

FAST 评估法

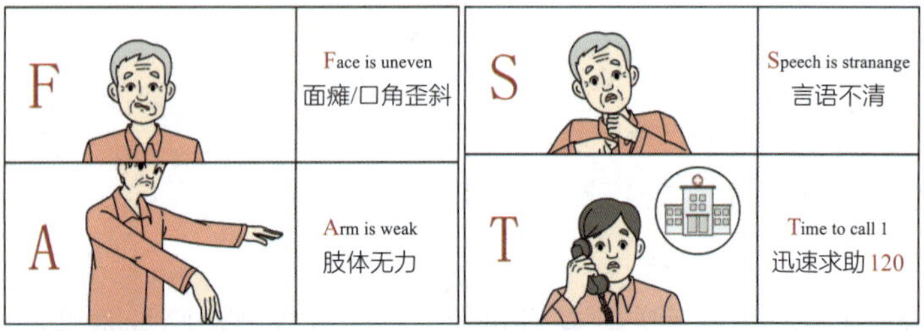

图2-2-1 FAST评估法

温馨提示

○对高危人群及患者进行脑血管病预防的同时,还应该对公众加强宣传教育,使其充分了解脑卒中的发病危险因素,并认识到脑卒中后对于个人、家庭及社会的危害。

注意事项

○健康管理师需要针对不同的危险因素制订个体化的健康教育方案,帮助个人建立合理的生活方式

(4)急性脑卒中的治疗

急性脑卒中分为缺血性卒中和出血性卒中，治疗方法不同。急性脑卒中会出现突发性的一侧肢体瘫痪、口角歪斜、语言不清，严重的可以突发昏迷。首先需要进行必要的快速检查，以明确卒中类型。如果是出血性卒中，要根据出患者情况决定治疗方法，如出血量的大小决定是通过手术治疗还是进行药物保守治疗。通过应用营养神经和消肿脱水药物等处理来促进血肿的吸收，并且要注意密切观察病情变化。如果是缺血性脑卒中，治疗应根据不同的病因、发病机制、临床类型、发病时间等确定治疗方案，实施以分型分期为核心的个体化治疗原则。在一般内科支持治疗的基础上可酌情选用改善脑循环、脑保护、抗脑水肿降颅压等措施。在时间窗内有适应证者可进行溶栓治疗。

脑卒中的检查与预防

(5)脑卒中评估操作

1)用物准备：在进行脑卒中评估前先准备用物，具体内容见表2-2-1。

表2-2-1 脑卒中评估用物准备

准备项目	具体说明
秒表	用来测量心率和呼吸频率
血压计	自动血压计或水银血压计均可
医用手套	医用手套1副
电话	手机、座机均可，模拟拨打120等医疗转运

2)初步评估：在进行检查之前，需要先评估伤者的神志、是否可正常交流，以及生命体征是否存在异常(体温、心率、呼吸、血压)，并与患者沟通，询问发病时间、发病部位、发病原因、询问病史，并安抚伤者焦虑不安的情绪，并获得患者的同意和配合并及时送医。

3)评估过程：根据表2-2-2进行患者的评估和处理。

表2-2-2 脑卒中患者的评估和处理操作流程

序号	操作方法
1	再次确认伤者的神志和生命体征情况，确保伤者生命体征平稳，神志不好或生命体征不平稳的患者，立即联系急救车，并开放静脉快速输液
2	观察面部情况的评估(患者是否存在面瘫、口角歪斜)
3	观察患者是否存在肢体无力
4	通过患者沟通，观察是否有言语不清情况
5	明确患者脑卒中症状，是否第一时间求助医疗转运

温馨提示

○脑卒中危急生命，照护者要养成善于观察的习惯，及时察觉患者不适并进行处理。

○通过学习不断提升自身素养及技能，积极掌握相关急救知识与技能，当突发事件发生时，为脑卒中患者争取更多的生机。

2.技能操作

以任务导入部分中患者孙先生为例，应该如何进行对他进行脑卒中症状评估和院前处理？

(1)操作准备

在进行脑卒中症状评估之前，需要做好必要的准备，见表2-2-3。

表2-2-3 脑卒中症状评估操作准备

准备项目	具体要求
环境准备	□环境宽敞 □光线柔和 □温湿度适宜
健康管理师准备	□着装整洁 □洗手 □戴口罩 □修剪指甲 □知识准备
患者准备	□了解操作的目的、方法、注意事项及配合要点
用物准备	□秒表 □血压计 □医用手套 □电话(手机座机均可)

(2)操作过程

1)沟通评估

根据脑卒中症状评估的内容及要求，结合患者实际情况，完成对患者脑卒中症状的评估，并将评估内容填写到评估记录表2-2-4中。

表2-2-4 脑卒中患者沟通评估操作准备

沟通评估项目	沟通要求	评估内容	评估记录
评估神志	评估患者的神志状态，并进行语言沟通	神志状态，语言沟通正常与否	□是 □否
测量生命体征	测量生命体征(体温、脉搏、呼吸、血压)	评估患者生命体征是否平稳	□是 □否
病史询问	询问发病时间，发病部位	问诊内容全面；简明扼要	□是 □否
安抚情绪	安抚伤者焦虑不安的情绪	语言温和，尽量安慰	□是 □否

2)操作实施

检查患者的主要目的为：明确患者发病的具体状态，完成脑卒中的初步诊断，快速完成医疗转运前的准备。请同学们遵照表2-2-5中的顺序，逐步进行操作，将评估结果记录在表中。

表2-2-5 脑卒中患者检查操作记录表

序号	操作方法	操作记录
1	确认伤者的神志和生命体征情况	神志：________，是否正常：□是 □否 生命体征 体温____℃、心率____次/min、呼吸____次/min、血压____mmHg，是否正常：□是 □否 是否联系急救车：□是 □否 是否开放静脉快速输液：□是 □否 是否安抚伤者焦虑不安的情绪：□是 □否 其他：________________
2	观察面部情况的评估	评估内容：________________
3	观察患者是否存在肢体无力	观察肢体力量：________________
4	通过患者沟通，观察是否存在言语不清情况	言语沟通是否顺畅：□是 □否，存在情况：________________ 是否正确表达语义：□是 □否，存在情况：________________ 正常交流者需询问 发病时间：________ 发病部位：________ 发病原因：________ 询问病史：________ 其他：________________
5	明确患者脑卒中症状，是否第一时间求助医疗转运	□是 □否

微课 脑血管病一级预防

（二）脑卒中患者的日常生活自理能力训练

1.知识学习

（1）脑卒中患者的康复

脑卒中的康复是指综合地和协调地应用医学的、社会的、教育的和职业的措施，对患者进行功能训练，使其活动能力达到尽可能高的水平，以减轻残疾的影响，使其重返社会。

康复不只是局限于残疾人生理功能的恢复，还包括提高患者的生活自理能力和社会活动能力。

（2）脑卒中患者的日常生活自理能力训练的重要性

据统计，脑卒中早期康复训练者有90%的患者可恢复步行，30%能恢

温馨提示

○坚持以人为本，通过各种手段尽可能地恢复患者的日常生活能力和社会生活能力，才是康复的根本目的。

复手功能,而未作康复训练者只有60%恢复步行,5%恢复手的功能。人体的所有活动都是在大脑的支配下进行的,脑卒中会造成相应的脑组织坏死,故而使其所支配的功能丧失。在我们的大脑中,发挥作用的脑组织只占一小部分,大部分脑组织处于一种静息状态。现代医学证明,脑卒中后通过有效的康复训练,可以调动脑内处于静息状态的脑组织来代替坏死的脑组织发挥相应功能,从而减轻残疾或功能障碍。可见,康复介入与否,能否早期介入,对于患者的功能恢复和生活质量的影响至关重要。

(3)脑卒中患者的日常生活自理能力训练注意事项

为了提高康复效果,防止偏差,功能训练中应注意以下事项:

1)在偏瘫患者进行功能训练前,必须向他说明训练的意义和作用。同时还应让患者及时看到自己在训练中取得的进步,以增强信心。

2)日常生活自理能力训练须经常进行,开始时活动量要小,持续的时间要短,待患者机体适应后,再逐步加大运动量、增加运动时间。但主要应以患者不出现头晕、心悸、气短、出汗为原则。训练的内容应有系统性,不得断续、凌乱。

3)训练应循序渐进,不能要求过高,以免造成精神和体力的过分紧张,运动量和动作难度须视运动功能的进步情况而逐步提高,训练内容及方法也要不断调整充实。在运动中若出现不适,应终止训练,以防发生或加重不良反应。

4)训练的方式方法和运动量必须根据病情、一般健康情况、功能恢复情况、性别、年龄等个人特点而决定,不可强求一致。

5)训练中,运动与休息适当交替进行,使患者得到较多的运动训练,又不至于过度疲劳。每次功能训练后,密切注意患者的反应,特别是肌张力的改变。如肌张力增高,可能为运动量太大、紧张或劳累的结果。

6)患者往往有高血压和血管硬化,可合并冠心病,在训练中应密切注意心血管反应。主动运动以轻松的功能训练为主,增强肌肉的练习宜采用等张收缩为主的动力性练习,一般不采用等长收缩为主的静力性练习,避免屏气用劲。

7)若患者曾有心血管并发症、摔伤与骨折、血栓性静脉炎、继发性肺梗塞、急性期消化道出血等危险因素,则在康复功能训练中要注意危险因素的存在与复发的预防,严格掌握功能训练标准。

8)若患者有明确急性炎症或感冒、一般状况差或处于脏器功能失代偿期时不宜进行功能训练。

9)患者功能训练时,要避免穿过紧过小的衣服,以免影响血液循环和活动。

脑卒中患者
日常生活自理能力
训练具体内容

2.技能操作

以任务导入部分中患者孙先生为例,应如何指导及协助他进行日常生活自理能力训练来促进康复?

(1)操作准备

在进行脑卒中患者的日常生活自理能力训练之前,需要做好必要的准备,见表2-2-6。

表2-2-6 脑卒中患者的日常生活自理能力训练操作准备

准备类型	准备记录
环境准备	□环境宽敞 □光线柔和 □室温适宜
实习健康管理师准备	□着装整洁 □洗手 □口罩 □修剪指甲 □知识准备
患者准备	□体位舒适,情绪稳定 □了解操作的目的、方法、注意事项及配合要点
用物准备	□衬衫 □长裤 □袜子 □鞋 □带刹车的轮椅 □床具

(2)操作过程

1)沟通评估

根据场景设置和脑卒中患者表现,需要先评估患者的神志和生命体征,并与患者沟通,询问病史,告知训练的目的和必要性,并获得患者的配合和同意。同时,应关注患者的疼痛、障碍程度并予以处理,缓解患者紧张焦虑的情绪。将评估内容填写到评估记录表2-2-7。

表2-2-7 脑卒中患者沟通评估表

沟通评估内容	沟通要求	评估内容	是否完成
评估神志	评估患者的神志状态,并进行语言沟通	神志状态,语言沟通正常与否	□是 □否
测量生命体征	测量生命体征(体温、脉搏、呼吸、血压)	评估患者生命体征是否平稳	□是 □否
病史询问	询问患者目前基本状况,判断是否能进行日常生活自理能力训练	问诊内容全面;简明扼要	□是 □否

2)操作实施

确认患者情况,逐步、按难易、危险程度逐步开展脑卒中患者的日常生活自理能力训练，并对患者出现的问题适当处理、及时帮助。并在表2-2-8中进行记录。

表2-2-8　脑卒中患者的日常生活自理能力训练操作记录表

序号	操作内容	操作记录
1	评估	再次确认神志和身体情况，确保患者状态能够配合
2	翻身坐起	患手放于胸前______伸入______，______拉着床边以帮助翻身，健侧脚将患侧脚带至床边，______撑着床慢慢将身体撑，当______完全伸直时身体应完全坐直
3	穿脱上衣	把衣袖套进患侧手，拉着衣领沿肩膀把衬衫拉向至______，______随即穿进另一衣袖，扣好纽扣。脱衬衫时要从______先脱，之后______协助脱掉衣物即可
4	穿裤子	将______放到______上把裤管套进患侧脚，将裤管拉至脚掌露出。______再穿进裤管，利用椅子或者其他可以就近支撑的东西站立，把裤子拉过臀部，然后坐下拉上裤链
5	穿鞋袜	将______交叠在______上穿或者患侧脚放在矮凳上穿，穿鞋可利用鞋拔辅助
6	移乘轮椅	1）从床到轮椅 步骤：轮椅靠于患者______形成______度角；锁上刹车，以轮椅扶手支撑站起；该按另一扶手，同时转身；慢慢坐到轮椅上 2）从轮椅到床 步骤：从______靠近床，锁住刹车后，按着扶手站立。后按着床慢慢转身坐下
7	上、下楼梯	上楼梯时______上______随即跟上；下楼梯时患侧脚先下______随即跟上

检查评估

健康管理师按照表2-2-9中的检查项目进行自我检查，并将检查结果和自我点评记录在表2-2-9中。

表2-2-9　脑卒中的诊断、院前处理和康复检查记录表(自我检查)

序号	检查项目	检查结果	自我点评
1	是否穿好工作服并保持服装整洁	是□ 否□	
2	操作前是否洗净双手	是□ 否□	
3	是否对患者进行评估	是□ 否□	
4	用物是否准备正确、齐全	是□ 否□	
5	是否按照标准步骤进行操作	是□ 否□	
6	是否完成操作记录	是□ 否□	

患者根据表2-2-10中的检查项目对实习健康管理师情况进行检查，并将检查结果和结果点评记录在表2-2-10中。

表2-2-10　脑卒中的诊断、院前处理和康复检查记录表(患者检查)

序号	检查项目	检查结果	结果点评
1	是否清楚说明操作目的	是□ 否□	
2	服务态度是否和蔼、语言是否亲切	是□ 否□	
3	操作过程中是否注意脑卒中患者的反应	是□ 否□	
4	整个操作是否轻稳、安全	是□ 否□	

教师根据表2-2-11中的检查项目对操作人员的任务完成情况进行检查，并将检查结果和结果点评记录在表2-2-11中。

表2-2-11　脑卒中的诊断、院前处理和康复检查记录表(教师检查)

序号	检查项目	检查结果	结果点评
1	是否按时完成任务	是□ 否□	
2	操作动作是否流畅	是□ 否□	
3	设备、用具及物品是否整理恢复	是□ 否□	
4	操作记录单是否填写准确、完整	是□ 否□	

任务小结

- 脑卒中的诊断、院前处理和康复
  - 脑卒中的诊断
    - 定义和分类
    - 临床表现
    - FAST评估法
    - 急性脑卒中的治疗
    - 脑卒中评估操作
  - 脑卒中患者的日常生活自理能力训练
    - 脑卒中患者的康复
    - 脑卒中患者的日常生活自理能力训练的重要性
    - 脑卒中患者的日常生活自理能力训练注意事项

任务三 老年患者急腹症的诊断和院前处理

教学资源

任务导入

场景：某养老机构自理区

人物：患者王先生、实习健康管理师小张

情节：王先生，年龄72岁，平素活动相对正常，既往有胆囊结石的病史。王先生在午饭进食油腻食物期间出现右上腹部急性阵发性腹痛，需要帮助。如果你是实习健康管理师小张，面对该情况应该如何处理？

任务目标

- 能够根据解剖标志，完成腹部的分区及对应脏器的分布和重要解剖位置的确定。
- 能够根据急腹症的临床表现、病史及检查，完成对患者的初步诊断。
- 能够根据急腹症的处理原则，针对急腹症患者的疼痛特点和部位等，完成急腹症的初步处置。

腹部的分区方法

任务实施

（一）急腹症患者评估

1.知识学习

（1）急腹症的定义

急腹症是指以急性腹痛为主要表现，发病急、进展快、病情重的一类腹部疾病，需要早期诊断和及时处理，一旦诊治不当，会给病人带来严重危害，甚至死亡。

腹部脏器的位置分布

(2)腹部重要解剖位置

胆囊点:胆囊点位于右侧肋弓下缘和右侧锁骨中线的交界点,是胆囊的腹壁投影点,如图2-3-1所示。

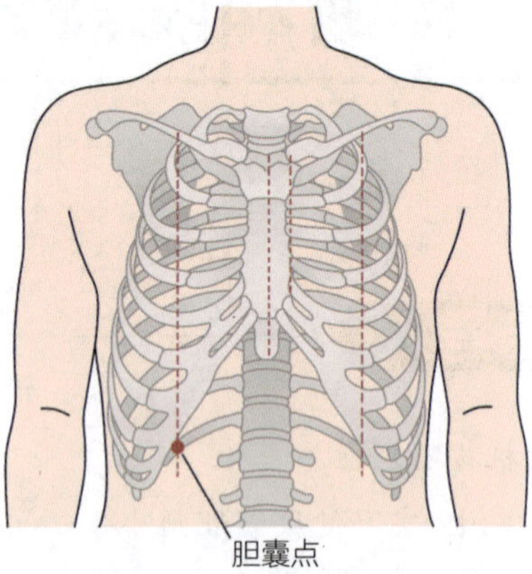

图2-3-1 胆囊点的位置

麦氏点:麦氏点即阑尾的体表投影点,位于脐与右侧髂前上棘连线的中外1/3位置,如图2-3-2所示。

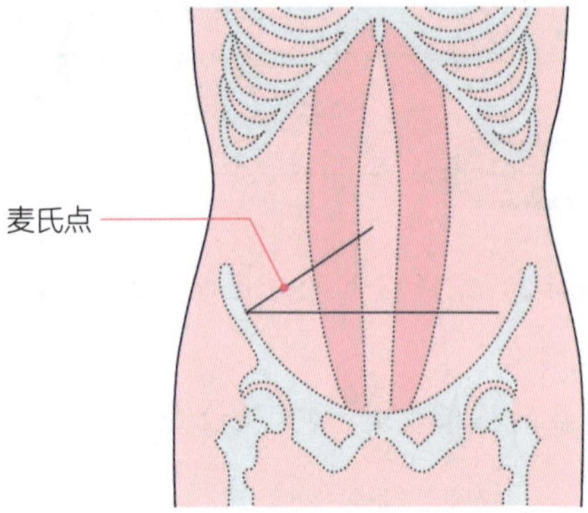

图2-3-2 麦氏点的位置

腹股沟区:如图2-3-3所示,是双侧前外下腹壁的一个三角形区域,左、右各一处,对称存在。腹股沟区的下界是腹股沟韧带,内界为腹直肌外侧缘,上界为髂前上棘至腹直肌外侧缘的一条水平线。

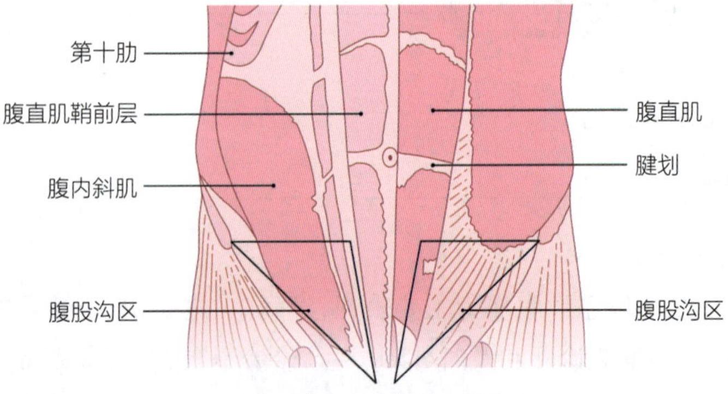

图2-3-3 腹股沟区的位置

肋脊角：肋脊角为第12肋骨与脊柱构成的夹角，如图2-3-4所示。其前为肾脏和输尿管上端所在的区域，是体格检查的重要骨骼标志。

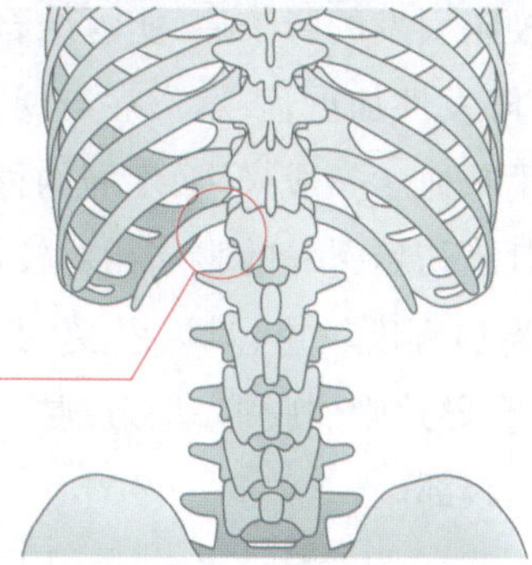

图2-3-4　肋脊角的位置

(3)急腹症的临床表现特点

1)急腹症的相关病史和诱因

急性胃肠炎患者常有不洁饮食病史(进食被污染或刺激性过强的食物)；急性胆囊炎、胆管炎患者常常有胆囊结石病史，因进食油腻食物而诱发；急性胰腺炎患者常因过量饮酒或暴饮暴食而诱发；胆源性胰腺炎患者既往会合并胆道系统结石；既往有腹部开刀手术史的患者或进食大量不易消化的食物(如柿子、山楂等易结成肠石的食物)的患者，易出现机械性肠梗阻；因输尿管结石出现腰腹部绞痛的患者既往常合并有肾结石病史；消化道穿孔的患者常常有胃溃疡或十二指肠溃疡病史；女性子宫内膜异位症引发的下腹部疼痛常与月经周期相关。

2)疼痛部位

一般腹痛起始的部位或疼痛最为明显的部位多为病变所在的部位，根据腹部分区和脏器位置的分布，可初步判断疾病的原发器官。胃、十二指肠疾病、急性胰腺炎等疼痛的初始部位多在中上腹部；急性胆囊炎、急性胆管炎的疼痛多在右上腹部，部分患者的疼痛会向右侧肩背部放射；80%~85%的急性阑尾炎患者为转移性右下腹疼痛，即患者初始感觉疼痛位置在脐周，6~8 h后疼痛转至右下腹，剩余15%~20%的患者初始疼痛部位即在右下腹部，而没有转移性右下腹疼痛的表现；小肠疾病引发的腹痛多在脐周围或中下腹部；膀胱炎、盆腔炎及妇科相关的疾病引发的疼痛位置多在下腹部；疼痛弥漫且剧烈，不能排除弥漫性腹膜炎、肠梗阻等严重疾病的可能；输尿管结石梗阻导致的肾绞痛，疼痛部位多为腰腹部，腰部疼痛较腹部明显。

急性腹痛的性质大致分为三类：

①持续性钝痛或隐痛，多为炎症性病变或出血性疾病，如消化性溃疡痛、急性阑尾炎，急性胰腺炎等。

②阵发性腹痛，多为空腔脏器（胃肠道）发生痉挛或梗阻性疾病，腹痛时间长短不一，疼痛有间歇，间歇期疼痛较轻，常见于机械性肠梗阻引发的肠绞痛、输尿管结石梗阻引发的肾绞痛、胆囊结石引发的胆绞痛。

③持续性腹痛伴有阵发性加重，表示炎症与梗阻同时存在，如胆绞痛合并胆囊炎，肠梗阻发生缺血。一般来讲，疼痛的程度可反映腹腔内病变的严重程度，如炎症性刺激初始引发的腹痛相对较轻，空腔脏器引起的梗阻、痉挛、扭转、缺血等疼痛程度较重，难以忍受，上消化道穿孔导致的胃酸对腹腔的化学性刺激会导致剧烈腹痛，呈刀割样，病人不敢活动甚至不敢深吸气，拒绝医生按压腹部。

举例来说，胆石症引发的胆绞痛多为右上腹部或中上腹偏右部位的阵发性绞痛，泌尿系统结石引发的肾绞痛多为腰腹部的阵发性绞痛，胆绞痛和肾绞痛疼痛剧烈，经常使患者坐立难安；肠梗阻或急性胃肠炎引发的肠管疼痛多为中腹部的阵发性肠绞痛，且常可闻及活跃或亢进的肠鸣音，排气或排大便后会有疼痛缓解；腹部的隐痛或钝痛多数为内脏性疼痛，如胃溃疡常常为上腹部的隐痛或钝痛，而溃疡一旦穿孔，会出现中上腹部剧烈刀割样疼痛，并向全腹部蔓延；中上腹部的持续性剧痛或阵发性加剧，可能为急性胃炎或急性胰腺炎；全腹部持续性的剧烈腹痛伴腹肌紧张或腹壁像“木板”一样强直，多为急性弥漫性腹膜炎，多数需要紧急手术。80%~85%的急性阑尾炎患者腹痛存在“转移性”的特点，即患者初始感觉疼痛位置在脐周，6~8 h后疼痛转至右下腹。

腹痛的伴随症状：急性胃肠炎患者的腹痛常常合并有腹泻、恶心呕吐；胆管炎患者引发的右上腹疼痛，部分会合并有皮肤和巩膜的黄染（黄疸）；膀胱炎引发的下腹疼痛常伴有血尿；消化性溃疡导致的上腹部疼痛多数伴有反酸、嗳气等表现；患者腹胀腹痛，伴有大量呕吐且停止排气排便，多为肠梗阻的表现；严重的急腹症（如消化道穿孔、肠扭转、出血坏死性胰腺炎、重症胆管炎）还会出现休克表现，需要特别警惕。

（4）麦氏点、胆囊点、腹股沟区位置确认操作

分别根据表2-3-1~表2-3-3进行麦氏点、胆囊点、腹股沟区位置确认。

表2-3-1 麦氏点位置确认

步骤	操作方法
1	找出腹部重要的解剖标志，如肋弓下缘、髂前上棘、剑突、脐、腹中线、腹股沟韧带等
2	脐和髂前上棘作连线
3	二者连线的中外1/3交界点做标记，是为麦氏点，即阑尾的腹壁投影

表 2-3-2　胆囊点位置确认

步骤	操作方法
1	找出腹部重要的解剖标志，如锁骨中线、肋弓下缘、髂前上棘、剑突、脐、腹中线、腹股沟韧带等
2	标记右侧锁骨中线
3	找到右侧肋弓下缘
4	右侧锁骨中线与右侧肋弓下缘的交界点，做出标记，此处即为“胆囊点”

表 2-3-3　腹股沟区位置确认

步骤	操作方法
1	找出腹部重要的解剖标志，如腹直肌外侧缘、腹股沟韧带、髂前上棘等
2	标记腹股沟韧带
3	标记腹直肌外侧缘
4	标记髂前上棘至腹直肌外侧缘水平线
5	三条线之间的三角形区域即为腹股沟区

温馨提示

○ 在对评估对象进行检查时，需征得其同意，并注意隐私保护和保暖。

2. 技能操作

以任务导入部分中患者王先生为例，应如何对他进行腹痛具体部位的评估？

(1)操作准备

在操作之前，需要做好必要的准备，见表 2-3-4。

表 2-3-4　急腹症患者评估操作准备

准备项目	具体要求
环境准备	□环境宽敞 □光线柔和 □室温适宜
健康管理师准备	□着装整洁 □洗手 □戴口罩 □修剪指甲 □知识准备
患者准备	□了解操作的目的、方法、注意事项及配合要点
用物准备	□医用橡胶模拟人 □笔 □长直尺

(2)操作过程

1)沟通评估

根据情景设置完成对患者的评估，并将评估内容填写到评估记录表表 2-3-5 中。此项操作推荐采用医用橡胶模拟人，使用模拟人可忽略此项沟通评估。

表 2-3-5 急腹症患者沟通评估记录表

沟通评估项目	沟通要求	评估内容	评估记录
评估神志	评估患者的神志状态，并进行语言沟通	神志状态，语言沟通正常与否	□是 □否
测量生命体征	测量生命体征（体温、脉搏、呼吸、血压）	评估患者生命体征是否平稳	□是 □否
安抚情绪	安抚伤者焦虑不安的情绪	语言温和，尽量安慰	□是 □否

2）操作实施

此项操作的主要目的为，使同学们加深对腹部分区的理解，能够自主进行腹部的分区，并能掌握不同分区的脏器分布。按照解剖标志的位置，独立找出胆囊点和麦氏点，并画出腹股沟区的范围，并将操作过程记录在表 2-3-6 中。

表 2-3-6 腹部分区及重要解剖位置确认操作记录表

操作项目	操作记录	
腹部分区	能够找出腹部重要的解剖结构，如肋弓下缘、髂前上棘、剑突、脐、腹中线、腹股沟韧带等	是否能准确找出以上解剖结构：□是 □否
	按照腹部四分法，用笔标出分区方法，以______和______（以______为中心，作一垂直线和水平线）将腹部划分为______、______、______、______四个区域	是否能准确标出分区方法：□是 □否
	模拟人腹部，指出描述腹部四分法右上腹/左上腹/右下腹/左下腹的脏器分布	是否能准确描述腹部四分法：□是 □否
	按照腹部九分法，用笔标出分区方法。腹部九区分区法包括两条水平线和两条垂直线：沿______作一水平线、再沿______作一水平线，再分别于______至______的中点作两条垂直线，将腹部分为______、______、______、______、______、______、______、______、______	是否能准确标出分区方法：□是 □否

续表

操作项目	操作记录	
麦氏点位置确认	找出腹部重要的解剖标志，如肋弓下缘、髂前上棘、剑突、脐、腹中线、腹股沟韧带等	是否能准确找出以上解剖标志：□是 □否
	______和______作连线，二者连线的______交界点做标记，是为麦氏点，即阑尾的腹壁投影	是否能准确找出麦氏点：□是 □否
胆囊点位置确认	找出腹部重要的解剖标志，如锁骨中线、肋弓下缘、髂前上棘、剑突、脐、腹中线、腹股沟韧带等，标记______，找到______	是否能准确找出以上解剖标志：□是 □否
	______与______的交界点，做出标记，此处即为“胆囊点”	是否能准确找出胆囊点：□是 □否
腹股沟区位置确认	找出腹部重要的解剖标志，如腹直肌外侧缘、腹股沟韧带、髂前上棘等	是否能准确找出以上解剖标志：□是 □否
	标记______，标记______，标记______至______水平线，三条线之间的三角形区域即为腹股沟区	是否能准确找出腹股沟区：□是 □否

（二）急腹症患者处置

1.知识学习

（1）呼叫急救和体位调整

急腹症属于较为严重的疾患，一旦发生，应迅速呼叫急救车。

急腹症发生后，腹痛的折磨常常使病人非常痛苦，此时需要语言温和地安抚患者，并帮助患者保持坐位或侧卧“蜷身”体位，以缓解腹部的疼痛刺激。

（2）神志和生命体征测量

判断患者的神志状态，并判断患者是否可进行正常语言沟通。由助手帮助测量患者的体温、心率、呼吸频率和血压情况，并做好记录。

（3）开放静脉补液

初步判断为急腹症发作的患者，应尽早开放静脉进行输液。如出现血压低、心率快等休克表现，则应加快输液速度。如患者出现心脏呼吸骤停，应就地进行心肺复苏。

腹部简要查体

(4)病史采集

神志清楚、对答正常和生命体征平稳的患者,应进行病史采集,并进行记录,之后交给专业的医务人员。病史询问应该简明扼要,不能拖延过长时间耽误后续诊治。病史的询问应以“急性腹痛”为主要线索,主要包括腹痛的诱因(进食油腻食物、刺激性食物、过期食物,饮酒,暴饮暴食,吞食异物等)、疼痛起始的时间、急性腹痛的部位、疼痛的性质(绞痛、钝痛、刀割样疼痛等)和疼痛程度、疼痛是否进展(疼痛范围是否有扩大、疼痛程度是否有加重等)、疼痛的伴随表现(如恶心呕吐、腹泻、血尿等)、疼痛的缓解方式(如排气、排大便后疼痛缓解等),并重点询问既往合并的疾病和既往的手术史,急性胆囊炎患者既往多合并胆囊结石,胃穿孔患者既往多合并胃溃疡病史,尿路结石引发的肾绞痛患者多合并肾结石病史。

(5)常见急腹症的触诊位置和方法

1)急性阑尾炎

急性阑尾炎大多数阑尾炎表现为转移性右下腹痛,少数阑尾炎患者自始至终一直为右下腹疼痛。阑尾的位置在右下腹部,脐与右侧髂前上棘连线的中外1/3处,称为麦氏点(McBurney点),此处的压痛常见于急性阑尾炎。

2)急性胆囊炎

急性胆囊炎患者常合并胆囊结石病史,进食油腻食物后出现右上腹阵发性绞痛。胆囊的腹壁投影称为“胆囊点”,位于右侧锁骨中线与肋缘的交界处。下压此处时,嘱患者深吸气,使胆囊位置随着膈肌位置下移而下移,手指向前伸,在胆囊点下方滑行触诊下移的胆囊。手指触碰到发炎的胆囊会引起疼痛,疼痛导致呼吸停止,称为Murphys征阳性,此为胆囊炎的特征性表现。

3)急性肠梗阻

急性肠梗阻患者常合并腹部开刀手术史,或大量进食柿子、山楂等难消化食物后出现的阵发性绞痛,常常表现为腹痛腹胀、恶心、呕吐,停止排气排便,腹部查体可见腹胀,中腹部压痛多见,压痛位置较为分散。如出现反跳痛或肌紧张,预示着梗阻加重,有肠坏死的风险。

4)上消化道穿孔

上消化道穿孔患者常合并溃疡病史,多为突发的上腹部剧烈疼痛,呈刀割样,并向全腹部蔓延,患者疼痛明显,痛苦难耐。腹部触诊时,常为全腹部压痛、反跳痛、肌紧张,甚至出现“板状腹”,往往需要尽快手术才能好转。

5)输尿管结石

输尿管结石患者突发性腰腹部绞痛,阵发性发作,疼痛较为剧烈,难以忍受,部分患者感觉腰痛更为明显,疼痛可以向会阴部放射,查体右下腹部一般压痛不明显,或仅仅为输尿管走行区域的深压痛,腰部肾区叩击痛(肋脊角处)明显,尿液检查常可见大量尿红细胞。

6)腹股沟嵌顿疝

腹股沟嵌顿疝患者腹股沟区出现球形包块,局部疼痛,不能缓解,包块无法还纳,压痛明显。再结合患者的既往腹股沟疝病史,即可初步诊断为"腹股沟嵌顿疝"。此种情况需要尽快就诊医院急诊,并及时手术。腹股沟区是双侧前外下腹壁的一个三角形区域,左右各一处,对称存在,腹股沟区的下界是腹股沟韧带,内界为腹直肌外侧缘,上界为髂前上棘至腹直肌外侧缘的一条水平线。

(6)急腹症相关检验检查

急腹症患者除以上处置外,仍然需要相关的检验检查,帮助判断疾病的严重程度,有条件的单位可完善检查,为后续治疗争取时间。

实验室检查:血常规检验白细胞、中性粒细胞水平和百分比可间接反映感染的严重程度,红细胞和血红蛋白水平可提示是否存在出血性疾病;肝肾功检查可观察是否存在肝肾功能损伤;尿常规检查可观察尿液是否存在红白细胞,是否存在尿路出血或感染;急性胰腺炎发作时,血尿淀粉酶会有明显升高。

超声检查:超声检查是急腹症患者的重要检查方法,可以对胆囊结石、胆囊炎、阑尾炎等提供诊断依据,对实质脏器(如肝脾)的损伤、破裂、肿瘤等诊断价值较大;

CT检查:CT检查对急腹症的鉴别价值很大,尤其是腹部增强CT检查对于病因不是很明确的诊断急腹症诊断意义很大。

(7)急腹症患者处置操作

对发生急腹症的患者进行腹部简要查体。

1)准备好查体所需用物,见表2-3-7。

表2-3-7 急腹症患者查体操作准备

准备项目	具体说明
体温计	红外体温计或水银体温计
秒表	用来测量心率和呼吸频率
血压计	自动血压计或水银血压计均可
医用手套	医用手套1副

温馨提示

○急腹症危急生命,一旦发现要及时就医。

○通过学习不断提升自身素养及技能,积极掌握相关急救知识与技能。当突发事件发生时,为急腹症患者争取更多的生机。急腹症患者非常痛苦,要积极掌握相关急救知识与技能,通过语言温和地安抚患者,并协助患者保持坐位或侧卧"蜷身"体位,以缓解腹部疼痛。

2)和患者解释简要查体的目的和内容，并对患者进行初步评估，见表2-3-8。

表2-3-8　急腹症患者初步评估内容及要求

沟通评估内容	沟通要求	评估内容
评估神志	评估患者的神志状态，并进行语言沟通	神志状态，语言沟通正常与否
测量生命体征	测量生命体征(体温、脉搏、呼吸、血压)	评估患者生命体征是否平稳
安抚情绪	安抚伤者焦虑不安的情绪	语言温和，尽量安慰
知情同意	告知检查伤口的必要性，需要剪除衣物时，获得知情同意 告知检查受伤部位的过程中可能出现不适感	检查受伤部位必要性的描述 知情同意是否顺利
询问疼痛部位	询问患者疼痛初始部位，疼痛性质，询问相关病史	把握问诊要点

3)腹部触诊

通过腹部触诊明确急腹症的可能病因和疾病的严重程度，并做出初步诊断。具体的操作流程见表2-3-9~表2-3-11。

微课 常见急腹症的触诊位置和方法

表2-3-9　腹部触诊步骤

步骤	操作方法
1	再次确认患者神志清楚，生命体征平稳
2	患者仰卧位，双腿屈曲，腹部放松，检查者位于患者右侧
3	模拟人腹部，指出描述腹部四分法右上腹/左上腹/右下腹/左下腹的脏器分布
4	手掌放于腹壁上，先适应片刻，感受患者腹壁肌肉的紧张度，以轻柔动作开始触诊，检查完一个区域后，手抬起离开腹壁，再检查下一个区域
5	左下腹开始，沿逆时针方向进行触诊，最后检查疼痛部位
6	压痛、反跳痛触诊：手指在压痛处停留片刻，然后迅速将手指抬起，观察患者疼痛有无突然加重
7.	阑尾麦氏点的确定，麦氏点压痛、反跳痛的触诊
8	胆囊点的确定，胆囊点压痛、反跳痛的触诊

表2-3-10 Murphys征触诊操作

步骤	操作方法
1	患者排尿后，仰卧位，双腿屈曲，腹部放松，检查者位于患者右侧，如图2-3-5所示
2	检查者左手放于患者右胸下部，左手拇指指腹钩压于右肋缘下"胆囊点"
3	嘱患者慢慢深吸气
4	吸气过程中，发炎的胆囊下移碰到用力下压的拇指，即引起疼痛，此为胆囊触痛
5	如果因剧烈疼痛而导致吸气中止，则称为Murphys征阳性

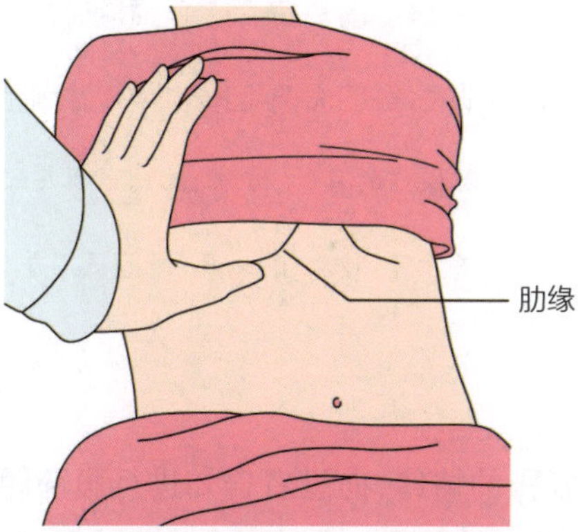

图2-3-5 Murphys征触诊

表2-3-11 肋脊角叩诊叫操作

步骤	操作方法
1	被检查者排尿后坐位，检查者站立于被检查者后方，如图2-3-6所示
2	确定"肋脊角"位置：即为第12肋与脊柱之间的夹角
3	检查者左手掌平放于肋脊角位置，右手握拳叩击左手背，1~2次后，询问是否感到疼痛；反复2~3次，确认被检查者的感觉

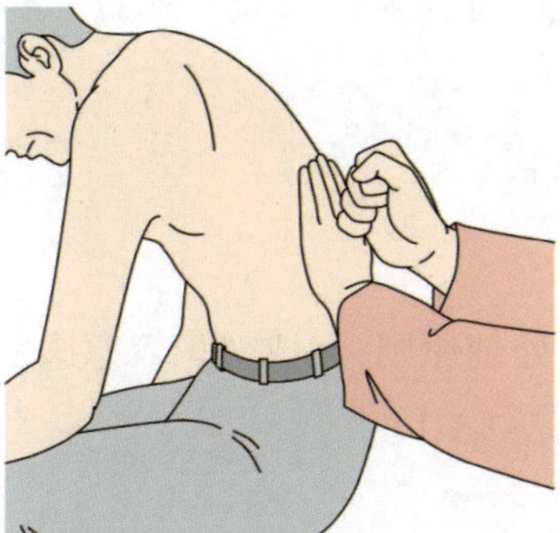

图2-3-6 肋脊角位置叩诊

温馨提示

○检查者在检查前须保持双手温暖，避免为被检查者带来不适感。检查者应具有同理心，尊重被检查者的需求和隐私。

2.技能操作

72岁的王先生既往有胆囊结石的病史，在午饭进食油腻食物期间出现右上腹部急性阵发性腹痛，需要帮助。实习健康管理师小张结合胆囊结石病史、疼痛部位、疼痛性质，初步考虑可能是急性胆囊炎发作。还有哪些办法可以帮助进一步诊断？如何对患者进行下一步处置？

(1)操作准备

在操作之前，需要做好必要的准备，见表2-3-12。

表2-3-12 急性胆囊炎患者诊断与处置操作准备

准备类型	准备记录
环境准备	□环境宽敞 □光线柔和 □室温适宜
实习健康管理师准备	□着装整洁 □洗手 □戴口罩 □修剪指甲 □知识准备
患者准备	□了解操作的目的、方法、注意事项及配合要点
用物准备	□体温计 □秒表 □血压计 □医用手套

(2)操作过程

1)沟通评估

安抚患者焦虑紧张的情绪，向患者告知进行腹部触诊，并告知必要性和可能带来的不适，获得患者的知情同意和配合，将评估内容填写到评估记录表表2-3-13中。

表2-3-13 急性胆囊炎患者沟通评估记录表

沟通评估内容	评估内容	是否完成
评估神志	神志状态，语言沟通正常与否	□是 □否
测量生命体征	评估患者生命体征是否平稳	□是 □否
安抚情绪	语言温和，尽量安慰	□是 □否
知情同意	检查受伤部位并进行必要性的描述，知情同意是否顺利	□是 □否
询问疼痛部位	把握问诊要点	□是 □否

2)操作实施

根据选择案例及处理原则，完成对患者急腹痛的院前处置，将操作记录是否合格记录在表2-3-14中。

表2-3-14 急性胆囊炎患者院前处置操作记录表

操作项目	操作记录	
腹部触诊	再次确认患者神志清楚、生命体征平稳	是否完成:□是 □否
	患者______,双腿屈曲,腹部放松,检查者位于患者______侧	
	模拟人腹部,指出描述腹部四分法右上腹/左上腹/右下腹/左下腹的脏器分布	
	手掌放于腹壁上,先适应片刻,感受患者腹壁肌肉的紧张度,以轻柔动作开始触诊,______,手抬起离开腹壁,再检查下一个区域	
	______开始,______时针进行触诊,最后检查______	
	压痛、反跳痛触诊:手指在压痛处______,然后______将手指抬起,观察患者疼痛有无突然加重	
	阑尾麦氏点的确定,麦氏点压痛、反跳痛的触诊	麦氏点是否存在压痛、反跳痛:□是 □否
	胆囊点的确定,胆囊点压痛、反跳痛的触诊	胆囊点是否存在压痛、反跳痛:□是 □否
Murphys征触诊操作	患者排尿后,______,双腿______,腹部放松,检查者位于患者______	
	检查者左手放于患者______,左手拇指指腹钩压于______	
	嘱患者慢慢______	
	吸气过程中,发炎的胆囊下移碰到用力下压的拇指,即引起疼痛,此为______	
	如果______,则称为Murphys征阳性	
	被检查者排尿______,检查者站立于被检查者______方	
肋脊角叩诊操作	确定"肋脊角"位置:即为______的夹角	
	检查者______手掌平放于肋脊角位置,______手握拳叩击______手背,1~2次后,询问是否感到疼痛;反复2~3次,确认被检查者的感觉	肾区叩击是否存在疼痛:□是 □否

检查评估

健康管理师按照表2-3-15中的检查项目进行自我检查，并将检查结果和自我点评记录在表2-3-15中。

表2-3-15 老年患者急腹症的诊断和院前处理检查记录表（自我检查）

序号	检查项目	检查结果	自我点评
1	是否穿好工作服并保持服装整洁	是□ 否□	
2	操作前是否洗净双手	是□ 否□	
3	是否对患者进行评估	是□ 否□	
4	用物是否准备正确、齐全	是□ 否□	
5	是否按照标准步骤进行操作	是□ 否□	
6	是否完成操作记录	是□ 否□	

患者根据表2-3-16中的检查项目对实习健康管理师情况进行检查，并将检查结果和结果点评记录在表2-3-16中。

表2-3-16 老年患者急腹症的诊断和院前处理检查记录表（患者检查）

序号	检查项目	检查结果	结果点评
1	是否清楚说明操作目的	是□ 否□	
2	服务态度是否和蔼、语言是否亲切	是□ 否□	
3	操作过程中是否注意急腹症患者的反应	是□ 否□	
4	整个操作是否轻稳、安全	是□ 否□	

教师根据表2-3-17中的检查项目对操作人员的任务完成情况进行检查，并将检查结果和结果点评记录在表2-3-17中。

表2-3-17 老年患者急腹症的诊断和院前处理检查记录表（教师检查）

序号	检查项目	检查结果	结果点评
1	是否按时完成任务	是□ 否□	
2	操作动作是否流畅	是□ 否□	
3	设备、用具及物品是否整理恢复	是□ 否□	
4	操作记录单是否填写准确、完整	是□ 否□	

任务小结

- 老年患者急腹症的诊断和院前处理
  - 急腹症患者评估
    - 理论知识
      - 急腹症的定义
      - 腹壁重要解剖位置
      - 急腹症临床表现特点
    - 操作实施
      - 麦氏点位置确认
      - 胆囊点位置确认
      - 腹股沟区位置确认
  - 急腹症患者处置
    - 处置流程
      - 呼叫急救和体位调整
      - 神志和生命体征测量
      - 开放静脉补液
      - 病史采集
      - 常见急腹症的触诊位置和方法
    - 腹部简要查体
      - 相关检查
      - 沟通评估
      - 物料准备
      - 腹部触诊
      - Murphys 征触诊
      - 肋脊角叩诊

教学资源

任务四 骨折的诊断和院前处理

任务导入

场景：某养老机构活动区

人物：伤者高先生，实习健康管理师小李

情节：高先生，年龄80岁，平素活动相对正常，但由于年龄较大，活动缓慢。高先生散步时不慎摔倒，右侧小腿撞击到路边的石块上，撞击力度较大。右侧小腿破损，出血，伴有剧烈疼痛，无法移动，右小腿可见变形。如果你是小李，怎样对高先生进行诊断与院前处理？

任务目标

- 能够对骨折伤者进行病情观察，完成评估和伤口检查，并安抚其情绪。
- 能够根据骨折的定义、临床表现和相关检查，完成对伤者的初步诊断。
- 能够根据不同骨折伤者的处理原则，针对骨折伤者的特点和部位等，判断其适宜的院前处理方式，完成骨折的初步处置。

任务实施

（一）骨折的诊断

微课 骨折的诊断

1.知识学习

（1）定义

骨折，即骨的完整性和连续性的中断。

(2)骨折的分类

1)根据骨折处皮肤和(或)黏膜的完整程度进行分类,如图2-4-1所示

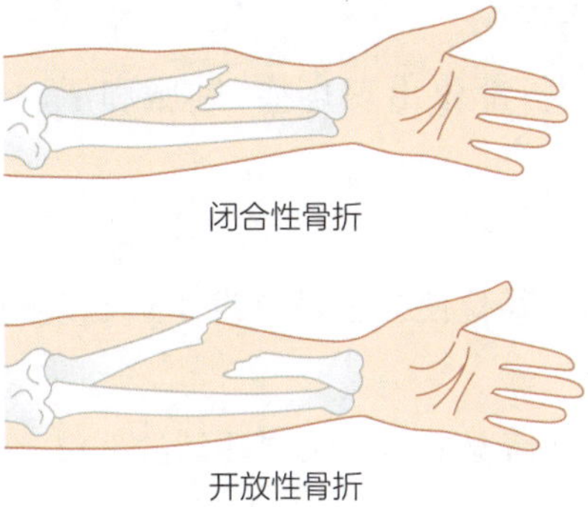

图2-4-1 闭合性骨折和开放性骨折

① 闭合性骨折:是指骨折位置的皮肤和(或)黏膜是完整的,损伤的骨与体外不相通。

② 开放性骨折:是指骨折部位的皮肤和(或)黏膜破损,损伤的骨断端与体外相通。

2)根据骨折的程度进行分类,如图2-4-2所示

①不完全骨折:骨的连续性只是部分中断,并未完全中断。

②完全骨折:是指骨的连续性和完整性全部中断。

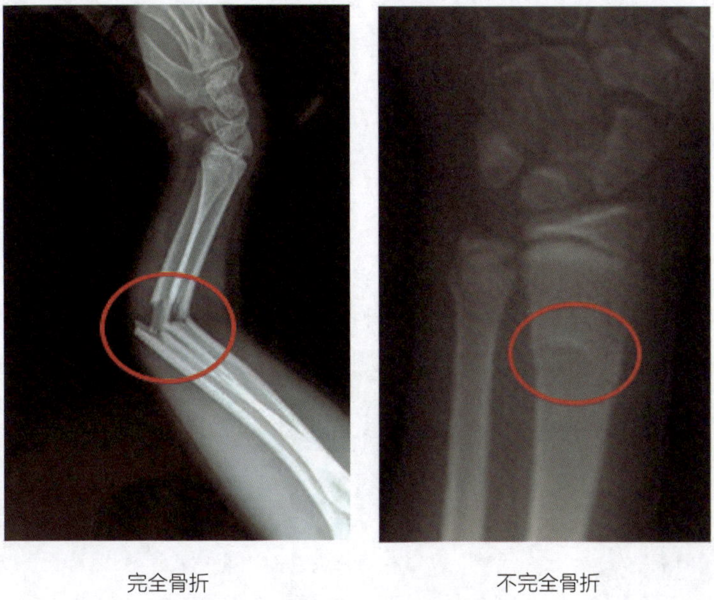

图2-4-2 不完全骨折和完全骨折

3)根据骨折端是否稳定进行分类

① 稳定性骨折:是指骨折断端不容易发生移位的骨折。

②不稳定骨折:骨折断端容易发生移位的骨折。

(3)骨折的临床表现和检查

1)全身表现

骨折如果造成大的血管破裂,会出现大量失血,导致失血性休克。

2)骨折的局部表现

①一般表现:骨折部位出现疼痛、肿胀和活动受限制或完全不能活动。

②特征性表现:

a.畸形:骨折部位移位使受伤肢体发生形态改变,表现为成角、旋转或缩短。

b.异常活动:正常情况下不会出现活动的部位,在骨折发生后可出现活动。

c.骨摩擦音或骨摩擦感:骨折后,受伤者活动时会出现受伤位置的骨折断端相互摩擦,产生骨摩擦音或骨摩擦感。

以上三者符合其一,即可诊断为骨折。重要的是,对于c条,仅限于受伤者在不明确自身受伤状态时,自己活动发现骨摩擦音或骨摩擦感,检查者不要刻意为之,以免加重损伤。对于少部分无移位的"裂缝骨折"(骨裂),可能不会出现以上三条表现,需要进一步X线检查或CT检查才能确诊。

3)骨折的检查

怀疑骨折的患者应进行X线或CT检查,可以发现临床中不易发现的不完全骨折、局部撕脱性骨折或无移位的深部骨折。即使临床已明确诊断为骨折,X线或CT检查也是必不可少的,它可以对骨折进一步分类提出指导,并为后续治疗提供信息。

(4)骨折检查操作

1)用物准备

准备好骨折检查所需用物,见表2-4-1。

表2-4-1 骨折检查用物准备

准备项目	具体说明
剪刀	剪刀为钝头(避免损伤伤者),但刀刃锋利(可剪开较厚的衣物)
体温计	红外体温计或水银体温计
秒表	用来测量心率和呼吸频率
血压计	自动血压计或水银血压计均可
医用手套	医用手套1副
换药包	确认包装无破损,换药包无过期情况

2)沟通评估

在进行伤口检查之前,需要先评估伤者的神志、是否可正常交流,以及生命体征是否存在异常(体温、心率、呼吸、血压),并与伤者沟通,询问受伤时间、受伤部位、受伤原因、受伤机制,询问病史,同时告知伤者检查伤口的紧急性和必要性,并安抚伤者焦虑不安的情绪,并获得伤者的同意和配合。

3)检查受伤部位

检查受伤部位的主要目的为:明确受伤部位的具体状态,完成骨折的初步诊断,阻止局部的快速出血。

2.技能操作

以任务导入部分中伤者高先生为例,应如何对他进行评估和检查?

(1)操作准备

在检查受伤部位之前,需要做好必要的准备,见表2-4-2。

表2-4-2 检查受伤部位操作准备

准备类型	准备记录
环境准备	□环境宽敞 □光线柔和 □室温适宜
实习健康管理师准备	□着装整洁 □洗手 □戴口罩 □修剪指甲 □知识准备
患者准备	□体位舒适,情绪稳定 □了解操作的目的、方法、注意事项及配合要点
用物准备	□剪刀 □体温计 □秒表 □血压计 □医用手套 □换药包

(2)操作过程

1)沟通评估

根据伤者表现对其进行评估,将评估内容填写到评估记录表2-4-3。

表2-4-3 骨折伤者评估记录表

沟通评估内容	评估要求	评估记录
评估神志	评估伤者的神志状态,并进行语言沟通	□是 □否
测量生命体征	测量生命体征(体温、脉搏、呼吸、血压)	□是 □否
病史询问	询问受伤时间,受伤部位,受伤机制	□是 □否
安抚情绪	安抚伤者焦虑不安的情绪	□是 □否
知情同意	告知检查伤口的必要性,衣物需要剪除,获得知情同意 告知检查受伤部位的过程中可能出现不适感	□是 □否

骨折伤者沟通评估

受伤部位的检查

温馨提示

○评估及实施处置的过程中,随时关注患者反应的同时,及时鼓励并引导其进行配合,对患者的配合给予充分的肯定及鼓励,增强其战胜疾病的信心,缓解其痛苦。

2)操作实施

遵照具体操作流程,逐步进行操作,并进行自我评估,将评估结果记录在表2-4-4中。

表2-4-4 骨折伤者评估与检查操作记录表

步骤	操作记录
1	再次确认伤者的神志和生命体征情况,确保伤者生命体征平稳,神志不好或生命体征不平稳的伤者,立即________,并开放静脉快速输液
2	充分暴露受伤肢体(采用剪刀将衣服剪开,暴露范围要超过________,避免________)
3	观察是否存在受伤部位的畸形(________)
4	正常不会出现活动的位置是否出现了________
5	观察受伤部位是否存在皮肤和软组织的破损、是否存在活动性出血。如存在活动性出血,采用________
6	观察受伤部位是否存在骨折断端由皮肤戳出(________将污染的骨折断端还纳回身体内,以免造成________)
7	检查者手指按压受伤部位时,是否存在________

(二)骨折伤者的初步处置

1.知识学习

(1)联系急救部门

明确骨折诊断之后,由助手联系急救车。

(2)判断伤者的神志和测量生命体征

首先判断伤者的神志是否清楚,与日常神志是否有明显变化,测量生命体征(体温,心率,呼吸,血压)。对神志不清、失去神志,而生命体征尚平稳的伤者,要保证其呼吸道通畅,并尽快联系救护车将伤者送至医院进行诊治;如伤者血压脉搏丧失,则需立即就地进行心肺复苏,并由助手开放静脉进行输液;对于出血较快较多,生命体征不平稳,考虑出现休克的伤者,应立即局部压迫出血部位,或近心端使用止血带阻断动脉血供,并由助手尽快开放静脉快速补液,纠正休克。出现以上情况的伤者,在医务人员到达之前应尽量减少搬动,就地开展抢救处置。

(3)骨折部位的处理

首先检查患处,若受伤部位肿胀明显,可用剪刀将伤者的衣袖或裤子剪开，减轻压迫，避免搬动或移动患肢，以免增加疼痛和副损伤。开放性骨折的伤者，伤口多数会有出血，局部可采用指压止血法、无菌纱布加压包扎止血，既可止血又可防止伤口的进一步污染；如果开放性伤口为大血管的喷射性出血，指压止血法和加压包扎法无法止血时，可在肢体伤口的近心端使用止血带阻断血管，用无菌敷料或清洁纱布包扎伤口，减少污染。止血带的使用压力和时间一定要进行记录，防止止血带阻断时间过长而出现远端肢体的缺血坏死，止血带不宜扎得过紧，以能止住出血为宜。一般止血带每隔1 h需要放松1~2 min，且使用时间一般不应超过4 h。包扎伤口时，戳出伤口外的骨折断端已经污染，不可轻易将其送回伤口内，以免加重污染。对于经过以上处理的开放性骨折和闭合性骨折，还需要对骨折肢体进行固定。可使用夹板对骨折位置进行固定，夹板要超过骨折处近端和远端的关节，其目的是避免骨折断端的进一步活动，以免损伤周围的组织，减轻受伤者的疼痛，便于接下来的转运工作。以上工作完成后，应尽快转运至医院进行治疗。

(4)骨折伤者初步处置操作

1)加压包扎

①准备好加压包扎所需用物，见表2-4-5。

表2-4-5 加压包扎用物准备

准备项目	具体要求
无菌纱布	确认包装无破损，无污染；无过期情况
绷带	2~3卷绷带
胶布	黏合能力较强的医用胶布(尽量避免纸质胶布等黏合力差的胶布)
换药包	确认包装无破损，换药包无过期情况

②在进行加压包扎前，需要先评估伤者神志和生命体征，并与伤者沟通，询问病史，询问受伤时间、受伤部位、受伤原因和受伤机制，以温和的态度与伤者沟通，告知加压包扎的目的、紧急性和必要性，并获得伤者的配合和同意。同时，应关注伤者的疼痛程度并予以处理，缓解伤者紧张焦虑的情绪。加压包扎前沟通评估的要求与内容见表2-4-6。

表2-4-6 加压包扎前沟通评估

沟通评估内容	沟通要求	评估内容
评估神志	评估伤者的神志状态，并进行语言沟通	神志状态，语言沟通正常与否

温馨提示

○加压包扎仅限于非大血管出血，对于大血管出血，单纯加压包扎无法充分止血，需要止血带进行止血。

续表

沟通评估内容	沟通要求	评估内容
测量生命体征	测量生命体征(体温、脉搏、呼吸、血压)	评估患者生命体征是否平稳
病史询问	询问受伤时间，受伤机制	问诊内容全面 简明扼要
知情同意	告知伤者进行加压包扎的目的和必要性，需要伤者配合加压包扎	加压包扎必要性的描述 知情同意是否顺利

③加压包扎操作流程

加压包扎适用于伤口出血无法自行停止的伤者，其目的为快速、有效地控制出血，减少血量丢失，防止出现失血性休克。加压包扎无法阻止大血管喷射性出血，此种情况多需要止血带进行止血。

做好准备工作后，按照表2-4-7内容逐步完成加压包扎止血操作，各项操作要轻柔，充分沟通，并关注伤者的疼痛变化，适当处理。

表2-4-7 加压包扎方法

步骤	操作方法
1	再次确认伤者神志和生命体征情况，确保伤者生命体征平稳
2	充分暴露受伤肢体(采用剪刀将衣服剪开，避免过度活动受伤肢体)
3	充分暴露伤口，除去伤口周围的污物
4	无菌纱布覆盖伤口，纱布应超过伤口2 cm
5	绷带略施压力，缠绕包扎伤口，绷带将纱布完全覆盖
6	检查绷带施加的压力恰好压迫阻止出血
7	检查绷带压力不可过紧，触摸远端肢体动脉搏动不受影响为宜；避免压力过大，导致远端肢体缺血

2)夹板固定

①准备好夹板固定所需用物，见表2-4-8。

表2-4-8 夹板固定物料准备

准备项目	具体说明
绷带	2~3卷绷带
毛巾	毛巾3~4块

续表

准备项目	具体说明
胶布	黏合能力较强的医用胶布(尽量避免纸质胶布等黏合力差的胶布)
换药包	确认包装无破损,换药包无过期情况
夹板	2~4块,长度要超过受伤部位的上下两处关节
无菌纱布	确认包装无破损,无污染;无过期情况

②在进行四肢骨骨折夹板固定前,需要先评估伤者的神志和生命体征,并与伤者沟通,询问病史,询问受伤时间、受伤原因、受伤机制,同时与伤者沟通进行夹板固定的紧急性和必要性,并获得伤者的配合和同意。夹板固定前的沟通评估内容见表2-4-9。

表2-4-9 夹板固定前沟通评估

沟通评估项目	沟通要求	评估内容
评估神志	评估伤者的神志状态,并进行语言沟通	神志状态,语言沟通正常与否
测量生命体征	测量生命体征(体温、脉搏、呼吸、血压)	评估患者生命体征是否平稳
病史询问	询问受伤时间,受伤机制	问诊内容全面;简明扼要
知情同意	告知伤者进行夹板固定的必要性,需要伤者配合	夹板固定必要性的描述情况 知情同意是否顺利

③夹板固定操作流程

夹板固定的目的为稳定骨折断端,防止移位,避免二次损伤,减少出血,缓解疼痛,便于搬运。做好准备工作后,按照表2-4-10内容逐步完成夹板固定操作。

表2-4-10 夹板固定方法

步骤	操作方法
1	再次确认伤者的神志和生命体征情况,确保伤者生命体征平稳
2	充分暴露受伤肢体(采用剪刀将衣服剪开,避免过度活动受伤肢体)
3	开放伤口需无菌纱布覆盖并固定,纱布应超过伤口2 cm(无开放性伤口者可忽略该条操作)

止血带止血

续表

步骤	操作方法
4	小腿骨折选择2块夹板(前臂骨折需4块夹板,以防止前臂旋转造成骨折断端移位),长度超过膝关节和踝关节,置于小腿内侧和外侧
5	固定前,在夹板和肢体之间铺垫毛巾,防止压伤
6	用绷带将夹板捆扎,松紧度以绷带可以上下移动1 cm为宜(不宜过紧,影响肢体远端血流灌注)

2. 技能操作

以任务导入部分中伤者高先生为例,应如何对其进行初步处置?

(1)操作准备

在操作之前,需要做好必要的准备,见表2-4-11。

表2-4-11 骨折伤者初步处置操作准备

准备类型	准备记录
环境准备	□环境宽敞 □光线柔和 □室温适宜
实习健康管理师准备	□着装整洁 □洗手 □戴口罩 □修剪指甲 □知识准备
患者准备	□了解操作的目的、方法、注意事项及配合要点
用物准备	□无菌纱布 □绷带 □胶布 □换药包 □毛巾 □夹板 □止血带 □计时器

(2)操作过程

1)沟通评估

根据情景设置完成对骨折伤者的评估,并将评估内容填写到评估记录表2-4-12中。

表2-4-12 骨折伤者初步处置评估记录表

沟通评估项目	沟通要求	评估内容	评估记录
评估神志	评估伤者的神志状态,并进行语言沟通	神志状态,语言沟通正常与否	□是 □否
测量生命体征	测量生命体征(体温、脉搏、呼吸、血压)	评估伤者生命体征是否平稳	□是 □否

续表

沟通评估项目	沟通要求	评估内容	评估记录
病史询问	询问受伤时间，受伤机制	问诊内容全面；简明扼要	□是 □否
知情同意	告知伤者进行操作的目的和必要性，需要患者配合操作	操作必要性的描述；知情同意是否顺利	□是 □否

2)操作实施

请根据以下设置的三种不同情景，完成相应的技能操作，并将操作内容分别记录在表2-4-13~表2-4-15中。

①如伤者伤口出血无法自行停止，及时进行加压包扎，将操作过程记录在表2-4-13中。

表2-4-13 加压包扎操作记录表

步骤	操作方法
1	再次确认伤者的神志和生命体征情况，确保伤者生命体征平稳
2	充分暴露受伤肢体(采用剪刀将衣服剪开，避免________)
3	充分________，除去伤口周围的污物
4	无菌纱布覆盖伤口，纱布应超过伤口________
5	绷带略施压力，缠绕包扎伤口，绷带将纱布完全覆盖
6	检查绷带施加的压力恰好________
7	检查绷带压力不可过紧，触摸________不受影响为宜；避免压力过大，导致远端肢体________

②伤者骨折部位需要夹板固定，便于搬运。将夹板固定操作过程记录在表2-4-14中。

表2-4-14 夹板固定操作记录表

步骤	操作方法
1	再次确认伤者的神志和生命体征情况，确保伤者生命体征平稳
2	充分暴露受伤肢体(采用剪刀将衣服剪开，避免过度活动______肢体)
3	开放伤口需______覆盖并固定，纱布应超过伤口______(______可忽略该条操作)

续表

步骤	操作方法
4	小腿骨折选择______夹板(前臂骨折需______夹板,以防止前臂旋转造成骨折断端移位),长度超过______和______,置于小腿内侧和外侧
5	固定前,在夹板和肢体之间铺垫毛巾,防止________________
6	用绷带将夹板捆扎,松紧度以绷带可以上下移______为宜(不宜过紧,影响肢体远端血流灌注)

③若伤者开放性四肢骨折可能会损伤肢体较大的血管,需使用止血带快速止血,将操作过程记录在表2-4-15中。

表2-4-15 止血带止血操作记录表

步骤	操作方法
1	位置选择:大腿或前臂中上______
2	患侧肢体抬高______min,增加回心血量(如受伤血管搏动性出血速度较快,可省略此步)
3	止血带部位内置衬垫物(如厚毛巾)
4	橡皮管止血带适当拉长拉紧,缠绕肢体______周,缠绕松紧程度以____________为宜______
5	记录止血带使用的开始时间:______
6	止血带每隔______h放开1次,松开时间为______min,并做好记录。整体使用时间不宜超过______h,否则会导致肢体缺血坏死。

检查评估

健康管理师按照表2-4-16中的检查项目进行自我检查,并将检查结果和自我点评记录在表2-4-16中。

表2-4-16 骨折的诊断和院前处理检查记录表(自我检查)

序号	检查项目	检查结果	自我点评
1	是否穿好工作服并保持服装整洁	是□ 否□	
2	操作前是否洗净双手	是□ 否□	

续表

序号	检查项目	检查结果	自我点评
3	是否对伤者进行评估	是□ 否□	
4	用物是否准备正确、齐全	是□ 否□	
5	是否按照标准步骤进行操作	是□ 否□	
6	是否完成操作记录	是□ 否□	

伤者根据表2-4-17中的检查项目对实习健康管理师情况进行检查，并将检查结果和结果点评记录在表2-4-17中。

表2-4-17 骨折的诊断和院前处理检查记录表(伤者检查)

序号	检查项目	检查结果	结果点评
1	是否清楚说明操作目的	是□ 否□	
2	服务态度是否和蔼、语言是否亲切	是□ 否□	
3	操作过程中是否注意骨折伤者的反应	是□ 否□	
4	整个操作是否轻稳、安全	是□ 否□	

教师根据表2-4-18中的检查项目对操作人员的任务完成情况进行检查，并将检查结果和结果点评记录在表2-4-18中。

表2-4-18 骨折的诊断和院前处理检查记录表(教师检查)

序号	检查项目	检查结果	结果点评
1	是否按时完成任务	是□ 否□	
2	操作动作是否流畅	是□ 否□	
3	设备、用具及物品是否整理恢复	是□ 否□	
4	操作记录单是否填写准确、完整	是□ 否□	

任务小结

- 骨折的诊断和院前处理
  - 骨折的诊断
    - 理论知识
      - 骨折的定义
      - 骨折的分类
      - 骨折的临床表现和检查
    - 技能操作
      - 用物准备
      - 沟通评估
      - 检查受伤部位
  - 骨折伤者的初步处置
    - 处置流程
      - 联系急救部门
      - 判断伤者神志
      - 测量生命体征
      - 骨折部位的处理
    - 技能操作
      - 加压包扎
      - 夹板固定

任务五　老年五官科常见急性疾病管理

教学资源

任务导入

场景：某养老机构

人物：健康管理员小王、患者李先生

情节：李先生一直以来血压比较高，控制不佳。一天晚上，李先生大便后突然出现鼻腔出血，速度快，不容易止住，眼睛近期也有不适，感觉视力下降。健康管理员小王应当采取什么样的措施，来帮助李先生呢？

任务目标

- 能够根据老年人鼻腔的解剖生理特点，鼻出血的病因、发病特点及治疗原则，完成相关基础知识的学习和初步的鼻腔止血处理。
- 能够根据老年人急性闭角型青光眼的症状等进行老年人眼部的基本检查，完成老年人眼部情况的初步评估。
- 能够根据视网膜出血的症状和处理原则，完成初步评估及对应的视力检查和眼部检查。

任务实施

（一）急性鼻出血的健康管理

1. 知识学习

（1）鼻腔解剖

人的鼻腔由鼻中隔和鼻腔外侧壁所组成，如图 2-5-1 所示，如果沿鼻梁所在的垂直平面(图a)剖开,可以看到鼻腔内复杂的结构。鼻腔外侧壁(图b)结构包括下鼻甲、中鼻甲和上鼻甲,还包括鼻窦的开口;鼻中隔(图c)由骨和软骨及表面的黏膜组成。鼻腔拥有丰富的血供,在某些情况下,动脉或静脉或毛细血管破裂,就会出现鼻出血的情况。

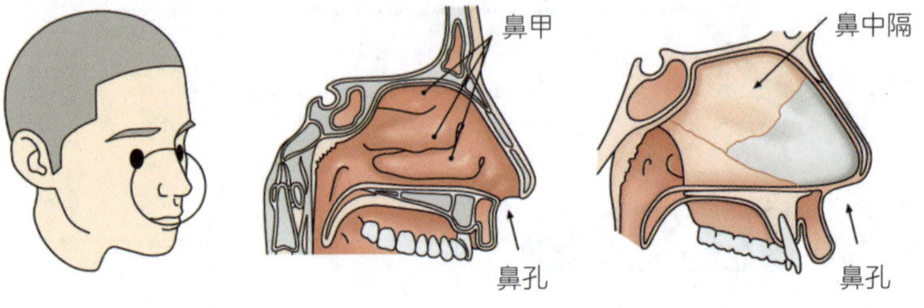

(a)鼻梁所在的垂直平面　(b)鼻腔外侧壁　(c)鼻中隔

图2-5-1　鼻腔解剖结构

鼻出血的常见因素

(2)鼻出血的病因

鼻出血是老年人最常见的五官科急症。最常见的原因是鼻腔、鼻窦本身的病变,但也有可能是邻近鼻腔的部位,如鼻咽部、颅内海绵窦等病变出血经鼻腔溢出。某些全身性疾病也有可能会导致鼻出血。

鼻出血临床表现为突发的鼻腔出血,可能会一侧,也可能会双侧。也有患者出血部位靠近后方,出血自口腔吐出或口、鼻同时出血。一般来讲,因为鼻腔局部因素引起的出血,往往出血位于一侧鼻腔,全身因素所致的鼻出血,可能会双侧鼻腔出血或双侧交替出血。

对于老年患者而言,主要的出血因素与高血压、动脉硬化有关,也有些患者因心脑血管疾病因素长期应用抗凝药物导致凝血能力不佳。常见出血部位如图2-5-2所示,最常见的出血部位是位于鼻中隔的小血管破裂(a),次常见因素为鼻腔外侧壁上的静脉丛破裂出血(b)。因凝血因素所致的鼻出血可能表现为黏膜的渗血。图a所示鼻中隔面上的小动脉易出血部位,又称"黎氏区"。图b所示鼻腔后部位于鼻腔外侧壁的易出血部位,又称"吴氏鼻-鼻咽静脉丛"。

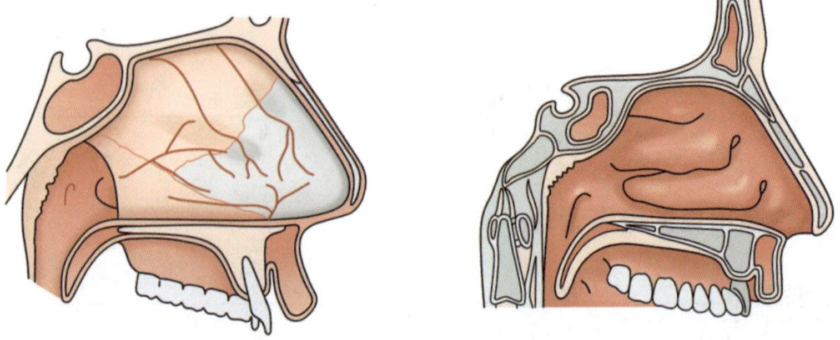

(a)鼻中隔小血管破裂　(b)鼻腔外侧壁静脉丛破裂

图2-5-2　老年患者鼻腔易出血的部位

(3)鼻出血的治疗

鼻出血属于急症,基本原则是:急治其标,缓治其本。

急性出血时期,首要任务是进行止血处理,避免失血过多。具体过程见图2-5-3。

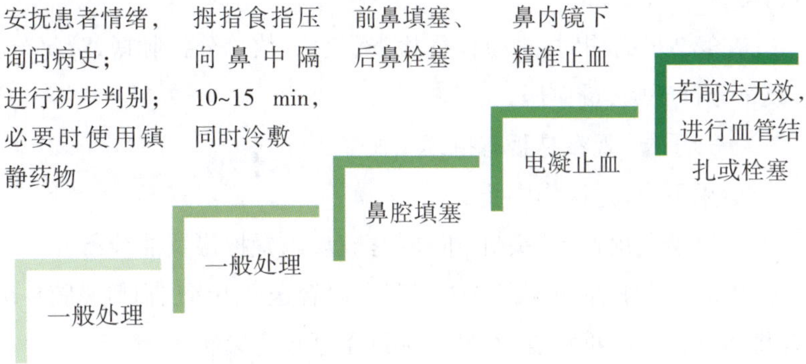

图2-5-3 鼻出血急性期的处理流程

当患者度过鼻出血急性期后,应及时进行全身情况的评估及处理,包括:

1)密切检测血压情况,控制血压处于平稳状态。

2)适当调整抗凝药物的使用。

3)注意营养支持,给予高热量易消化饮食。

4)注意有无失血性贫血、休克、心脏损害等情况,及时处理。

5)寻找其他潜在病因并进行处理。

(4)手指压迫及鼻腔填塞止血操作

1)沟通评估

在操作前,需要先与患者沟通,收集评估信息。评估信息包括以下几点。

① 症状:收集病史,包括鼻出血的侧别、出血量、患者一般情况等。

② 体征:初步查体,包括生命体征、出血侧别、出血速度,判断病情严重程度,与病史相互印证。

③操作许可:与患者沟通接下来可能需要的紧急处理。

2)物料准备

① 操作空间:需要一间独立的屋子。如果患者卧床不便起身,也可以在床旁操作,注意通过拉帘等方式来保护患者的隐私。

② 操作体位:如果患者身体情况允许,应者采取坐位,操作者坐姿处理,视线与患者鼻部处于同一高度。如果患者身体情况不允许,应采取床上侧卧位,避免血直接流入下咽喉部造成呛咳。

③ 操作器械:2块以上凉毛巾,血压计,听诊器,秒表,头灯,枪状镊,

鼻出血止血处理

微课 鼻出血的治疗

温馨提示

○在查看患者情况时,需安抚患者情绪,做好心理准备等。嘱患者保持平静,避免慌张。

温馨提示

○如果有低血压甚至休克表现，及时开放静脉、补液。

油纱条，换药盘，压舌板。

3)操作步骤

①嘱咐患者用拇指和食指同时向鼻中隔方向按压，同时低头、张口。

②用凉毛巾敷在患者额部及后颈部，及时更换毛巾。和第1步同时进行，持续10~15 min。

③在第2步的同时，进行体征检查，包括：数每分钟脉搏，听每分钟心率，数每分钟呼吸，量血压。

④松开手指，观察是否有持续出血。

⑤如果不出血，操作中止。

⑥出果继续出血，戴头灯、准备换药盘，内置枪镊及油纱条。

⑦头灯照明下，用枪状镊夹持油纱条轻轻送入患者出血侧鼻腔5~6 cm，轻轻将油纱条向上推移，继续塞入油纱条至较为紧实。

⑧观察鼻腔有无再出血，张口，压舌看咽部有无血向下流。

⑨如果有鼻或口持续出血，送专业医疗机构进一步处理。

2.技能操作

以任务导入部分中患者李先生为例，应如何对处理其鼻出血症状？

(1)操作准备

在鼻出血处理前，需要做好必要的准备，见表2-5-1。

表2-5-1　鼻出血处理操作准备

准备类型	准备记录
环境准备	□环境宽敞 □光线柔和 □室温适宜
实习健康管理师准备	□着装整洁 □洗手 □戴口罩 □修剪指甲 □知识准备
患者准备	□了解操作的目的、方法、注意事项及配合要点 □如果身体情况允许，患者采取坐位，一般坐在椅子上
用物准备	□凉毛巾 □血压计 □听诊器 □秒表 □头灯 □枪状镊 □油纱条 □换药盘 □压舌板

(2)操作过程

1)沟通评估

在操作前，需要先与患者沟通，收集评估信息，并将评估内容填写到表2-5-2中。

表2-5-2 鼻出血患者沟通评估记录表

沟通评估项目	沟通要求	评估内容	是否完成
症状	收集病史	包括鼻出血的侧别、出血量、患者一般情况等	□是 □否
体征	初步查体	包括生命体征、出血侧别、出血速度，判断病情严重程度，与病史相互印证	□是 □否
操作许可	与患者沟通，接下来需要的紧急处理	安抚患者情绪，做好心理准备等。嘱患者保持平静，避免慌张	□是 □否

2)操作实施

根据所选案例患者情况，对其进行操作处理，将操作记录在表2-5-3中。

表2-5-3 鼻出血处理操作记录表

步骤	操作步骤
1	症状询问：______________________
2	嘱咐患者用_____和_____同时向鼻中隔方向按压，同时_____
3	用凉毛巾敷在患者_____，不凉及时更换。和第2步同时进行，持续_____min
4	在第3步的同时，进行体征检查 数每分钟脉搏：_____次 听每分钟心率：_____次 数每分钟呼吸：_____次 量血压：_____mmHg 判断生命体征是否正常：□是 □否：__________
5	如果有_____表现，及时开放静脉、补液
6	松开手指，观察是否_____
7	是否中止出血：□是，操作中止 □否，处置：______________________________
8	头灯照明下，用枪状镊夹持油纱条轻轻送入患者出血侧鼻腔约_____，轻轻将油纱条_____推移，继续塞入油纱条至_____
9	观察鼻腔有无再出血，张口，压舌看_____有无血向下流
10	如果有_______________情况，送专业医疗机构进一步处理

(二)急性闭角型青光眼的健康管理

1.知识学习

(1)急性闭角型青光眼

1)急性闭角型青光眼的定义

急性闭角型青光眼是一种以房角突然关闭,房水外流受阻,导致眼压急剧升高并伴有相应症状和眼前段组织病理改变为特征的眼病,如图2-5-4所示,多见于50岁以上老年人,发病的男女之比约为1:2,可双眼先后或同时发病。情绪激动,暗室停留时间过长,局部或全身应用抗胆碱药物,长时间阅读,疲劳和疼痛均可诱发本病。图2-5-5中所示急性闭角型青光眼为急性发作期,可以看到结膜充血,角膜雾状水肿,前房浅,瞳孔呈散大状态。

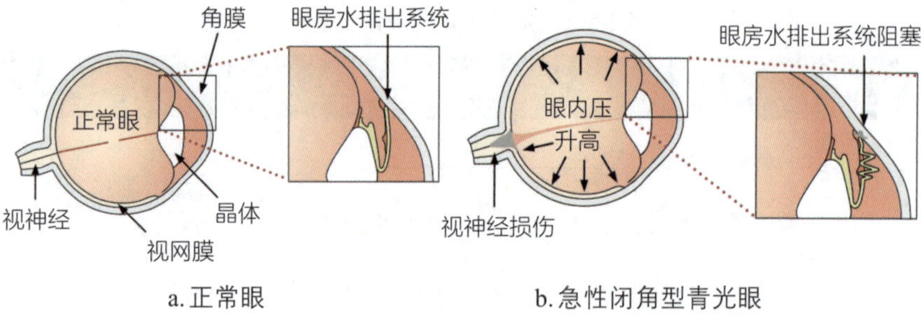

图2-5-4 青光眼发病机制

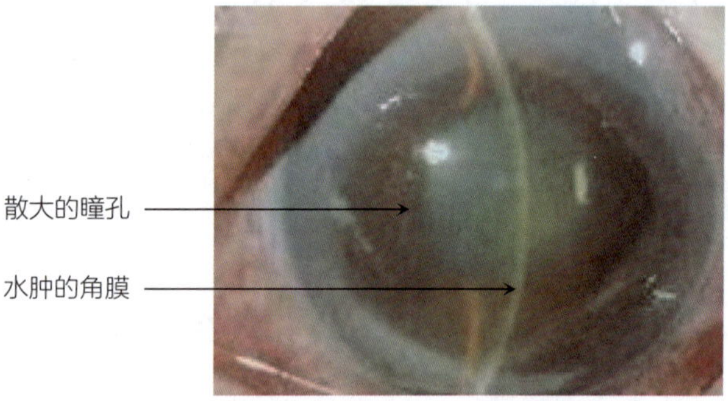

图2-5-5 混浊的晶状体和透明的晶状体

2)急性闭角型青光眼的表现症状

急性闭角型青光眼主要表现为发病眼同侧剧烈头痛、眼痛、畏光、流泪、视力急剧下降,可伴有恶心、呕吐等全身症状。体征有眼睑水肿,混合性充血,角膜上皮水肿,可有"虹视"的主诉。眼部检查时可看到眼前房极浅,瞳孔中等散大,常呈竖椭圆形,对光反射消失等现象。眼压(正常值为10~22 mmHg)常在50 mmHg以上。如若不配备眼压计情况下也可通过指测眼压来评估患者眼压情况。请患者轻闭双眼,将双手食指指腹交替轻按上眼睑部位眼球,感觉此时压力与鼻头压力进行比较。如果按压双眼眼球感觉与按压鼻头时感觉类似，提示眼压基本在正常范围；如果指腹按压眼球感觉与触摸口唇感觉类似，提示眼压偏低；如果按压眼球感觉与按压额头感觉相似，提示眼压偏高。

(2)操作实施

1)病史采集

进行病史采集前，需要与患者建立良好沟通，学会倾听，在倾听的基础上加以引导，得到完整、正确、有效的病史信息。

①了解患者视力下降性质，是否为急性视力下降，是否有头痛、眼痛、畏光、流泪、恶心、呕吐等伴随症状。

②了解患者个人史，包括患者生活方式及生活环境。

③了解患者既往史，既往有无糖尿病史、心脑血管疾病史、糖皮质激素长期使用史等。

2)检查

使用简易视力表对患者视力进行粗测，检查前需与患者沟通，告知患者检查目的及内容，取得患者同意以及理解配合。如果没有视力表，我们可以让患者在不同的距离分辨健康管理员手指指数从而粗略估计患者视力情况。注意：双眼交替遮盖进行，一般习惯先右后左，见表2-5-4。

表2-5-4　视力检查

内容	操作步骤及注意事项
环境准备	需要处在光线充足环境中
设备准备	简易视力表
体位准备	视力表与患者眼部同高，若患者身体情况不允许，可坐、卧进行检查
视力记录	视力表
	指数：右眼(5 m、1 m、0.3 m、光感)，左眼(5 m、1 m、0.3 m、光感)

2.技能操作

某养老机构中，王女士昨天因一件生活琐事非常生气，今日晨起后发现右眼看不清东西，而且右眼胀痛、磨涩、伴随右侧偏头痛，还有恶心的感觉，休息后不适感没有缓解。

此外，李女士既往有糖尿病史，今日晨起后发现右眼看不清东西，10 min后左眼也看不清东西。

如果你是健康管理员小王，该如何处理王女士和李女士的症状，应当

视网膜出血

注意事项

○视网膜出血在病变初期，如及时治疗，一般可以取得良好治疗效果，挽救视力。但很多患者往往直到影响视力才就医，因而错失良机，造成双目失明。

眼部检查

采取什么样的措施？

(1)操作准备

在进行操作之前，需要做好必要的准备，见表2-5-5。

表2-5-5　视力、眼部检查操作准备

准备类型	准备记录
环境准备	□视力检查选择_______环境，眼部检查选择_______的房间。
健康管理员准备	□着装整洁 □洗手 □戴口罩 □修剪指甲 □知识准备_______姿势检查，视线_______高度。
患者准备	□了解操作的目的、方法、注意事项及配合要点 □如果身体情况允许，患者采取_______
用物准备	视力表。按视力表标注距离从_______开始依次_______辨认视标，以患者能够清楚辨认的_______为准。
	□眼压计/指测眼压
	□裂隙灯/瞳孔笔灯。观察患者角膜、前房、瞳孔、晶状体情况。

(2)操作过程

1)沟通评估

在视力、眼部检查前，需要先与患者沟通，收集评估信息，见表2-5-6。

表2-5-6　视力、眼部检查评估记录表

沟通评估项目	沟通要求	评估记录
症状	初步判断视力下降性质，是否为急性下降，有无其他伴随症状	□是 □否
个人史	患者生活方式及生活环境	□是 □否
既往史	既往有无糖尿病史、心脑血管疾病史、糖皮质激素长期使用史等	□是 □否

2)操作实施

根据视力检查、眼部检查的操作步骤及注意事项，分别对患者进行视力检查、眼部检查，并将操作过程记录在表2-5-7中。

表2-5-7 视力、眼部检查操作记录表

检查项目		操作方法
视力检查		需要处在______环境中
		视力表与______同高，若患者身体情况不允许，可坐、卧进行检查。 双眼______遮盖进行，一般习惯______ 如果没有视力表情况下，可以让患者在______分辨健康管理员手指指数从而粗略估计患者视力情况。
		视力表 右眼□ 左眼□
		指数 右眼 5 m□ 1 m□ 0.3 m□ 光感□ 左眼 5 m□ 1 m□ 0.3 m□ 光感□
眼部检查	环境准备	在______环境的房间内进行
	设备准备	检查设备为裂隙灯（若无裂隙灯，______可临时替代）、眼压计（若无眼压计则______眼压）
	体位准备	______为最佳检查体位，若患者身体情况不允许，健康管理员可站立于患者床旁______进行检查
	眼压测量	右眼______mmHg 左眼______mmHg
		右眼 高□ 正常□ 低□ 左眼 高□ 正常□ 低□
	眼部其他情况	观察患者 有□ 无□ 异常情况
	健康指导	结合症状、眼部检查等考虑是否为急性闭角型青光眼： □是，建议患者前往专业医疗机构治疗 □否

检查评估

健康管理师按照表2-5-8中的检查项目进行自我检查，并将检查结果和自我点评记录在表2-5-8中。

表2-5-8 老年五官科常见急性疾病管理检查记录表(自我检查)

序号	检查项目	检查结果	自我点评
1	是否掌握急性视力下降常见病基础知识	是□ 否□	
2	物料准备是否完善	是□ 否□	
3	是否穿护理服并保持服装整洁	是□ 否□	
4	操作前是否洗净双手	是□ 否□	
5	是否对老年人身体状况进行评估	是□ 否□	
6	使用视力表、眼压计、裂隙灯/瞳孔笔等工具前是否进行安全检查	是□ 否□	
7	是否按照标准步骤进行操作	是□ 否□	
8	是否完成操作记录	是□ 否□	
9	是否完成健康指导	是□ 否□	

患者根据表2-5-9中的检查项目对健康管理师的服务情况进行检查，并将检查结果和结果点评记录在表2-5-9中。

表2-5-9 老年五官科常见急性疾病管理检查记录表(患者检查)

序号	检查项目	检查结果	结果点评
1	是否清楚说明病史采集目的	是□ 否□	
2	是否清楚说明检查的大概内容	是□ 否□	
3	服务态度是否和蔼、语言是否亲切	是□ 否□	
4	是否协助调整检查姿势	是□ 否□	
5	眼部检查是否轻稳、安全	是□ 否□	
6	健康指导是否明确、易懂	是□ 否□	

教师根据表2-5-10中的检查项目对健康管理师的任务完成情况进行检查，并将检查结果和结果点评记录在表2-5-10中。

表2-5-10 老年五官科常见急性疾病管理检查记录表(教师检查)

序号	检查项目	检查结果	结果点评
1	是否掌握急性视力下降常见疾病的基础知识	是□ 否□	
2	是否熟练掌握急性视力下降相关操作检查	是□ 否□	

续表

序号	检查项目	检查结果	结果点评
3	设备、用具及物品是否整理恢复	是□　否□	
4	实训床位是否整理干净(示例)	是□　否□	
5	工作页填写是否准确、完整(示例)	是□　否□	

任务小结

- 老年五官科常见急性疾病管理
  - 急性鼻出血的健康管理
    - 知识储备
      - 鼻腔解剖
      - 鼻出血相关
        - 病因
        - 治疗
        - 止血操作
    - 技能操作
      - 鼻出血后，沟通与物料准备
      - 鼻止血操作
  - 急性闭角型青光眼的健康管理
    - 急性闭角型青光眼
      - 定义
      - 表现症状
    - 技能操作
      - 病史采集
      - 视力、眼部检查

情境三
老年常见精神障碍的评估和干预

情境介绍

随着我国老龄化进程的加快，老年人群的精神心理问题也成为突出的社会问题，受到大众的关注。一方面，社会角色的改变、躯体疼痛及慢性躯体疾病等因素使得老年人更容易出现情绪和认知问题。另一方面，老年人在情绪表达方面的不足，对医疗资源获取能力的下降，使得他们更需要得到专业人员的帮助。与之相对应的是国内的精神科医生和心理咨询师资源严重不足。因此，在康养机构普及老年精神疾病诊疗知识，提高机构人员在筛查和早期干预方面的能力，对于提高老年人的生活质量和降低病死率意义重大。

本情境中，我们基于老年人群常见的精神障碍设定了两个任务：老年人情绪相关问题的评估和干预，老年人认知相关问题的评估和干预。我们详细描述了这两种情况的临床表现，评估方法和应对技巧，以期学生通过学习能初步筛查、早期干预和及时转诊。如果学生对这部分知识感兴趣，也可以进一步学习相关的知识。我们期待老年康养机构中涌现更多对精神心理问题感兴趣的人才。

项目目标

- 能够了解老年常见情绪相关问题的表现及特点，结合老年人身心状况，完成对老年人常见情绪相关问题的评估及干预。

- 能够完成认识行为评估及情绪行为症状评估，能够识别老年认识行为及情绪行为症状，结合老年人身心状况，完成老年人认识行为及情绪行为的评估。

任务一　老年人情绪相关问题的评估和干预

任务二　老年人认知相关问题的评估和干预

任务一　老年人情绪相关问题的评估和干预

教学资源

任务导入

场景：某养老机构

人物：健康管理员小李、患者张阿姨

情节：张阿姨自从退休前就出现了睡眠问题。她每天晚上需要躺在床上半个小时才能入睡，睡着以后稍有动静就会醒来。如果因为某些原因导致睡眠环境改变，她的睡眠会更差。张阿姨总担心自己的睡眠问题，如果哪天没睡好，第二天的脾气也会变差。她还特别看重自己的午睡，无论如何午饭后也要睡上一觉。自从半年前进入养老院后，她的睡眠情况一直不理想，时常向工作人员抱怨床不舒服、房间太吵。健康护理员小李需要根据张阿姨的情况判断其失眠原因和类型，并做出干预指导。如果你是健康管理员小李，应怎么做？

任务目标

- 能根据老年人失眠的特点，完成对患者失眠原因和类型的判断。
- 能根据失眠的干预方式及特点，结合老年人实际情况，通过倾听和共情的技巧与老年人建立关系，完成对失眠患者的非药物干预指导。
- 能够依据抑郁症的临床表现和评估方法，结合老年人身心状况，完成老年抑郁症评估。
- 能够依据抑郁症自杀风险的评估方法，结合老年人身心状况，完成对老年抑郁症患者自杀风险的评估。

任务实施

（一）睡眠障碍的判断

1.知识学习

（1）睡眠障碍的表现

正常的睡眠包括睡眠潜伏期（入睡过程）和睡眠期。睡眠期包括快速眼动睡眠（REM期）和非快速眼动睡眠（非REM期），梦境出现于REM期，非REM期又包括浅睡眠和深睡眠（SWS期）。经过入睡过程进入睡眠期后，人们会经历浅睡眠-深睡眠-REM期，此为一个循环，经过5~6个循环后睡眠过程结束，整个睡眠时长在成年人为6~8 h。成年人的睡眠节律模式如图3-1-1所示。一般来说，睡眠时长和睡眠质量会随着年龄的增长而减少和变差。老年人的睡眠节律模式如图3-1-2所示，老年人入睡时间延长，深睡眠N3期的时长变短，夜间觉醒的次数增多。

睡眠障碍主要表现为睡眠时长减少、睡眠质量下降和主观睡眠感缺失等。失眠是老年人常见的睡眠障碍类型，与其他精神疾病关系密切，共病率高。失眠可表现为入睡困难、夜间易醒或早醒。积极关注和改善老年人的失眠问题，对于提高他们的生活质量至关重要。

睡眠障碍的类型

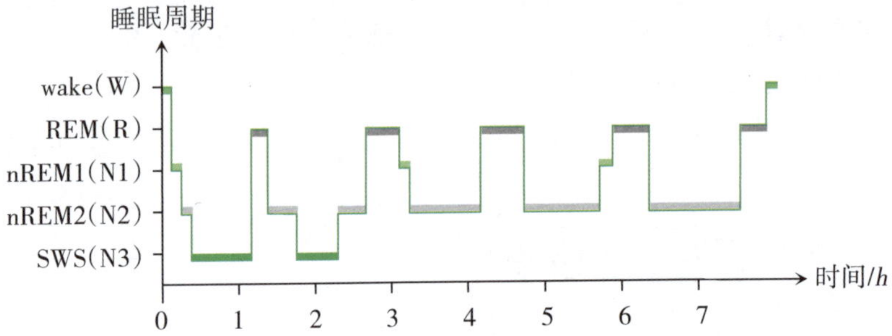

图3-1-1 成年人的睡眠节律模式图

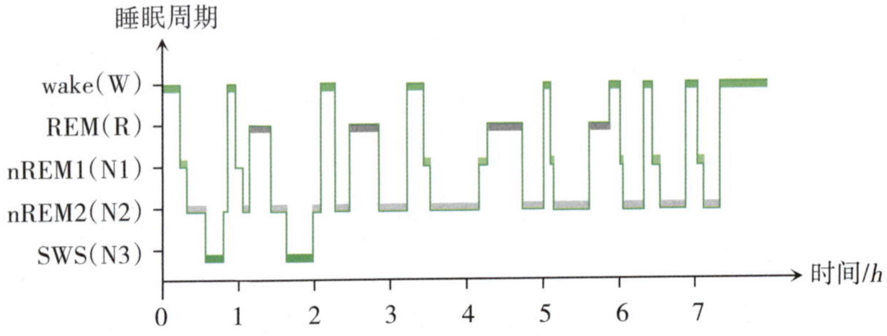

图3-1-2 老年人的睡眠节律模式图

(2)睡眠障碍的干预

睡眠障碍的干预以非药物干预为主,睡眠卫生宣教和睡眠障碍的认知行为治疗是重要的干预手段。当睡眠障碍严重,且非药物方法干预无效时,可以尝试使用助眠类药物,包括抗抑郁药、苯二氮䓬类药物和新型助眠药物。当睡眠障碍继发于其他精神疾病时,应该积极治疗其他精神疾病,如焦虑症、抑郁症。

表3-1-1　睡眠障碍的干预方式及特点

干预方式		不同干预方式的特点
非药物治疗	睡眠卫生宣教	包括睡眠节律、睡眠需求、影响睡眠的因素、运动等
	认知行为治疗	控制卧床时间、建立床与睡眠的联系
药物治疗	抗抑郁药	无成瘾性,且对失眠伴发的情绪问题有效;需长期、规范用药,临时使用效果不佳
	苯二氮䓬类	改善失眠的同时有缓解焦虑的作用;但存在腿软、影响认知功能、成瘾等问题
	新型催眠药	成瘾性低;以改善入睡为主,对睡眠中后段以及情绪问题作用不大
	抗过敏药	通过镇静作用改善睡眠,对睡眠质量无改善

2.技能操作

以任务导入部分中患者张阿姨为例,应如何判断其失眠原因和类型,并做出干预指导?

(1)操作准备

在进行睡眠障碍的评估前,需要做好必要的准备,见表3-1-2。

表3-1-2　睡眠障碍评估操作准备

准备类型	准备记录
环境准备	□环境宽敞 □光线柔和 □环境安静
操作者准备	□着装整洁 □洗手 □知识准备(老年人睡眠障碍相关知识)
患者准备	□意识清醒 □听力正常 □知情自愿
用物准备	□评估记录单 □文件夹 □笔

(2)操作过程

1)沟通评估

在进行睡眠障碍的评估前,需要先与患者沟通,收集评估信息,见表3-1-3。

注意事项

○记录前要告知患者记录的目的，取得患者的同意；注意保护患者的隐私。

○在沟通过程中，要注意区分睡眠时间减少和睡眠感缺失；如果是继发性失眠，可根据病因进行深入询问；如果存在乙醇和睡眠药物成瘾，不可贸然断掉。

表 3-1-3 睡眠障碍患者沟通评估表

沟通评估项目	沟通要求	评估内容
睡眠障碍类型	判断是哪种类型的睡眠障碍	□入睡困难 □易醒 □早醒
病因	询问睡眠障碍的时间和与情绪及与其他疾病的关系	□原发性睡眠障碍 □继发性睡眠障碍
是否存在滥用	与患者沟通，了解既往饮酒和服用睡眠相关药物的情况	□不存在药物或乙醇滥用 □存在滥用，具体情况：

2）操作实施

根据与患者沟通获得的信息，评估患者的睡眠障碍类型及病因，并将操作记录在表 3-1-4 中。

表 3-1-4 睡眠障碍评估操作记录表

序号	操作步骤	记录
1	一般性交谈	是否完成：是□ 否□
2	告知评估目的及取得同意	老年人已知晓目的并能配合：是□ 否□
3	询问睡眠障碍的表现	主要表现为：________
4	评估睡眠障碍的类型	□原发性 □继发性 判断依据：
5	判断睡眠障碍的原因	原因：________
6	评估是否有乙醇成瘾	□是，________□否
7	评估是否有催眠药物服用史	□是，________□否

（二）睡眠知识的宣教

1.知识学习

（1）沟通技巧

倾听和共情是在与患者沟通过程中最常用且有效的沟通技巧，善于倾听且共情能力较强的人很容易获得患者的信任，可以了解更多患者日常生活中的情况，使护理人员更加准确、有效地判断患者情况。

1）倾听

倾听不仅要用耳朵来听说话者的言辞，还需要全身心地去感受对方在谈话过程中表达的言语信息和非言语信息。狭义的倾听是指通过听觉器官接受言语信息，进而通过思维活动达到认知、理解的全过程；广义的倾听包括文字交流等方式。

倾听的要点包括：

①体察感觉。一个人感觉到的往往比他的思想更能引导他的行为，愈不注意人感觉的真实面，就愈不会彼此沟通。体察感觉，意思就是指将对方言语背后的情感复述出来，表示接受并了解他的感觉，有时会产生相当好的效果。

②注意反馈。倾听别人的谈话时要注意信息反馈，及时查证自己是否了解对方。可以采用类似“不知我是否了解你的话，你的意思是……”的话术进行有效的反馈。一旦确定了你对他的了解，就要进入积极实际的帮助和建议。

③辨明主次。倾听时要抓住主要意思，不要被个别枝节所吸引。善于倾听的人总是注意分析哪些内容是主要的，哪些是次要的，以便抓住事实背后的主要意思，避免造成误解。

④接纳对方。倾听时要关怀、了解、接受对方，鼓励或帮助对方寻求解决问题的途径。

2）共情

共情能力是心理学中的一个概念，指的是一种能设身处地体验他人处境，从而感受和理解他人情感的能力。著名的心理学家卡尔·罗杰斯是这样描述共情的：“共情是理解另一个人在这个世界上的经历，就好像你是那个人一般。但同时，你也时刻记得，你和他还是不同的：你只是理解了那个人，而不是成为他。”共情还意味着让你所共情的人知道你理解了他。

（2）睡眠卫生宣教

睡眠卫生宣教，就是学习睡眠卫生知识，戒除不良的生活习惯，建立和保持良好的睡眠卫生习惯，例如戒除过量饮用酒或咖啡、抽烟等不良习惯，注意卧室温度、光线和声音，在入睡前培养平稳松弛的心态等。

2.技能操作

以任务导入部分中患者张阿姨为例，应如何对其进行睡眠宣教？

（1）操作准备

在进行睡眠知识宣教前，需要做好必要的准备，见表3-1-5。

温馨提示

○在与患者沟通前，要首先确定患者的意识状态、听力水平，并保证谈话在患者自愿的前提下进行。

○交谈时，护理人员应保持合适的姿势，全身心投入交流，给予适时的反馈，尝试从患者的角度表达理解，并有技巧地结束交谈。

睡眠质量

注意事项

○在与患者沟通的过程中，要以不评判的态度了解患者期望睡眠时间与实际时间的差距，不急于否定对方，注意安抚患者情绪；根据全天卧床时间计算睡眠效率；注意所有引起情绪波动、兴奋性提高的事物都可能影响睡眠。

表3-1-5 睡眠知识宣教操作准备

准备类型	准备记录
环境准备	□环境宽敞 □光线柔和 □环境安静
操作者准备	□着装整洁 □洗手 □知识准备(老年人睡眠障碍相关知识)
患者准备	□意识清醒 □听力正常 □知情自愿
用物准备	□匹兹堡睡眠质量指数量表 □文件夹 □笔

(2)操作过程

1)沟通评估

在对患者进行健康宣教前，需要先与患者沟通，收集评估信息，见表3-1-6。

表3-1-6 睡眠知识宣教沟通评估表

沟通评估项目	沟通要求	评估内容
对睡眠时间的期望	以不评判的态度，了解患者的期望睡眠时间与实际睡眠时间	期望睡眠时间:______ 实际睡眠时间:______
卧床时间	了解全天卧床时间，包括躺着看书、看电视的时间	全天总卧床时间:______
是否午睡	了解午睡的时长、方式和患者对午睡的态度	午睡时间:______ 方式:______
是否存在影响入睡的习惯	详细了解患者是否存在睡前剧烈运动、饮用咖啡或茶、用手机看视频等可能影响睡眠的习惯	□不存在 □存在，如:______

2)操作实施

根据患者的情况及评估结果对患者进行健康宣教，并将操作记录在表3-1-7中。

表3-1-7 睡眠知识宣教操作记录表

序号	检查项目	是否完成
1	介绍正常睡眠的时间和节律	是□ 否□
2	宣讲影响入睡的因素	是□ 否□
3	介绍睡眠效率的概念，鼓励减少卧床时间	是□ 否□
4	协商确定上床时间和起床时间	是□ 否□
5	鼓励患者白天适当增加运动和光照	是□ 否□

(三)老年抑郁症评估

1.知识学习

(1)抑郁症的定义

抑郁症是一种以心境低落为主要临床特征的显著而持久的精神疾病。临床上主要表现为心境低落、兴趣减退,部分患者会出现明显的焦虑和激越症状,严重者可以出现幻觉、妄想等精神病性症状,更严重者可能存在自杀观念,甚至自杀死亡。老年抑郁症患者的临床表现往往不典型,其心境低落、快感缺失和兴趣减退的核心症状常被其他主诉掩盖,需仔细鉴别防止误诊。

(2)抑郁症的临床表现

抑郁症的临床表现主要包括3个部分:情绪症状、躯体症状和认知症状。其中,情绪症状是抑郁症的核心症状,如图3-1-3所示。

微课 抑郁症的临床表现

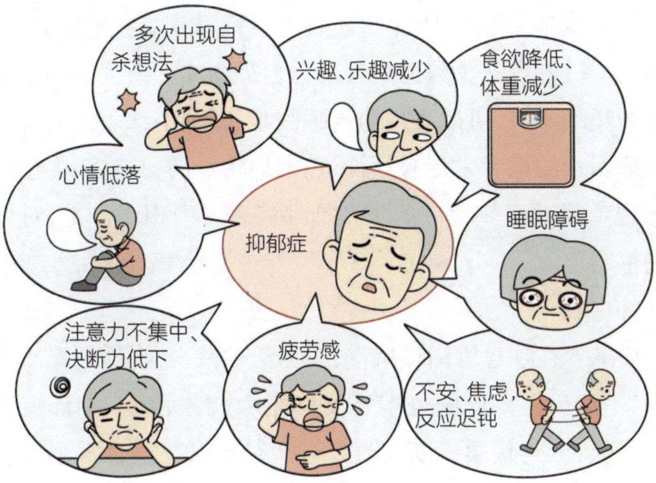

图3-1-3 抑郁症的临床表现

1)情绪症状

①心境低落:患者大多数时候显得情绪低落,感觉心情压抑、"提不起精神",觉得自己"简直如同乌云笼罩",常哭泣。典型的抑郁表情是忧伤,额头紧锁,双眉间呈"川"字形。在情绪低落的背景下,患者的自我评价往往降低,感到自己能力低下,不如别人,什么事也干不好或干不了。与此同时,患者可能产生无用、无助或绝望感,感到个人的一切都糟糕,前途暗淡,毫无希望。

②兴趣减退:绝大多数患者会出现兴趣减退及愉快感缺乏的症状,常无法从日常生活及活动中获得乐趣,即使对以前非常感兴趣的活动也难以提起兴趣,对通常令人愉快的环境缺乏情感反应。因此,患者常放弃原来喜欢的一些活动(如体育活动、业余收藏、社会交往等),往往连正常工

作、生活和享受天伦之乐等都一概提不起兴趣，体会不到快乐，行为退缩。

③疲劳感、活力减退或丧失：患者感到自己整个人已经垮了、散了架子。患者做什么(包括自理生活)都需别人催促或推他一把，否则就根本不想动。初期常有“力不从心”的感觉，但发展到后期，虽然想挣扎着做些事情，但总是坚持不下去。多数抑郁症患者会有不同程度的疲乏感，且通过休息或睡眠并不能有效地恢复精力。对工作感到困难，常不能完成任务。有时，疲劳感也可能与睡眠障碍有关。还有一些患者出现无助感，感觉很痛苦，甚至难以表达。但不少患者不愿就医，他们确信医师及其他人对自己的病情爱莫能助，如同自己掉进了深山谷底，一切已无法挽回，谁也救不了。一些患者感到度日如年、极度孤独，与周围人(包括家人)有疏远感。

④ 焦虑或激越：很多抑郁症患者有焦虑、紧张等症状。患者忧心忡忡、坐立不安，不断地进行走动、来回踱步、搓手等无目的动作。

2)躯体症状

多数抑郁症患者的躯体症状表现为食欲减退，进食量少，消化功能差，常有体重减轻，也有少数患者表现为食欲增加。大多数抑郁症患者有某种形式的睡眠障碍，可以表现为入睡困难、睡眠不深、易醒，典型表现为早醒。入睡困难的患者常伴有烦躁、焦虑症状。同样，临床上也可见到少数患者出现睡眠过多。性欲低下在抑郁症患者中相当常见，对性生活无要求及快感缺乏。

老年抑郁症的特点

3)认知症状

抑郁症患者往往思维活动减慢，言语活动减少，说话缓慢。由于思考过程困难，一些简单的问题也需要较长时间才能完成。抑郁症患者决断能力明显降低，变得优柔寡断、犹豫不决，甚至对一些日常小事也难以作出决定。此外，抑郁症患者的认知症状还表现为注意力不集中、容易分心、信息加工能力减退、对自我和周围环境漠不关心。

老年抑郁症的评估工具

(3)老年抑郁症的评估内容

老年抑郁症的重点沟通评估内容见表3-1-8。

表3-1-8 老年抑郁症沟通评估

沟通评估	要点
评估内容	● 病史：既往是否被诊断过抑郁症、抑郁症的症状及对患者生活的影响 ● 用药史：既往或目前用药的情况 ● 个人史：病前性格、吸烟、饮酒史 ● 既往史：既往有无糖尿病、心脑血管疾病、糖皮质激素长期使用史，及用药史等 ● 家族史：是否存在精神疾病家族史 ● 社会心理因素：家庭情况、文化程度、个人心理等

续表

沟通评估	要点
评估目的	● 借助评定量表判断严重程度 ● 评估是否存在自杀风险

(4)抑郁症的药物治疗原则

抑郁症的治疗目标在于尽可能早期诊断,及时规范治疗,控制症状,提高临床治愈率,最大限度降低病残率和自杀率,防止复发。

1)全病程治疗

①急性期治疗(8~12 周):控制症状,尽量达到临床治愈(抑郁症状完全消失的时间>2周)与促进功能恢复到病前水平,提高患者生命质量。

②巩固期治疗(4~9 个月):在此期间患者病情不稳定,复发风险较大,原则上应继续使用急性期治疗有效的药物,并强调治疗方案、药物剂量、使用方法保持不变。

③对有复发倾向的患者,应该至少维持治疗 2~3 年,这些患者包括第3次及以上的复发患者,有明显社会心理应激因素的患者,有残留症状、发病年龄早或者有家族史的患者。维持治疗结束后,病情稳定可缓慢减药直至终止治疗,一旦发现有复发的早期征象,应迅速恢复原治疗。

2)个体化治疗

应根据临床因素进行个体化选择。不同个体对精神药物的治疗反应存在很大差异,为每个患者制订治疗方案时需要考虑患者的性别、年龄、躯体情况、是否同时使用其他药物、首发或复发、既往对药物的反应等多方面因素决定选择的药物和剂量。考虑药物疗效或不良反应的性别差异选择药物种类;考虑不同年龄患者的代谢差异调整药物剂量;对于有自杀观念的患者避免一次处方大量药物,以防意外;考虑患者既往用药史,优先选择过去疗效满意的药物种类。当患者存在人格、认知、行为等问题,或有较为明显的不良事件时,可以考虑心理治疗,或者在药物治疗基础上联合心理治疗。

3)单一、足量、足疗程用药

通常抗抑郁药尽可能单一使用,并强调足量足疗程治疗。首发患者的起始剂量通常从较低开始,根据患者的反应在1~2周内逐渐滴定至有效剂量,以免发生明显不良反应影响患者治疗的依从性。过去接受过此类药物治疗者,可根据既往的耐受性,适当加快滴定速度,以期较早获得疗效。一般药物治疗2~4周开始起效,治疗的有效率与时间呈线性关系,如果患者使用足量药物治疗4~6周无效,换用同类其他药物或作用机制不同的药物可能有效。对难治性抑郁(经过2种或多种抗抑郁药足量足疗程治疗后无明显疗效)可以联合用药以增加疗效。

2.技能操作

患者李某,男,61岁,担忧、失眠3年,再发情绪差2周。3年前患者觉心慌气短,呼吸不畅,于医院检查,诊断为冠心病,进行冠状动脉支架手术,术后各项体征平稳。但1个月后患者无明显诱因感胸口不适,认为手术失败,因此感觉烦躁焦虑,入睡困难,没有食欲。患者反复到医院检查,检查结果显示冠脉血流正常,在家人反复劝说下逐渐缓解。后在家能做家务,常到公园唱戏,心情比较愉快,体力未有明显下降。2周前患者受凉感冒,觉得浑身发热,心情逐渐变差,感到自己每天都在煎熬,出现入睡困难,不愿活动,没有食欲等症状,对什么事情都没有兴趣,感觉自己体力明显下降,没有力气去唱戏。3天前患者产生自杀的想法,欲用剪刀割腕,但觉得应该对子女负责,就没有实施。从以上信息看出,该患者患有抑郁症,健康管理师小张需要对其进行抑郁症严重程度的评估。如果你是健康管理师小张,将如何开展工作?

(1)操作准备

在进行抑郁严重程度评估前,需要做好必要的准备,见表3-1-9。

表3-1-9 抑郁严重程度评估操作准备

准备类型	准备记录
环境准备	□环境宽敞 □安静整洁,保护隐私 □光线柔和 □温湿度适宜
健康管理师准备	□着装整洁 □洗手 □戴口罩 □知识准备
患者准备	□舒适体位 □已知晓评估的目的,能够配合
用物准备	□患者健康问卷抑郁自评量表(PHQ-9) □抑郁自评量表(SDS) □评估记录单 □文件夹 □笔

(2)操作过程

1)沟通评估

在抑郁症严重程度评估前,需要先与患者沟通,收集评估信息,见表3-1-10。

注意事项

○检查环境应选取安静的房间内,充分保护患者的隐私。

表3-1-10　抑郁症患者沟通评估表

沟通评估内容	沟通要求	是否完成
病史	既往是否被诊断过抑郁症	□是 □否
个人史	病前性格、吸烟饮酒史	□是 □否
既往史	既往有无糖尿病、心脑血管疾病、糖皮质激素长期使用史，及用药史等	□是 □否
家族史	是否存在精神疾病家族史	□是 □否
社会心理因素	家庭情况、文化程度、个人心理等	□是 □否

2)操作实施

根据对患者的沟通结果及抑郁症自评量表，对患者的抑郁症严重程度进行评估，并记录在表3-1-11中。

表3-1-11　抑郁症严重程度评估操作记录表

序号	操作步骤		记录
1	介绍谈话的目的和大致时间		谈话开始时间：________ 谈话结束时间：________
2	询问抑郁症的症状及对患者生活的影响		症状：________ ________ 对患者生活的影响：________ ________
3	询问既往或目前用药的情况		________
4	借助评定量表判断严重程度	□患者健康问卷抑郁自评量表	得分：______ 结果判断：______
		□抑郁自评量表(SDS)	得分：______ 结果判断：______

(四)老年抑郁症自杀风险的评估方法

1.知识学习

(1)自杀的概念

自杀是一种蓄意的有致命性后果的行为，实施者知道或希望其行为有致命性后果。常见的自杀方法有几种：男性最常见的自杀方式是上吊，

温馨提示

○选择的沟通环境宜安静，有一定的私密性，对于老年人语速应适中，声音大小合适，多用生活语言，尽量少用医学术语，便于患者的理解而提高依从性。此外，护理者应耐心倾听患者及家属的问题、疑惑，并加以重点解释和安抚。

自杀的原因

自杀的高危因素

其次是过量服药、利用汽车尾气毒杀自己、溺水、坠楼；女性常见的自杀方式有过量服药、上吊、溺水。在某些国家和地区，枪击和其他暴力方式更常见。

大多数自杀死亡都是经过计划的，自杀者常常采取谨慎的措施不让人发现，如选择一个僻静地方或无人意料的时刻。然而，大多数情况下自杀者都有预兆。

(2)自杀的风险评估

评估时需要收集的信息，见表3-1-12。

表3-1-12　自杀风险沟通评估

沟通评估项目	沟通要求	评估内容
精神疾病史	结合谈话和病历资料	既往是否有精神疾病史
乙醇使用史	询问患者及向知情人了解相关信息	是否存在长期大量饮酒史
精神活性物质使用史	询问患者及向知情人了解相关信息	是否存在长期精神活性物质使用史
躯体疾病史	—	是否存在慢性疼痛疾病
目前情绪状态	根据抑郁症评估技巧进行评估	是否存在抑郁情绪
个性特征和家庭关系情况	不评判、适时共情	是否存在人格特征突出，近期是否存在家庭变故

2.技能操作

以“(三)老年抑郁症评估　2.技能操作”中患者李某为例，应如何对其进行抑郁症患者的自杀风险评估和干预？

(1)操作准备

在进行自杀风险评估和干预前，需要做好必要的准备，见表3-1-13。

表3-1-13　自杀风险评估和干预操作准备

准备类型	准备记录
环境准备	□环境宽敞　□安静整洁，保护隐私　□光线柔和　□温湿度适宜
健康管理师准备	□着装整洁　□洗手　□戴口罩　□知识准备
老年人准备	□舒适体位　□已知晓评估的目的，能够配合
用物准备	□评估记录单　□文件夹　□笔

(2)操作过程

1)沟通评估

在进行自杀风险评估和干预之前，需要先与患者沟通，收集必要信息，见表3-1-14。

表3-1-14　有自杀风险患者沟通评估表

沟通评估项目	沟通要求	评估内容	是否完成
精神疾病史	结合谈话和病历资料	既往是否有精神疾病史	□是 □否
乙醇使用史	询问患者及向知情人了解相关信息	是否存在长期大量饮酒史	□是 □否
精神活性物质使用史	询问患者及向知情人了解相关信息	是否存在长期精神活性物质使用史	□是 □否
躯体疾病史	—	是否存在慢性疼痛疾病	□是 □否
目前情绪状态	根据抑郁症评估技巧进行评估	是否存在抑郁情绪	□是 □否
个性特征和家庭关系情况	不评判、适时共情	是否存在人格特征突出，近期是否存在家庭变故	□是 □否

2)操作实施

按表3-1-15顺序完成对自杀风险评估和干预，并记录在表3-1-15中。

表3-1-15　自杀风险评估和干预操作记录表

序号	操作步骤	评估内容
1	评估目前是否存在抑郁情绪或绝望	□是，依据：__________ □否
2	询问既往是否存在自杀史	□是，依据：__________ □否
3	了解乙醇使用史，评估是否存在成瘾	□是，依据：__________ □否
4	了解精神活性药物使用史，评估是否存在成瘾	□是，依据：__________ □否
5	询问是否存在其他精神疾病	□是，依据：__________ □否

注意事项

○一旦发现抑郁症老人存在自杀风险，应立即告知医务人员及家属，指导及时就医。

续表

序号	操作步骤	评估内容
6	询问家庭关系和重大生活事件	家庭关系：________ 重大生活事件：________
7	是否将风险告知医务人员	是□ 否□
8	是否与患者解释，并达成不自杀协议	是□ 否□

检查评估

健康管理师按照表3-1-16、表3-1-17中的检查项目进行自我检查，并将检查结果和自我点评记录在表3-1-16、表3-1-17中。

表3-1-16 睡眠障碍的判断与睡眠卫生宣教检查记录表（自我检查）

序号	检查项目	检查结果	自我点评
1	是否与患者进行有效沟通，了解病因	是□ 否□	
2	是否正确判断睡眠障碍的类型	是□ 否□	
3	是否选择正确的干预方式	是□ 否□	
4	是否熟练掌握倾听与共情技术	是□ 否□	
5	是否进行正确有效的睡眠卫生宣教	是□ 否□	

表3-1-17 抑郁症与自杀风险的评估和干预检查记录表（自我检查）

序号	检查项目	检查结果	自我点评
1	抑郁症的核心症状	是□ 否□	
2	抑郁症的常用评定量表	是□ 否□	
3	抑郁的治疗原则	是□ 否□	
4	老年抑郁症的临床特征	是□ 否□	
5	抑郁症临床症状的询问	是□ 否□	
6	抑郁症的病史采集	是□ 否□	
7	自杀风险的评估	是□ 否□	
8	自杀风险的干预	是□ 否□	

患者根据表3-1-18、表3-1-19中的检查项目对健康管理师的服务情

况进行检查,并将检查结果和结果点评记录在表3-1-18、表3-1-19中。

表3-1-18 睡眠障碍的判断与睡眠卫生宣教检查记录表(患者检查)

序号	检查项目	检查结果	结果点评
1	是否清楚介绍正常睡眠的时间和节律	是□ 否□	
2	是否询问需求和心理沟通	是□ 否□	
3	服务态度是否和蔼、语言是否亲切	是□ 否□	
4	是否宣讲了影响入睡的因素	是□ 否□	
5	是否介绍睡眠效率的概念,鼓励减少卧床时间	是□ 否□	
6	是否协商确定上床时间和起床时间	是□ 否□	
7	是否鼓励患者白天适当增加运动和光照	是□ 否□	

表3-1-19 抑郁症与自杀风险的评估和干预检查记录表(患者检查)

序号	检查项目	检查结果	结果点评
1	是否清楚介绍抑郁症	是□ 否□	
2	是否询问需求和心理沟通	是□ 否□	
3	服务态度是否和蔼、语言是否亲切	是□ 否□	
4	是否宣讲了导致抑郁症的因素	是□ 否□	
5	是否介绍抑郁症的治疗原则	是□ 否□	
6	是否鼓励积极面对疾病、进行健康宣教	是□ 否□	

教师根据表3-1-20、表3-1-21中的检查项目对护理人员的任务完成情况进行检查,并将检查结果和结果点评记录在表3-1-20、表3-1-21中。

表3-1-20 睡眠障碍的判断与睡眠卫生宣教检查记录表(教师检查)

序号	检查项目	检查结果	结果点评
1	是否熟悉睡眠障碍的表现	是□ 否□	
2	是否准确判断睡眠障碍的类型	是□ 否□	
3	是否选择了正确的干预方式	是□ 否□	
4	是否掌握了正确的沟通技巧	是□ 否□	
5	是否进行了正确有效的健康宣教	是□ 否□	
6	设备、用具及物品是否整理复原	是□ 否□	

续表

序号	检查项目	检查结果	结果点评
7	实训床位是否整理干净	是□ 否□	
8	工作页填写是否准确、完整	是□ 否□	

表3-1-21 抑郁症与自杀风险的评估和干预检查记录表(教师检查)

序号	检查项目	检查结果	结果点评
1	是否熟悉抑郁症的表现	是□ 否□	
2	是否能准确判断抑郁症	是□ 否□	
3	是否选择了正确的干预方式	是□ 否□	
4	是否掌握了正确的沟通技巧	是□ 否□	
5	是否进行了正确有效的健康宣教	是□ 否□	
6	设备、用具及物品是否整理复原	是□ 否□	
7	实训床位是否整理干净	是□ 否□	
8	工作页填写是否准确、完整	是□ 否□	

任务小结

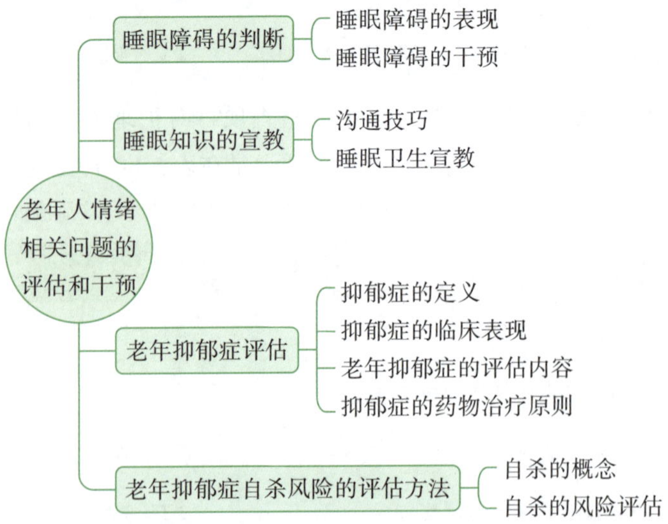

任务二　老年人认知相关问题的评估和干预

教学资源

任务导入

场景：某养老机构

人物：健康管理师小李、患者张先生

情节：张先生最近2年来记忆力逐渐下降，走到冰箱前面却忘记了要拿什么东西，看到熟人能认出来却叫不出名字。他对这种情况有点担心，但碍于面子又不愿意主动向别人说起自己的情况。有一次张先生把锅烧煳了，这引起了工作人员和张先生家人的重视。张先生和家人希望初步了解到底是出了什么问题。健康管理师小李负责接待张先生及家人，如果你是健康管理师小李，应如何开展工作？

任务目标

- 能根据阿尔茨海默病的基础知识，结合患者的行为习惯，完成老年人的认知障碍筛查。
- 能运用认知功能评估工具，结合老年人的情况，完成对老年人认知功能的初步评估。
- 能根据异常精神行为症状，结合患者的表现，识别患者的异常行为，使用精神行为症状的评估量表，完成对患者的精神行为评估。
- 能了解精神行为症状管理原则，结合老年人的行为症状，完成对患者的精神行为症状的管理，掌握精神行为症状的应对策略。

任务实施

(一)阿尔茨海默病(老年性痴呆)患者认知功能评估

阿尔茨海默病(老年性痴呆)及认知功能损害

微课 认知功能

1.知识学习

(1)认知功能

老年性痴呆的症状可以分为认知功能症状、精神行为症状和生活能力减退症状,下面重点介绍认知功能及其评估。认知功能可以分为注意力、语言能力、学习和记忆能力、感知运动能力、执行功能和社会认知能力。

1)注意力

注意力是一个基础但是复杂的认知能力,几乎参与其他所有认知过程。驾车、过十字路口都需要较高的注意力的参与。注意力的受损可能会影响患者的日常生活。

2)学习和记忆力

学习和记忆力可能是最受关注的认知领域。记忆可以分为三个子部分,即编码,存储和提取。记忆的第一个过程——编码是我们在记忆时,按要记忆的事物的形状、声音、意义,分别编成各种记忆码的过程。记忆的第二个过程是储存,指对已编码的信息进行记录保存在大脑中的过程,这样的保存可长可短(即所谓的短时记忆和长时记忆)。记忆的第三个过程是对已储存信息的提取。为了应对人们在现实生活中面临的各种境况,需要唤回一些相关的记忆以支撑合适的行为决策。

3)语言能力

在正常情况下,患者的语音和语言处理基本完好无损,尽管处理时间可能比年轻人稍慢。有证据表明,语言技能实际上会随着年龄的增长而提高。老年人通常有更广泛的词汇,他们讲的故事结构严密,通常被认为比年轻人讲得更有趣,但一旦罹患阿尔茨海默病,患者的语言能力将受到损害,出现找词困难,甚至失语的症状。

4)执行功能

近年来,人们越来越关注执行功能,因为该功能与日常生活能力密切相关。

5)感知运动能力

感知运动能力包括视觉感知、感知运动协同能力、空间构建等。衰老的老年人可能更需要地图或其他指定方位的工具,或者需要他人协助才能到达一个地点,停车可能没有以前那么位置准确,在执行一些需要视空间能力的任务,如木工、组装、缝纫、编织时,需要付出更多的努力。

6)社会认知能力

社会认知就是人类如何察觉他人的感受或想法并做出恰当的回应的能力。研究发现认知障碍等疾病会对社会认知功能有较大影响。

(2)辅助检查

辅助检查的目的主要是用于鉴别诊断,排除可能引起痴呆表现的其他因素。

1)精神检查及神经系统查体

注意任何意识不清晰状态(谵妄)、抑郁、精神病性等症状,识别可能的神经科异常。

2)血液检查

用于排除因代谢、感染、中毒等全身或脑部疾病导致的痴呆表现。

3)脑电图

用于排除谵妄、癫痫等疾病。

4)脑影像

首先用于排除可治性疾病,如脑积水,脑肿瘤等器质性疾病。其次可以显示特异性的内嗅皮层,海马等区域的萎缩等特异性的改变。

(5)痴呆的诊断标准

以下诊断标准仅供了解,不做掌握的要求。

目前我国临床应用的主要是ICD-10诊断标准,简要介绍如图3-2-1所示。

1.痴呆的证据及严重程度

(1)学习新事物发生障碍,严重者对以往的事情回忆有障碍,损害的部分可以是词语或非词语部分。不仅是根据患者的主诉,而且通过客观检查作出上述障碍的评价。根据下列标准分为轻、中和重度损害。

1)轻度:记忆障碍涉及日常生活,但仍能独立生活,主要影响近记忆,而远记忆可以受或不受影响。

2)中度:较严重的损害,已影响到患者的独立生活,可伴有括约肌障碍。

3)重度:严重的记忆智商障碍,完全需他人照顾,有明显的括约肌障碍。

(2)通过病史及神经心理检查证实智能减退,思维和判断受到影响。

1)轻度:其智能障碍影响到患者的日常生活,但患者仍能独立生活,完成复杂任务有明显障碍。

2)中度:其智能障碍影响到患者的独立生活能力,需他人照顾。对任何事物完全缺乏兴趣。

3)重度:完全依赖他人照顾。

2.上述功能障碍不只出现在意识障碍或谵妄时期。

3.可伴有情感、社会行为和主动性障碍。

4.临床诊断出现记忆和(或)智能障碍至少持续6个月。出现下述皮质损害体征时更支持诊断,如:失语、失认、失用。影像学出现相应改变,包括:CT,MRI,PET。

图3-2-1　ICD-10诊断标准

认知功能评估工具

(3)认知障碍的药物治疗

目前获美国FDA批准应用于阿尔茨海默病的药物有3种，分别是胆碱酯酶抑制剂盐酸多奈哌齐、重酒石酸卡巴拉汀，以及N-甲基-D天冬氨酸(NMDA)谷氨酸受体拮抗剂。以上药物均为对症治疗，对于痴呆老年人的认知功能和生活功能的改善有中等效应的帮助，但无法延缓疾病的进展。有一些针对淀粉样蛋白沉积，神经纤维缠结等病理损害的新药研发项目，目前尚未有阳性结果发现。

(4)认知障碍危险因素的控制

认知障碍的危险因素包括：①生命早期的教育不足；②中年高血压；③肥胖；④听力损失；⑤脑外伤；⑥过量饮酒(每周超过21个单位，1单位等于10 mL或8 g纯乙醇)；⑦老年吸烟；⑧抑郁；⑨缺乏运动；⑩社交孤立；⑪糖尿病；⑫空气污染暴露。如果有效控制这些危险因素，认知障碍的患病风险可能会降低。基于此，学者给出了降低痴呆发生的9条对策：①从40岁开始将收缩压控制在130 mmHg以下；②使用助听器，保护耳朵，减弱噪声对听力的损伤；③尽量少暴露于空气污染和二手烟的环境中；④注意提防头部受伤；⑤每周乙醇摄入量不超过21单位；⑥戒烟及劝他人戒烟；⑦为所有儿童提供中小学教育；⑧在中年和晚年过积极的生活；⑨避免肥胖和糖尿病。对12种增加认知障碍的危险因素做好预防，可能降低40%的痴呆发生。每一种危险因素具体带来的风险见表3-2-1。

表3-2-1 危险因素评估表

危险因素	风险百分比	危险因素	风险百分比
教育程度低	7%	吸烟	5%
听力下降	8%	抑郁	4%
脑外伤	3%	社交隔离	4%
高血压	2%	体育锻炼缺乏	2%
酗酒	1%	空气污染	2%
肥胖	1%	糖尿病	1%
与患者探讨，能降低的患病风险百分比为：________			

2.技能操作

以任务导入部分中患者张先生为例，对其进行认知功能评估。

(1)操作准备

在进行认知功能的评估之前,需要做好必要的准备,见表3-2-2。

表3-2-2　认知功能评估操作准备

准备类型	准备记录
环境准备	□环境宽敞 □光线柔和 □温湿度适宜 □屏风或床围
健康管理师准备	□着装整洁 □洗手 □戴口罩 □收集相关病史资料
患者准备	□患者体位:最好面对面或呈90°角而坐,如果身体情况不允许,采取患者舒适的姿势 □提供相关病史信息
用物准备	□简明精神状态问卷MMSE □铅笔 □橡皮 □老花镜 □手表 □秒表 □卡片

(2)操作过程

1)沟通评估

在认知功能评估之前,需要先与患者沟通,收集评估信息,见表3-2-3。

表3-2-3　认知障碍患者沟通评估表

沟通评估项目	沟通要求	评估内容	是否完成
症状: 是否有记忆力下降,是否有定向力下降,是否有不稳定躯体疾病等	初步判断是否为认知功能减退	如果患者因各种因素无法回答(比如气管切开、失语等),可与了解患者情况的家人或健康管理员沟通	□是 □否
通过认知功能评估,获得患者认知功能状态	与患者沟通,是否需要进行认知功能评估	嘱患者配合评估。	□是 □否

2)操作实施

对患者张先生进行简明精神状态问卷MMSE评估,在记录表3-2-4中直接勾选患者的得分,并将总分记录在记录表中。

表3-2-4 简明精神状态问卷MMSE

评定项目	评分		评定项目	评分	
1. 今年是哪一年	1	0	18. 72-7	1	0
2. 现在是什么季节	1	0	19. 回忆：皮球	1	0
3. 今天是几号	1	0	20. 回忆：国旗	1	0
4. 今天是星期几	1	0	21. 回忆：树木	1	0
5. 现在是几月份	1	0	22. 辨认：手表	1	0
6. 你现在在哪一个省（市）	1	0	23. 辨认：铅笔	1	0
7. 你现在在哪一个县（区）	1	0	24. 复述：四十四只石狮子	1	0
8. 你现在在哪一乡（镇，街道）	1	0	25. 按卡片闭眼	1	0
9. 你现在在哪一层楼上	1	0	26. 用右手拿纸	1	0
10. 这里是什么地方	1	0	27. 将纸对折	1	0
11. 复述：皮球	1	0	28. 将纸放在左腿上	1	0
12. 复述：国旗	1	0	29. 写一句完整的句子	1	0
13. 复述：树木	1	0	30. 模仿画图 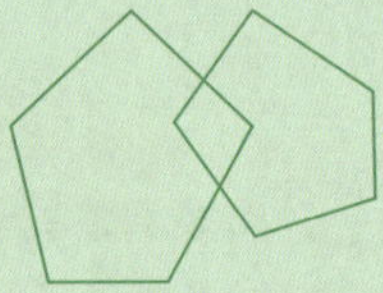	1	0
14. 计算 100-7	1	0			
15. 93-7	1	0			
16. 86-7	1	0			
17. 79-7	1	0	总分		

（二）认知障碍患者精神行为症状的识别

1. 知识学习

（1）精神行为症状

大约九成认知障碍的患者会出现精神行为症状，如幻觉、妄想、睡眠紊乱、焦虑、漫游、淡漠、重复问询等（表3-2-5）。精神行为症状出现的频率随着认知障碍的进展而增高，需要投入更多的人力和精力来防范患者出现意外，这给照护带来了很大的挑战。然而，照护者往往未受过专业训练，缺乏相应的技巧，这使得患者的问题得不到恰当的解决，照护者本身也因此焦虑担心，甚至抑郁。因此，对精神行为症状的识别和应对就显得尤为重要。

表3-2-5　常见精神行为症状

症状	内容
焦虑	对将要发生的事儿反复询问 害怕独处 对财产、健康和未来感到担心
抑郁情绪	高兴不起来，自我评价低，有轻生想法
幻觉	在家里看到了并不真实存在的人 听到已故的人叫自己的名字
错认	错认他们自己(例如不认识镜子里的人) 错认他人，如照顾他的人 错认电视里的人
妄想	别人偷自己东西，配偶不忠诚，住的不是自己家
淡漠	对生活失去兴趣，缺乏情感反应，社会交往变少
脱抑制	随地大小便，性脱抑制
睡眠障碍	昼夜颠倒，夜间漫游
漫游	无目的行走，总想离开家
易激惹	语言上：骂人，尖叫 行为上：抓、踢、打

(2)精神行为症状的量表评估(表3-2-6)

表3-2-6　精神行为症状评估问卷(知情者答)

症状	问题
妄想 □是　□否	患者有什么你知道是不真实的信念吗，如坚持认为有人要伤害自己或偷自己的东西？ 严重程度　□1　□2　□3　痛苦　□0　□1　□2　□3　□4　□5
幻觉 □是　□否	患者有错误的视觉或声音等幻觉吗？患者似乎看见、听见或感觉到并不存在的东西吗？ 严重程度　□1　□2　□3　痛苦　□0　□1　□2　□3　□4　□5
激越/攻击行为 □是　□否	患者有时候拒绝他人帮助自己，或难于相处吗？ 严重程度　□1　□2　□3　痛苦　□0　□1　□2　□3　□4　□5
抑郁/心境恶劣 □是　□否	患者看起来悲伤或说自己感到抑郁吗？ 严重程度　□1　□2　□3　痛苦　□0　□1　□2　□3　□4　□5

续表

症状	问题
焦虑 □是 □否	患者与您分开时是否感到不安？患者是否有其他紧张不安的迹象，如气短、叹息、无法放松或感到过度紧张？ 严重程度 □1 □2 □3 痛苦 □0 □1 □2 □3 □4 □5
情感高涨/欣快 □是 □否	患者看起来是否感觉太好或表现得过度愉快？ 严重程度 □1 □2 □3 痛苦 □0 □1 □2 □3 □4 □5
情感淡漠/漠不关心 □是 □否	患者是否好像对日常活动或别人的活动和计划不太感兴趣？ 严重程度 □1 □2 □3 痛苦 □0 □1 □2 □3 □4 □5
脱抑制 □是 □否	患者是否好像表现得很冲动，如对陌生人说话仿佛自己认识对方，或说一些可能伤害别人感情的话？ 严重程度 □1 □2 □3 痛苦 □0 □1 □2 □3 □4 □5
易激惹/情绪不稳 □是 □否	患者是否不耐心或脾气暴躁？患者是否在应付时间延误或等待计划好的活动方面都有困难？ 严重程度 □1 □2 □3 痛苦 □0 □1 □2 □3 □4 □5
运动紊乱 □是 □否	患者是否专注于反复动作，如来回踱步、扣纽扣、绕绳子，或反复地做一些事情？ 严重程度 □1 □2 □3 痛苦 □0 □1 □2 □3 □4 □5
夜间行为 □是 □否	患者夜间醒来、早上起得特别早或白天过度地打瞌睡吗？ 严重程度 □1 □2 □3 痛苦 □0 □1 □2 □3 □4 □5
食欲/进食 □是 □否	患者有无体重减轻或体重增加，或喜好食物的类型有变化吗？ 严重程度 □1 □2 □3 痛苦 □0 □1 □2 □3 □4 □5

(3)精神行为症状的干预

患者出现精神行为症状以后，我们要站在患者的角度去理解患者，去陪伴患者。例如，张先生是一名退休小学教师，我们陪伴患者时组织读儿歌，看画册的活动，会比陪老年人看航空模型更能让患者乐于参与。同理，张先生在想要去上学，担心迟到时，我们虽然知道这是一种异常行为，但我们可以认可张先生当时焦虑的心情。因此，我们要在理解老年人的基础上，让老年人的情绪得到安抚，再进行如下的干预活动。

1)需要转诊，使用精神科药物紧急治疗的情况

如果患者出现了攻击行为、自伤行为、轻生行为等对患者和周围人造

成潜在风险的行为，提示可能需要合并抗精神病药物控制症状，建议尽快陪同患者到医院就诊。特别要注意的是，患者使用抗精神病药物时存在一定风险，一定要与医生沟通充分。

2）仅需非药物干预的症状

包括错认、淡漠、进食行为改变等症状出现时，仅需进行非药物干预。

3）在必要时需联合短期精神药物干预

包括妄想、幻觉、焦虑、抑郁、睡眠紊乱、脱抑制等，可能需要短期的药物治疗，因而同样需要专业医生的帮助。

（4）精神行为症状的管理

推荐使用DICE原则对痴呆精神行为症状进行管理（表3-2-7）。DICE为四个首字母的缩写，具体包括Describe（描述行为），Investigate（调查原因），Create（制订方案），Evaluate（评估效果）。

表3-2-7　DICE原则

步骤	说明
描述行为(D)	通过与患者及了解患者情况的工作人员或家人进行沟通，获取患者症状的特征及发生时的情景，尽可能还原当时的场景，包括诱发因素、具体表现、苦恼之处及治疗期望
调查原因(I)	通过全面评估可能的原因，包括患者因素（如急性躯体疾病，如泌尿系感染，疼痛，发热，便秘，皮肤瘙痒、药物不良反应、个性特征等）、照护者因素（如工作人员交流方式不当，照护技巧不当等）以及环境因素（如环境过于嘈杂，光线过于强或暗，日常活动突然变化）
制订方案(C)	由多学科团队与照护者、患者或家属共同制订和实施干预计划，例如躯体疾病的治疗、环境的改善、非药物或药物治疗等
评价效果(E)	评价所推荐的治疗策略是否有效，症状是否得到缓解，照护者烦恼是否缓解

2. 技能操作

患者张先生，今年82岁，是一名退休小学教师，在养老机构住了3年，记忆力下降，今天午睡后，张先生拿着包，说要出门去上学，因为刚才妈妈（已去世）告诉自己赶紧去上学，不然会迟到。如果你是张先生的健康管理师小杨，你该怎么做？

每组学生均可依次扮演患者张先生和健康管理师小杨。

温馨提示

○安静的环境和空间，便于患者如实地诉说情况。

温馨提示

○如果患者因各种因素无法回答，可与了解患者情况的家人或健康管理员沟通。

注意事项

○操作者可通过观察及询问的方式全面了解情况。

(1)操作准备

在干预异常行为前，需要做好必要的准备，见表3-2-8。

表3-2-8　老年人异常行为干预操作准备

准备类型	准备记录
环境准备	□环境宽敞、安静整洁 □光线柔和 □温湿度适宜 □屏风或床围
操作者准备	□着装整洁 □洗手 □戴口罩 □认知障碍异常行为干预的知识准备
患者准备	□舒适体位 □已知晓需要进行的配合
用物准备	□操作记录表 □铅笔 □老花镜

(2)操作过程

1)沟通评估

在评估之前，需要先与患者或其家人沟通，收集评估信息，见表3-2-9。

表3-2-9　患者或其家人沟通评估表

沟通评估项目	沟通要求	评估内容	是否完成
症状	初步判断是否出现精神行为症状	是否有上文所述精神行为症状	□是 □否
是否需要操作	与患者或家人沟通，是否需要进行精神行为症状评估	通过评估，获得患者精神行为症状	□是 □否

2)操作实施

健康管理师小杨通过转移注意力的方式让张先生情绪稳定了下来，比如："张先生，今天有一位老师有事，和你的课调时间了，你的课调到了下午，我刚好有些知识要请教你，你能帮我一下吗？"

请同学们根据DICE原则，对张先生的精神行为症状进行管理。并记录在表3-2-10中。

表3-2-10　精神行为症状评估表

步骤	检查项目	操作过程
1	通过患者的行为判断患者是否有伤害他人或走失的风险	
2	通过患者的生活史，安抚患者激动行为	

续表

步骤	检查项目	操作过程
3	通过全面评估可能的原因如急性躯体疾病，如泌尿系感染，疼痛，发热，便秘，皮肤瘙痒、药物不良反应、个性特征等，并分析触发患者异常行为的因素	
4	由多学科团队与照护者、患者或家属共同制订和实施干预计划	
5	评价所推荐的治疗策略是否有效，症状是否得到缓解，照护者烦恼是否缓解	

温馨提示

○在实施过程中，一定要有耐心，不要显出不耐烦的表情和动作行为，认知障碍的患者只是丧失了某一方面的能力，比如只是失去了近期记忆，不要认为患者"傻了"，这样会极大地伤害患者的自尊心，还有可能加重异常行为。把患者当作正常的人交谈沟通，给患者以自尊。

检查评估

健康管理师按照表3-2-11中的检查项目进行自我检查，并将相关内容填写在表3-2-11中。

表3-2-11　老年人认知相关问题的评估和干预检查记录表（自我检查）

序号	检查项目	检查结果	自我点评
1	认知功能损害、精神行为症状的识别	是□　否□	
2	认知功能损害、精神行为症状的干预	是□　否□	
3	认知功能损害、精神行为症状的管理	是□　否□	
4	认知功能损害、精神行为症状的评估	是□　否□	

患者根据表3-2-12中的检查项目对实习健康管理师情况进行检查，并将检查结果和结果点评记录在表3-2-12中。

表3-2-12　老年人认知相关问题的评估和干预检查记录表（患者检查）

序号	检查项目	检查结果	结果点评
1	是否清楚说明操作目的	是□　否□	
2	服务态度是否和蔼、语言是否亲切	是□　否□	
3	操作过程中是否注意认知功能损害、精神行为症状患者的反应	是□　否□	
4	整个操作是否轻稳、安全	是□　否□	

教师根据表3-2-13中的检查项目对操作人员的任务完成情况进行检查，并将检查结果和结果点评记录在表3-2-13中。

表3-2-13 老年人认知相关问题的评估和干预检查记录表（教师检查）

序号	检查项目	检查结果	结果点评
1	是否按时完成任务	是□ 否□	
2	操作动作是否流畅	是□ 否□	
3	设备、用具及物品是否整理恢复	是□ 否□	
4	操作记录单是否填写准确、完整	是□ 否□	

任务小结

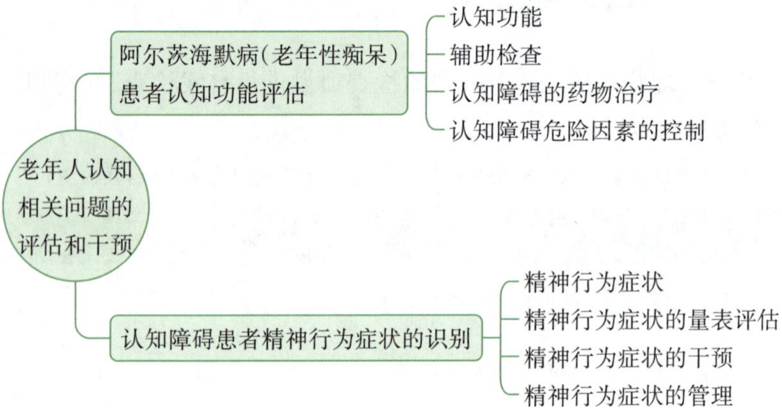

情境四
中医体质辨识与护理

情境介绍

本部分包括基本中医体质类型辨识与中医体质护理两项工作任务。

基本中医体质类型辨识工作任务涵盖中医体质类型、特点及辨识学等知识，中医体质养生工作任务涵盖基于不同中医体质类型的护理指导等知识。

项目目标

- 能依据九种基本中医体质类型特点，结合个体身体情况，完成对中医体质类型的初步判断。
- 能熟练使用《中医体质分类与判定标准》，结合个体身体情况，完成对中医体质的基本辨识。
- 能基于不同体质类型特点，结合个体身体情况，完成基于不同体质类型的护理指导。

任务一　基本中医体质类型辨识

任务二　中医体质护理

教学资源

任务一 基本中医体质类型辨识

任务导入

场景：某养老机构自理区

人物：老年人张先生、于先生、健康管理师小李

情节：老年人张先生，年龄63岁，总觉得乏力，气短，常常活动一下就容易出汗，但身体各项检查指标都处于正常范围。老年人于先生，年龄70岁，体形肥胖，腹部最为明显，面部皮肤油脂较多，多汗且黏。如果你是健康管理师小李，如何判断张先生和于先生的中医体质类型呢？

任务目标

- 能依据九种基本中医体质类型特点，结合个体身体情况，完成对中医体质类型的初步判断。
- 能熟练使用《中医体质分类与判定标准》，结合个体身体情况，完成对中医体质的基本辨识。

任务实施

（一）中医体质的初步判断

1.知识学习

体质现象是人类生命活动的一种重要表现形式，与健康和疾病密切相关。体质秉承于先天，得养于后天，既有先天遗传性，又受后天因素的制约和影响，先后天多种因素构成了影响体质的内外环境。禀赋、胎传等先天因素，决定着体质的相对稳定性和个体体质的特异性。饮食营养，生

活起居，精神情志，自然、社会环境以及疾病和药物损害等各种后天因素，对体质的形成、发展和变化均具有重要影响。因此，体质是个体在遗传的基础上，在生长发育过程中受内外环境各种因素的影响而形成的。

现代中医将人群基本体质类型分为九种：平和体质、气虚体质、阳虚体质、阴虚体质、痰湿体质、湿热体质、血瘀体质、气郁体质、特禀体质，并根据不同的体质类型进行调理。

（1）平和体质（图4-1-1）

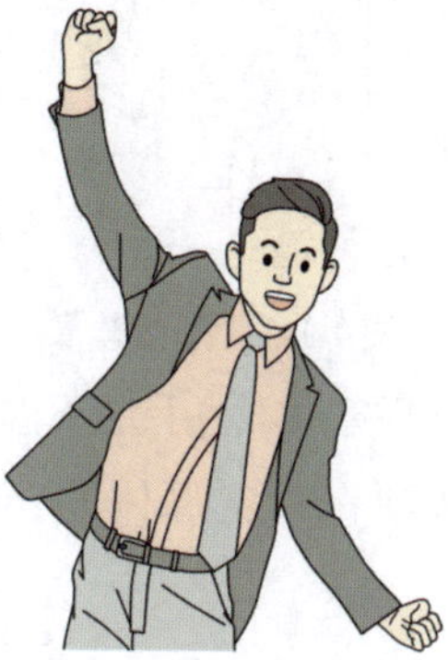

图4-1-1 平和体质

1）定义：平和体质是有体态适中、面色红润、精力充沛等表现的体质类型。

2）成因：先天禀赋良好，后天调养得当。

3）特征：平和体质先天禀赋良好，后天调养得当，所以人的神、色、形、态、局部特征等方面表现良好，性格也随和开朗。平和体质人群平素患病较少，对外界环境适应能力较强。

平和体质的特征

（2）气虚体质（图4-1-2）

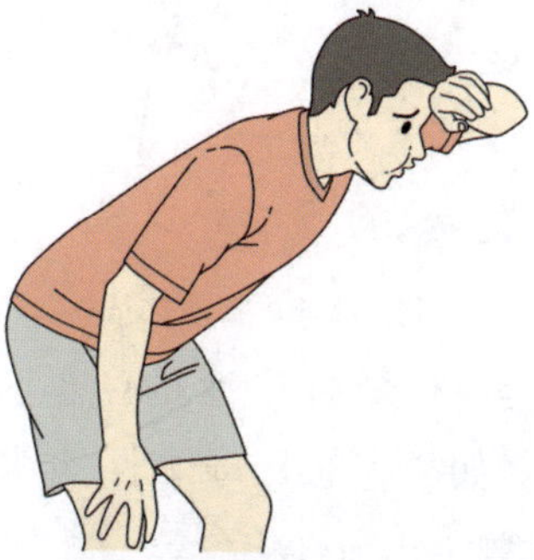

图4-1-2 气虚体质

1）定义：气虚体质是有疲乏、气短、自汗等气虚表现的体质类型。

2）成因：先天禀赋不足，如孕育时父母体弱、早产等，后天失养，如人工喂养不当、偏食、厌食等。

3）特征：①气短懒言，语音低微，精神不振；②易出汗；③不耐受寒

气虚体质的特征

邪、风邪、暑邪，易患感冒；④舌边有齿痕；⑤脉象弱；⑥多见内脏下垂、虚劳，或病后迁延不愈；⑦性格内向，胆小不喜冒险。

阳虚体质的特征

(3)阳虚体质的定义与特征(图4-1-3)

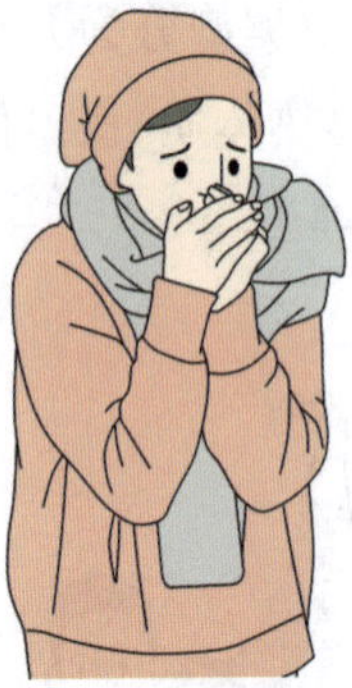

图4-1-3 阳虚体质

1)定义：阳虚体质是有畏寒怕冷、手足不温等虚寒表现的体质类型。

2)成因：先天不足，如孕育时父母体弱、年长受孕、早产等，或后天失养。

3)特征：①肌肉松软，平素畏冷，手足不温；②喜热饮食；③精神不振；④舌淡胖嫩、边有齿痕；⑤脉象沉迟；⑥发病多为寒证，或易寒化，不耐受寒邪，耐夏不耐冬；⑦易感湿邪，易病痰饮、肿胀、泄泻；⑧性格沉静、内向。

阴虚体质的特征

微课 气虚、阳虚、阴虚体质的定义与特征

(4)阴虚体质(图4-1-4)

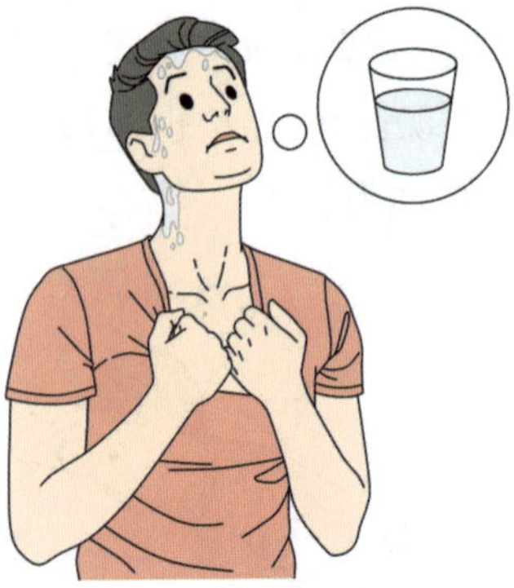

图4-1-4 阴虚体质

1)定义：阴虚体质是有口燥咽干、手足心热等虚热表现的体质类型。

2)成因：先天不足，如孕育时父母体弱、年长受孕、早产等；后天失养，如纵欲耗精、积劳或曾患出血性疾病等。

3)特征：①体形偏瘦，平素易口燥咽干，鼻微干，大便干燥，舌少津，脉细；②手足心热，口渴喜冷饮；③性情急躁，外向好动，活泼；④发病多为热证，或易热化，不耐受暑、热、燥邪，耐冬不耐夏；⑤平素易虚劳、不寐。

(5)痰湿体质(图4-1-5)

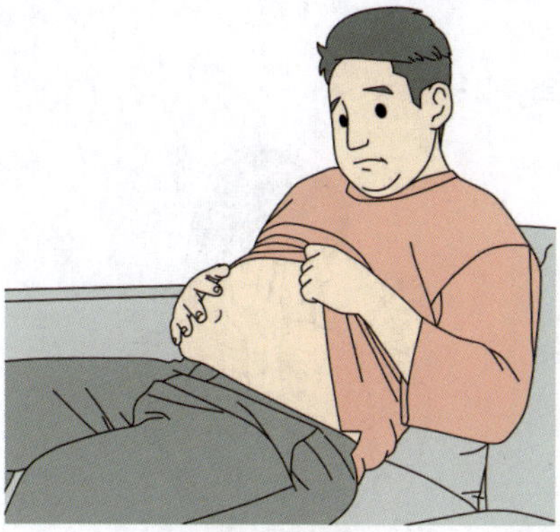

图4-1-5　痰湿体质

1)定义:痰湿体质是有形体肥胖、腹部肥满、口黏苔腻等痰湿表现的体质类型。

2)成因:先天遗传,或过食肥甘等后天原因。

3)特征:①体形肥胖,腹部肥满松软,面部皮肤油脂较多,多汗且黏;②胸闷,痰多;③口黏腻或甜;④舌苔白腻,脉滑;⑤性格多偏温和、稳重,善于忍耐;⑥易消渴;⑦易患中风、胸痹;⑧对梅雨季节及湿重环境适应能力差。

(6)湿热体质(图4-1-6)

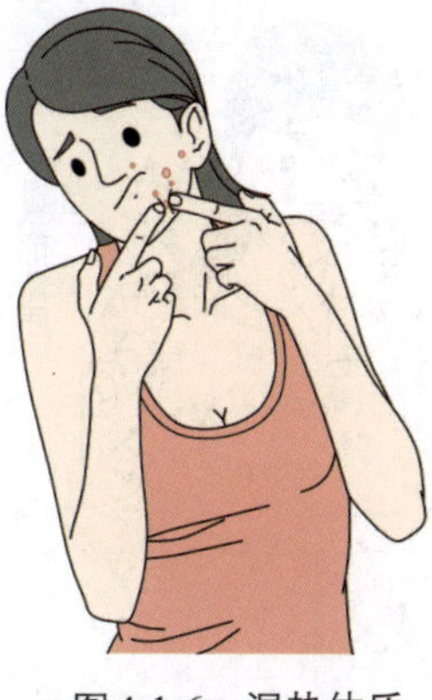

图4-1-6　湿热体质

1)定义:湿热体质是有面垢油光、口苦、苔黄腻等湿热表现的体质类型。

2)成因:先天禀赋,或久居湿地、喜食肥甘、长期饮酒、湿热内蕴等后天原因。

3)特征:①形体偏胖,平素面垢油光,易生痤疮粉刺;②口苦口干;③身重困倦;④男性外阴潮湿,女性带下量多;⑤眼红赤;⑥热重于湿则大便燥结,湿重于热则大便黏滞;⑦小便短赤,舌质偏红,苔黄腻,脉象滑数;⑧易心烦

痰湿体质的特征

湿热体质的特征

急躁；⑨易患疮疖、黄疸、火热病证；⑩较难适应湿环境或夏末秋初湿热交蒸等气温偏高气候。

(7)血瘀体质(图4-1-7)

血瘀体质的特征

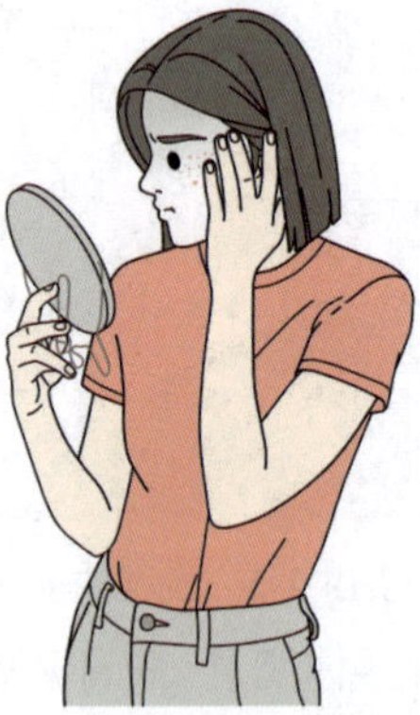

图4-1-7　血瘀体质

1)定义：血瘀体质是有肤色晦暗、舌质紫暗等血瘀表现的体质类型。

2)成因：先天禀赋，或久病入络等后天损伤。

3)特征：①肤色晦暗，色素沉着，容易出现瘀斑，口唇暗淡，舌暗或有瘀点，舌下络脉紫暗或增粗，脉涩；②心情易烦，健忘；③易患痛证、血证；④不耐受寒邪。

(8)气郁体质(图4-1-8)

气郁体质的特征

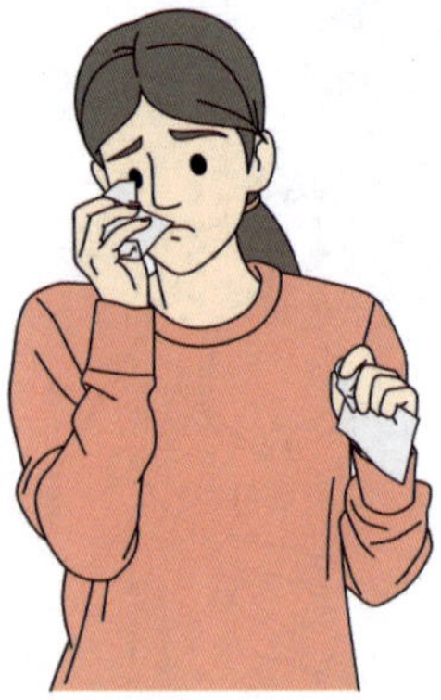

图4-1-8　气郁体质

1)定义：气郁体质是有神情抑郁、忧虑脆弱等气郁表现的体质类型。

2)成因：先天遗传，或精神刺激、暴受惊恐、所欲不遂、忧郁思虑等后天原因。

3)特征：①平素多神情抑郁、情感脆弱、烦闷不乐；②性格内向、不稳定、敏感多疑，对精神刺激适应能力较差；③易患脏躁症、梅核气、百合病及郁证等病证；④不喜欢会导致情绪低沉的阴雨天气。

(9)特禀体质(图4-1-9)

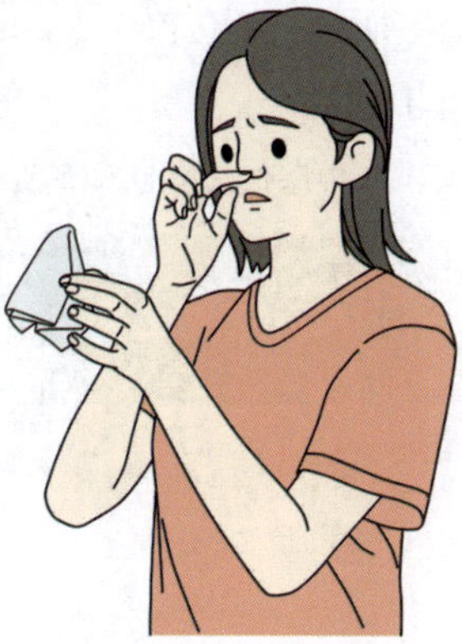

图4-1-9　特禀体质

特禀体质特征

1)定义:特禀体质是指禀赋不耐,常有过敏反应的一种体质类型。

2)成因:先天禀赋不耐、遗传等,或环境因素、药物因素等后天原因。

3)特征:特禀体质人群由于先天禀赋、环境因素和药物因素等的不同影响,其形体特征、心理特征、常见表现、发病倾向等方面存在诸多差异。

2.技能操作

以任务导入部分中患者张先生、于先生为例,根据九种中医体质的特征,对两位老年人的身体状况进行评估,收集相关评估信息,完成对两位老年人的中医体质的初步判断。

(1)操作准备

在判断中医体质前,需要做好必要的准备,见表4-1-1。

表4-1-1　中医体质特征评估操作准备

准备类型	准备记录
环境准备	□相对安静的独立房间 □环境宽敞 □光线柔和 □温湿度适宜
健康管理师准备	□着装整洁 □洗手 □戴口罩 □熟知九种中医体质特征
患者准备	□身体舒适
用物准备	□操作记录表 □笔

(2)操作过程

1)沟通

在初步判断中医体质前,需要先与患者进行沟通,向其解释评估的目的及意义,以及在评估过程中需要进行的配合。

2)操作实施

根据九种中医体质的特征,对两位老年人的身体状况进行评估,收集相关评估信息,填写在表4-1-2中。

表4-1-2 中医体质判断沟通评估

评估对象	基本信息	中医体质的主要特征	中医体质初步判断
老年人张先生	63岁,总觉得乏力,气短,常常活动一下就容易出汗,但身体各项检查指标都处于正常范围	阴阳气血调和,体态适中、面色红润、精力充沛	□平和体质
		元气不足,疲乏、气短、自汗等气虚表现	□气虚体质
		阳气不足,畏寒怕冷、手足不温等虚寒表现	□阳虚体质
		阴液亏少,口燥咽干、手足心热等虚热表现	□阴虚体质
		痰湿凝聚,形体肥胖、腹部肥满、口黏苔腻等痰湿表现	□痰湿体质
		湿热内蕴,面垢油光、口苦、苔黄腻等湿热表现	□湿热体质
		血行不畅,肤色晦暗、舌质紫暗等血瘀表现	□血瘀体质
		气机郁滞,神情抑郁、忧虑脆弱等气郁表现	□气郁体质
		先天失常,生理缺陷、过敏反应等	□特禀体质
老年人于先生	70岁,体形肥胖,腹部最为明显,面部皮肤油脂较多,多汗且黏	阴阳气血调和,体态适中、面色红润、精力充沛	□平和体质
		元气不足,疲乏、气短、自汗等气虚表现	□气虚体质
		阳气不足,畏寒怕冷、手足不温等虚寒表现	□阳虚体质
		阴液亏少,口燥咽干、手足心热等虚热表现	□阴虚体质

续表

评估对象	基本信息	中医体质的主要特征	中医体质初步判断
老年人于先生	70岁，体形肥胖，腹部最为明显，面部皮肤油脂较多，多汗且黏	痰湿凝聚，形体肥胖、腹部肥满、口黏苔腻等痰湿表现	□痰湿体质
		湿热内蕴，面垢油光、口苦、苔黄腻等湿热表现	□湿热体质
		血行不畅，肤色晦暗、舌质紫暗等血瘀表现	□血瘀体质
		气机郁滞，神情抑郁、忧虑脆弱等气郁表现	□气郁体质
		先天失常，生理缺陷、过敏反应等	□特禀体质

（二）中医体质辨识

1. 知识学习

（1）《中医体质分类与判定表》判定方法

回答全部问题，每一问题按5级评分，计算原始分及转化分，依标准判定体质类型。

原始分 =各个条目分值相加。

转化分数 =［（原始分−7）/28］×100。

（2）《中医体质分类与判定表》判定标准

通过《中医体质分类与判定表》计算各中医体质的转化分，具体见表4-1-3。

表4-1-3 各中医体质的转化分

体质	气虚体质	阳虚体质	阴虚体质	痰湿体质
转化分				
体质判定	□是 □倾向是 □否	□是 □倾向是 □否	□是 □倾向是 □否	□是 □倾向是 □否

中医体质分类与判定表

续表

体质	气虚体质	阳虚体质	阴虚体质	痰湿体质
转化分				
体质判定	□是 □倾向是 □否	□是 □倾向是 □否	□是 □倾向是 □否	□是 □倾向是 □否

若转化分≥40分，判定结果为是；若转化分30~39分，判定结果为倾向是；若转化分<30，判定结果为否。若八种体质类型转化分皆<30分，则可判定为平和体质。

2.技能操作

以任务导入部分中患者张先生、于先生为例，如何依据《中医体质分类与判定表》对两位老年人进行中医体质辨识？

（1）操作准备

在进行中医体质辨识前，需要做好必要的准备，见表4-1-4。

表4-1-4　中医体质辨识操作准备

准备类型	准备记录
环境准备	□环境宽敞 □光线柔和 □温湿度适宜
操作者准备	□着装整洁 □洗手 □戴口罩 □熟知九种中医体质特征 □熟练使用《中医体质分类与判定表》
患者准备	□身体舒适
用物准备	□《中医体质分类与判定表》 □操作记录表 □笔

（2）操作过程

1）沟通评估

在中医体质辨识之前，需要先与患者进行沟通，向其解释操作的目的及意义，以及在操作过程中需要进行的配合。

2）操作实施

采用《中医体质分类与判定表》对受试者进行体质辨识，引导两位老年人回答全部问题，计算各中医体质原始分及转化分，将结果并填写在表4-1-5中。

注意事项

○告知患者需根据近一年来的实际情况或感觉选择，告知患者在回答过程中如某一个问题如果不能肯定如何回答，就选择最接近实际情况的答案。

表4-1-5　中医体质辨识操作记录表

实施对象	体质	气虚体质	阳虚体质	阴虚体质	痰湿体质
老年人张先生	转化分				
	体质判定	□是 □倾向是 □否	□是 □倾向是 □否	□是 □倾向是 □否	□是 □倾向是 □否
	体质	湿热体质	血瘀体质	气郁体质	特禀体质
	转化分				
	体质判定	□是 □倾向是 □否	□是 □倾向是 □否	□是 □倾向是 □否	□是 □倾向是 □否
实施对象	体质	气虚体质	阳虚体质	阴虚体质	痰湿体质
老年人于先生	转化分				
	体质判定	□是 □倾向是 □否	□是 □倾向是 □否	□是 □倾向是 □否	□是 □倾向是 □否
	体质	湿热体质	血瘀体质	气郁体质	特禀体质
	转化分				
	体质判定	□是 □倾向是 □否	□是 □倾向是 □否	□是 □倾向是 □否	□是 □倾向是 □否

检查评估

健康管理师按照表4-1-6中的检查项目进行自我检查,并将相关内容填写在表4-1-6中。

表4-1-6　基本中医体质类型辨识检查记录表(自我检查)

序号	检查项目	检查结果	自我点评
1	是否熟悉9种基本中医体质类型的常见表现	是□　否□	
2	是否能正确使用《中医体质分类与判定表》	是□　否□	

续表

序号	检查项目	检查结果	自我点评
3	是否能使用《中医体质分类与判定表》正确计分	是□ 否□	
4	是否能依据《中医体质分类与判定表》各项得分对基本体质类型进行判断	是□ 否□	

患者根据表4-1-7中的检查项目对健康管理师的服务进行检查，并将检查结果和结果点评记录在表4-1-7中。

表4-1-7　基本中医体质类型辨识检查记录表(患者检查)

序号	检查项目	检查结果	结果点评
1	是否说明9种基本中医体质类型的特点	是□ 否□	
2	是否正确使用《中医体质分类与判定表》判断体质类型	是□ 否□	
3	是否在回答问题前告知答题要求	是□ 否□	
4	是否能根据得分准确判断基本体质类型	是□ 否□	

教师根据表4-1-8中的检查项目对健康管理师的任务完成情况进行检查，并将检查结果和结果点评记录在表4-1-8中。

表4-1-8　基本中医体质类型辨识检查记录表(教师检查)

序号	检查项目	检查结果	结果点评
1	是否按时完成任务	是□ 否□	
2	是否正确使用了《中医体质分类与判定表》标准	是□ 否□	
3	是否能根据各项计分正确判断体质类型	是□ 否□	
4	工作页是否填写准确、完整	是□ 否□	

任务小结

- 基本中医体质类型辨识
  - 中医体质的初步判断
    - 平和体质
    - 气虚体质
    - 阳虚体质
    - 阴虚体质
    - 痰湿体质
    - 湿热体质
    - 血瘀体质
    - 气郁体质
    - 特禀体质
  - 中医体质辨识

教学资源

任务二 中医体质护理

任务导入

场景：某养老机构自理区

人物：老年人张先生、老年人王女士、健康管理师小李

情节：老年人张先生，年龄63岁，总觉得乏力，气短，常常活动一下就容易出汗，但身体各项检查指标都处于正常范围。张先生的夫人王女士，年龄61岁，总觉得手脚怕冷，衣服穿得比别人多，夏天晚上睡觉也需要盖薄被子，身体各项检查指标也都处于正常范围。健康管理师小李需要对两位老年人根据中医体质类型进行护理指导。如果你是健康管理师小李，应如何开展工作？

任务目标

- 能根据中医体质护理基本概念，区分不同体质特征，完成中医体质的辨识。
- 能基于中医体质辨识结果，完成不同中医体质类型人群的护理指导。
- 能准确识别不同体质相应的护理穴位，完成不同中医体质人群基本的穴位操作。

任务实施

（一）正常及偏虚体质的护理指导

1.知识学习

中医护理主张因人、因时、因地制宜，总体的原则是顺应自然、谨慎起居、调和脏腑、通畅经络等，具体包括精神调摄、运动调养、饮食调养、起居调

护等不同措施。中医学因人制宜的思想，落实到护理就是“因人施养”“因体施保”，根据不同的体质类型实施个体化保健。理想的体质应是平和体质，但人体内的平衡是动态的平衡，虚实结合，只要不超过机体的调节和适应能力，均属于正常生理状态。因此，人体正常体质大致可分为平和体质、偏实体质和偏虚体质三种类型，其中偏虚体质包括气虚体质、阴虚体质和阳虚体质。

(1)平和体质人群的护理指导

1)平和体质人群的精神调摄

平和体质人群宜保持平和的心态，尽量适应四时的阴阳变化规律。如春季阳气生发，应去空气新鲜的户外进行活动，做到心胸开阔，情绪乐观；夏季气温炎热，容易急躁上火，应尽量保持平和的心态；秋季风瑟叶落，常会变得忧思悲伤，应保持乐观豁达的心态；冬季天气寒冷，万物涵藏，要以安定清静为根本保养精神，让心境处于淡泊宁静的状态。

2)平和体质人群的运动调养

平和体质人群应形成良好的运动健身习惯，可根据个人爱好和耐受程度及四季寒热温凉的不同，选择适宜的运动健身项目，如运动量较小的郊游、放风筝等；运动量适中的跳绳、爬山等，相关的健身功法如五禽戏、太极拳、八段锦、易筋经、形意拳等。尽量避免锻炼太过以耗正气，避免汗出太过以伤津液。

3)平和体质人群的起居调护

平和体质人群起居宜规律，尽量遵循中医原则，做到春夏季“夜卧早起”，秋季“早卧早起”，冬季“早卧晚起”，以应春生、夏长、秋收、冬藏的物候规律，保持睡眠的规律与充足。劳逸相结合，穿戴求自然，饭后宜缓行百步，不能食后即睡。

4)平和体质人群的护理穴位选择

①涌泉穴

功效：滋补肝肾、健脑明目。

定位：在足底部，蜷足时足前部凹陷处，位于足底第2、3趾缝纹头端与足跟连线的前1/3与后2/3交点上，如图4-2-1所示。

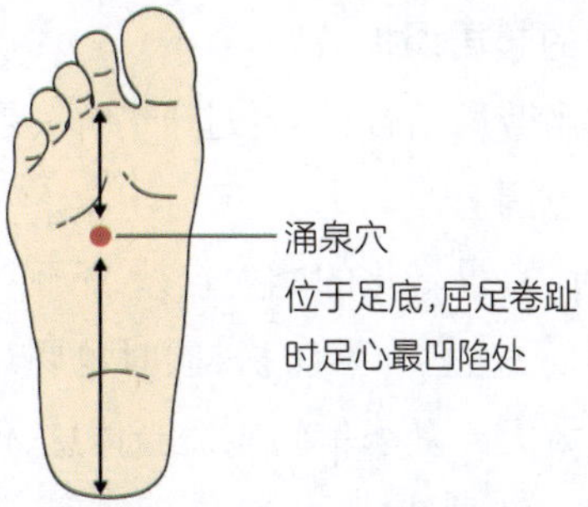

图4-2-1　涌泉穴

②足三里

功效：健脾和胃、益气生血。

定位：膝关节弯曲成直角，在小腿外侧，髌骨下方凹陷处向下四横指，距胫骨前嵴外一横指处，如图4-2-2所示。

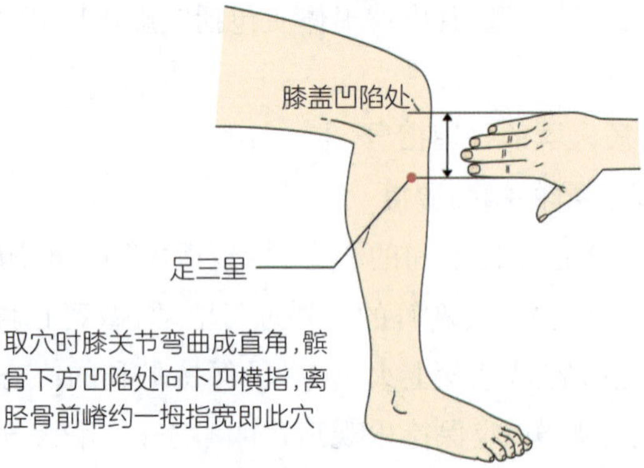

图4-2-2 足三里

(2)气虚体质人群的护理指导

1)气虚体质人群的精神调摄

气虚体质人群性格偏内向，因此要进行自我调整，培养豁达乐观的态度，不可过度劳神。气虚体质人群宜欣赏节奏明快的音乐，如笛子曲《喜相逢》等。

微课 气虚体质人群的护理指导

2)气虚体质人群的运动调养

气虚体质人群锻炼宜采用低强度的运动方式，运动宜柔缓。适当增加锻炼次数，减少每次锻炼的总负荷量，控制好运动时间，循序渐进，不宜做大负荷运动和大出汗的运动，避免剧烈运动，忌用猛力。

气虚体质人群运动可选择比较柔和的传统健身项目，如八段锦。在做完全套八段锦动作后，将“两手攀足固肾腰”和“攒拳怒目增力气”各加做1~3遍。

气虚体质人群可以采用提肛法防止脏器下垂。具体方法：全身放松，注意力集中在会阴肛门部。首先吸气收腹，收缩并提升肛门，停顿2~3 s之后，再缓慢放松呼气，如此反复10~15次。

3)气虚体质人群的起居调护

气虚体质人群应当劳逸结合，不要过于劳作，要注意规律作息。居室环境应采用明亮的暖色调。

气虚体质人群适应寒暑变化的能力较差，不耐受风、寒、暑热的气候。在夏季烈日炎热之时，要注意加强防护，同时也要注意不宜过于贪凉，不要让室内外温度相差太大。夏季午间应适当休息，保持充足的睡眠。

气虚体质人群平素容易感冒，应避免汗出受风。常在空调居室和供暖气的房间久居者，患感冒的概率较大，应多在自然气候环境下活动。老幼等体弱之人慎用凉水淋浴。

4）气虚体质人群的护理穴位选择

①气海穴

功效：培补元气、益肾固精。

定位：位于下腹部，前正中线上，脐下1.5寸（约5 cm）处，如图4-2-3所示。

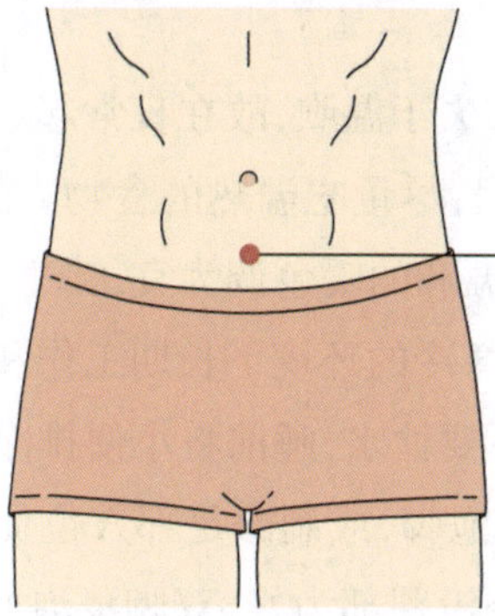

图4-2-3　气海穴

②关元穴

功效：培元固本、补益下焦。

定位：位于下腹部，前正中线上，脐下3寸（约10 cm）处，如图4-2-4所示。

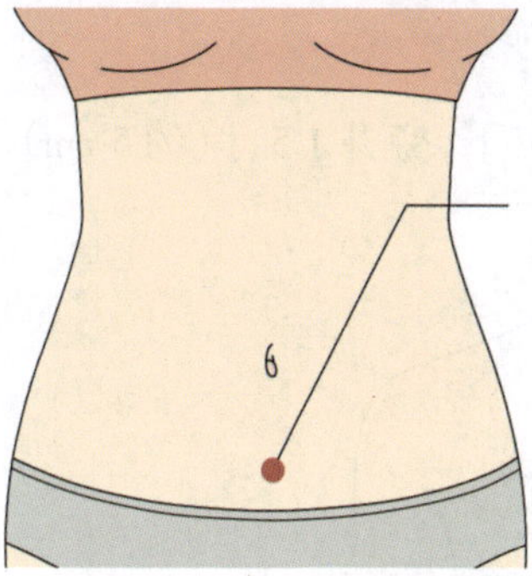

图4-2-4　关元穴

（3）阳虚体质人群的护理指导

1）阳虚体质人群的精神调摄

阳虚体质人群性格沉静、内向，因此要加强精神调养，宜保持积极向上的心态，尽量避免和减少悲伤、惊恐等不良情绪的影响。阳虚体质人群在日常生活中，可以多听激昂、高亢、豪迈的音乐，如《黄河大合唱》等。

2）阳虚体质人群的运动调养

阳虚体质人群宜在阳光充足的环境下适当进行舒缓柔和的户外活动，日光浴、空气浴是较好的调养之法。根据中医学“春夏养阳，秋冬养阴”的观点，阳虚体质人群锻炼时间最好选择春夏。一天中以阳光充足的上午为最好时机，其他时间锻炼则应当在室内进行。冬季要避寒就温，春夏季多晒太阳，每次不得少于30 min。

阳虚体质的运动调养可采用中国传统体育中的一些功法，如八段锦，在完成整套动作后将“五劳七伤往后瞧”和“两手攀足固肾腰”加做1~3遍。阳虚体质人群也可经常按摩督脉上的穴位，如长强、腰俞、命门等，可以起到强身健体的作用。

3）阳虚体质人群的起居调护

阳虚体质人群由于机体阳气不足，失于温煦，故在日常起居中要注意避寒取暖，特别是冬季要适当多穿衣服，尽量吃温热的食物，尤其要注意背部、腰部和下肢的保暖，居住环境以温和的暖色调为宜。

阳虚体质人群不宜在阴暗、潮湿、寒冷的环境下长期工作和生活。白天应保持一定的活动量，睡觉前尽量不要饮水，睡前将小便排净。

阳虚体质人群应坚持睡前用热水泡脚，或刺激足部穴位促进气血运行。泡脚时用40~50 ℃的水，水量以淹没踝部为好，双脚浸泡15 min。同时，用手缓慢、连贯地按摩双脚，直至自己感觉双脚微微有发热感为止。也可在水中再加入一些温阳药物，如生姜，艾叶等。

4）阳虚体质人群护理穴位选择

①肾俞穴

功效：补益肾气。

定位：位于背部，第2腰椎棘突下，旁开1.5寸（约5 cm），如图4-2-5所示。

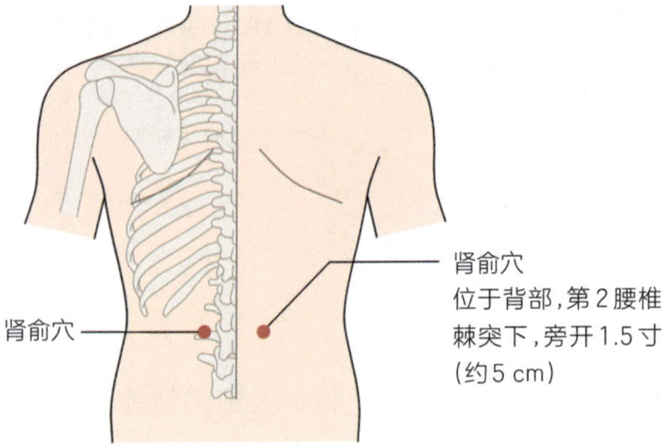

图4-2-5 肾俞穴

②足三里

功效：调理脾胃、补益气血。

定位：膝关节弯曲成直角，在小腿外侧，髌骨下方凹陷处向下四横指，距胫骨前嵴外一横指处，如图4-2-2所示。

(4)阴虚体质人群的护理指导

1)阴虚体质人群的精神调摄

阴虚体质人群宜加强自我修养,培养自己的耐性,心态要淡泊,尽量减少与人争执、动怒,可在安静、幽雅环境中练习书法、绘画等,有条件者可选择在环境清新凉爽的海边、山林旅游休假。阴虚体质人群适合多听一些节奏舒缓的轻音乐,如《小夜曲》等。

2)阴虚体质人群的运动调养

阴虚体质人群由于体内津液精血等不足,所以运动的时候往往容易出现口干舌燥、面色潮红、小便少等症状,因此运动勿太过,宜做中小强度、间断性的运动项目,注意控制出汗量,及时补充水分;不宜进行大强度、大运动量的锻炼,避免在炎热的夏天或闷热的环境中运动。

阴虚体质人群的运动调养可选择八段锦,在做完八段锦整套动作后将“摇头摆尾去心火”和“两手攀足固肾腰”加做1~3遍;也可选择太极拳、太极剑等。由于任脉为“阴脉之海”,阴虚体质人群平时可以多做扩胸运动,让整个胸腔随之开合,加强胸部锻炼,有助于任脉的畅通。

3)阴虚体质人群的起居调护

阴虚体质人群应保证充足的睡眠时间,避免过分熬夜,尽量避免高度紧张的工作、剧烈运动、高温酷暑的环境等,不宜洗桑拿、泡温泉。

阴虚体质人群可以多练习腹式呼吸,加强腹部任脉经气的畅通,有助于交通心肾,改善睡眠。

4)阴虚体质人群护理穴位选择

①太溪穴

功效:滋阴补肾、强健腰膝。

定位:位于足内侧,内踝后方与跟骨筋腱之间的凹陷处,如图4-2-6所示。

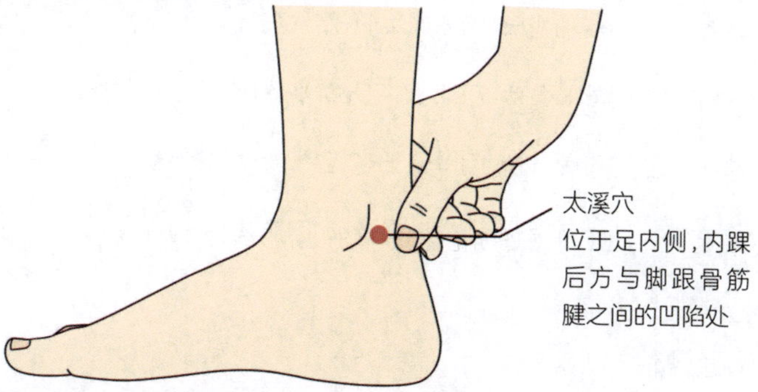

图4-2-6 太溪穴

②三阴交

功效:益精、养血、补阴。

定位:正坐屈膝成直角时,在小腿内侧,内踝尖上3寸(约10 cm),胫

温馨提示

○在进行穴位护理时，若要直接接触患者的皮肤，护理人员需要注意手部及护理用具的卫生、干燥及温暖。若天气寒冷，护理人员手部较凉、器具冰冷，可双手互搓或使用热水袋、暖手宝等让双手及器具保持温暖后再与患者皮肤接触，避免对患者造成寒冷刺激。

正常及偏虚体质穴位保健的方式选择

骨内侧缘后方处，如图4-2-7所示。

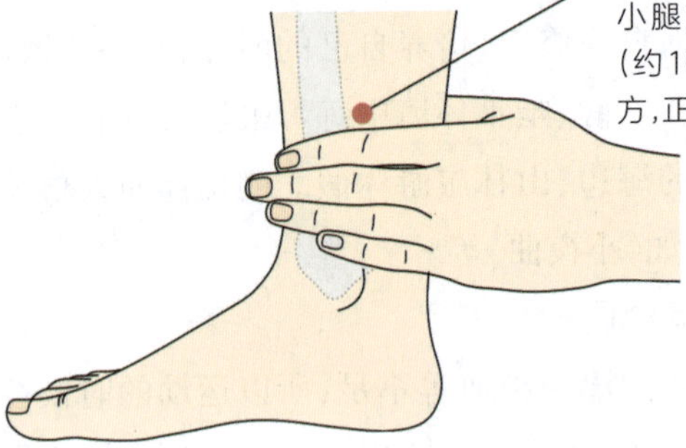

图4-2-7　三阴交

2.技能操作

某养老机构自理区有三位老年人：老年人张先生，年龄63岁，总觉得乏力，气短，常常活动一下就容易出汗，但身体各项检查指标都处于正常范围。张先生的夫人王女士，年龄61岁，总觉得手脚怕冷，衣服穿得比别人多，夏天晚上睡觉也需要盖薄被子，身体各项检查指标处于正常范围。老年人刘女士，年龄60岁，总觉得潮热盗汗，手脚心发热，口干燥热，身体各项检查指标都处于正常范围。健康管理师小李需要根据三位老年人的体质进行指导。如果你是健康管理师小李，应该如何提供中医护理指导？

（1）操作准备

在实施穴位操作前，需要做好必要的准备，见表4-2-1。

表4-2-1　正常及偏虚体质穴位操作准备

准备类型	准备记录
环境准备	□环境宽敞 □光线柔和 □空气清新
护理员准备	□着装整洁 □洗手 □知识准备（中医体质护理）
患者准备	□精神放松 □心情平静 □生命体征平稳
用物准备	□常用穴位手册 □刮痧板 □艾条

（2）操作过程

1）沟通评估

在实施穴位操作前，需要先与患者沟通，收集评估信息，见表4-2-2。

表4-2-2 正常及偏虚体质穴位操作沟通评估

沟通评估内容	沟通要求	是否完成
信息采集	全面采集患者的生活习惯，身体状况，不适表现等可用于判断体质类型的信息	□是 □否
体质类型判断	判断患者体质类型	□是 □否

2）操作实施

判断患者体质并为患者进行正确的穴位操作，并记录在表4-2-3中。

表4-2-3 正常及偏虚体质穴位操作记录表

护理对象	基本情况	体质判断	护理穴位选择	穴位操作方式
老年人张先生	年龄63岁，总觉得乏力，气短，常常活动一下就容易出汗，身体各项检查指标都处于正常范围	□平和体质 □气虚体质 □阳虚体质 □阴虚体质	□涌泉穴 □足三里 □气海穴 □关元穴 □肾俞穴 □太溪穴 □三阴交	□按摩 □拔罐 □刮痧 □艾灸
老年人王女士	年龄61岁，总觉得手脚怕冷，衣服穿的比别人多，夏天晚上睡觉也需要盖薄被子，身体各项检查指标处于正常范围	□平和体质 □气虚体质 □阳虚体质 □阴虚体质	□涌泉穴 □足三里 □气海穴 □关元穴 □肾俞穴 □太溪穴 □三阴交	□按摩 □拔罐 □刮痧 □艾灸
老年人刘女士	年龄60岁，总觉得潮热盗汗，手脚心发热，口干燥热，身体各项检查指标都处于正常范围	□平和体质 □气虚体质 □阳虚体质 □阴虚体质	□涌泉穴 □足三里 □气海穴 □关元穴 □肾俞穴 □太溪穴 □三阴交	□按摩 □拔罐 □刮痧 □艾灸

注意事项

○操作对象为老人时，可能存在患者听力下降、视力模糊、表达不清等情况，健康管理师在沟通时要保持耐心细心，询问事项具体细致，根据患者情况适量提高音量，多次重复或向旁人了解情况，注意人文关怀。

（二）偏实体质的护理指导

1.知识学习

在中医体质的分类中，偏实体质主要包括痰湿体质、湿热体质、血瘀体质、气郁体质和特禀体质。

（1）痰湿体质人群的护理指导

1）痰湿体质人群的精神调摄

痰湿体质人群性格温和，处事稳重，多善于忍耐，但易产生疲倦感，因此宜多参加社会活动，培养广泛的兴趣爱好，心态要积极。痰湿体质人群可以适当听一些节奏强烈、轻快振奋的音乐，如二胡曲《赛马》等。

2)痰湿体质人群的运动调养

痰湿体质人群形体多肥胖,身重易倦,故应根据自己的具体情况循序渐进,长期坚持运动锻炼。一切针对单纯性肥胖的体育健身方法都适合痰湿质的人,如散步、慢跑、打乒乓球、打羽毛球、打网球、游泳、练武术,以及适合自己的各种舞蹈。痰湿体质人群要加强机体物质代谢,应当做较长时间的有氧运动,一般热身15 min左右,开始慢慢增大频率,运动量以1 h为最佳。

运动时间应当在下午2:00—4:00,运动环境应温暖宜人。痰湿体质人群一般体重较重,运动负荷强度较大时要注意运动节奏,循序渐进地进行锻炼,以保障安全。对于体重超重,陆地运动能力差的人,应当进行游泳锻炼。

3)痰湿体质人群的起居调护

痰湿体质人群起居宜避潮湿。痰湿体质人群以湿浊偏盛为特征,不宜在潮湿环境中久留。痰湿体质人群居住环境宜温暖干燥,衣着应透气散湿,面料以棉、麻、丝等天然纤维为主,这样有利于汗液蒸发,祛除体内湿气。痰湿体质人群应常洗热水澡,程度以全身皮肤微微发红、通身出汗为宜。

痰湿体质人群嗜睡,所以应适当减少睡眠时间,不要过于安逸。睡觉时枕头不宜过高,防止打鼾加重。痰湿体质人群应多进行户外活动,还应定期检查血糖、血脂、血压。

4)痰湿体质人群护理穴位选择

①丰隆穴

功效:调治脾胃,化湿祛痰。

定位:正坐屈膝或仰卧位时,位于外膝眼与外踝尖连线的中点,胫骨前嵴外2横指处,如图4-2-8所示。

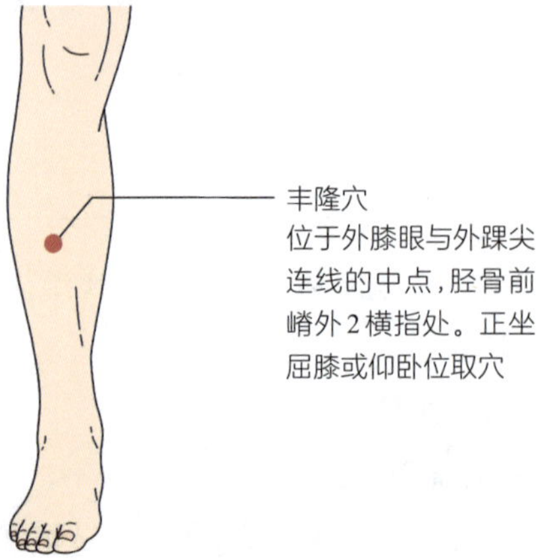

图4-2-8 丰隆穴

②足三里

功效：补益脾胃、健脾化痰。

定位：膝关节弯曲成直角，在小腿外侧，髌骨下方凹陷处向下四横指，距胫骨前嵴外一横指处，如图4-2-2所示。

(2)湿热体质人群的护理指导

1)湿热体质人群的精神调摄

湿热体质人群宜稳定情绪，尽量避免烦恼，可选择不同形式的兴趣爱好。湿热体质人群多宜听曲调悠扬的音乐，如《高山流水》等。

2)湿热体质人群的运动调养

湿热体质人群宜做强度较大的运动，如中长跑、游泳、各种球类、武术等。夏季应避免在烈日下长时间活动。在秋高气爽的季节，可以选择爬山登高，有助于祛除湿热；也可做八段锦，在完成整套动作后将“双手托天理三焦”和“调理脾胃须单举”加做1~3遍。

3)湿热体质人群的起居调护

湿热体质人群起居宜避湿热，居室宜干燥、通风良好，避免居处潮热，可在室内用除湿器或空调改善湿热的环境。湿热体质人群应选择款式宽松、透气性好的天然棉、麻、丝质服装，注意个人卫生，预防皮肤病变。湿热体质人群应保持充足而有规律的睡眠，避免服用兴奋饮料，保持二便通畅。嗜烟好酒，可以积热生湿，是湿热体质的重要成因，所以湿热体质人群必须限烟戒酒。

4)湿热体质人群护理穴位选择

①支沟穴

功效：清热理气、降逆通便。

定位：正坐或仰卧位时，位于前臂背侧，腕背横纹上四横指处，尺骨与桡骨之间，如图4-2-9所示。

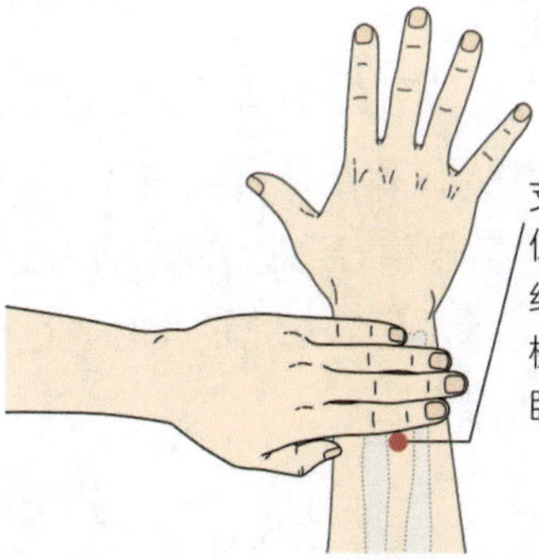

图4-2-9　支沟穴

②阴陵泉

功效：健脾益气、渗利水湿。

定位：仰卧或正坐垂足时，位于小腿内侧，胫骨内侧髁下缘凹陷中，胫骨后缘和腓肠肌之间，如图4-2-10所示。

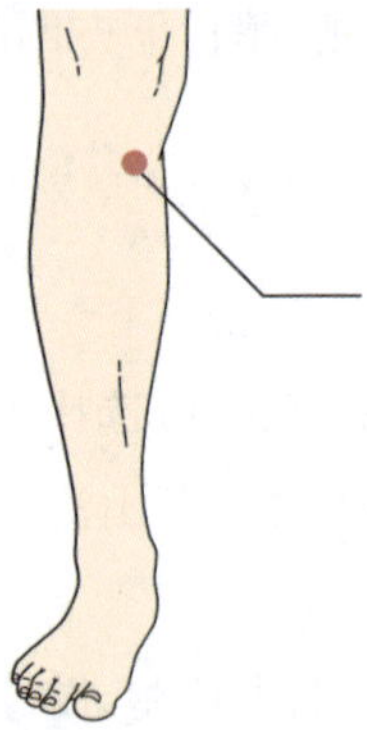

图4-2-10 阴陵泉

(3)血瘀体质人群的护理指导

1)血瘀体质人群的精神调摄

血瘀体质人群易烦健忘，应努力克服烦躁情绪，遇事宜沉稳，保持精神舒畅，如此才可使气血和畅，有益于改善体质。血瘀体质人群宜欣赏流畅抒情的音乐，如《春江花月夜》等。

2)血瘀体质人群的运动调养

血瘀体质人群经络气血运行不畅，应多采用有益于促进气血运行的运动项目，并持之以恒，如各种舞蹈、步行健身法、徒手健身操、易筋经、保健功、导引、按摩、太极拳、太极剑、五禽戏或八段锦等。在完成八段锦整套动作后将“左右开弓似射雕”和“背后七颠百病消”加做1~3遍。

血瘀体质人群不宜做大强度、大负荷的体育锻炼，而应采用中小负荷、多次数的锻炼，运动时要特别注意自己的感觉，如有胸闷或绞痛、呼吸困难、特别疲劳、恶心、眩晕、头痛、两腿无力、行走困难、脉搏显著加快等情况之一，应当停止运动，到医院进一步检查。

3)血瘀体质人群的起居调护

血瘀体质人群居室宜温暖舒适，不宜在阴暗、寒冷的环境中长期工作和生活，避免寒冷刺激。血瘀体质人群衣着宜宽松，注意保暖，保持大便通畅。血瘀体质人群应保持日常生活规律，注意动静结合，避免长时间打麻将、久坐、看电视等。血瘀体质人群宜在阳光充足的时候进行户外活动。

4)血瘀体质人群护理穴位选择

①期门穴

功效：疏肝、理气、活血。

定位：位于胸部，乳头直下方(乳头为第4肋间隙)，第6肋间隙凹陷处，如图4-2-11所示。

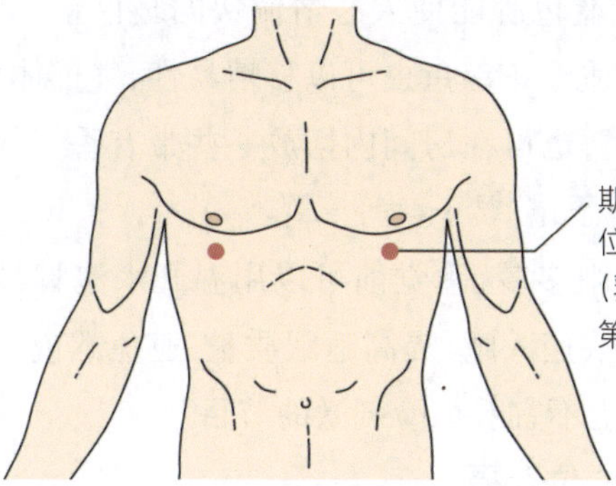

图4-2-11　期门穴

②血海穴

功效：补血活血。

定位：屈膝时，以左手掌心按于患者右膝髌骨上缘2~5指。向上伸长，拇指约呈45°斜置，拇指尖下即是，如图4-2-12所示。

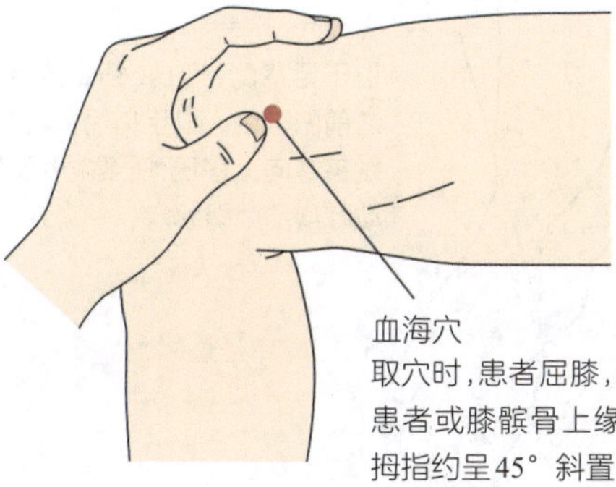

图4-2-12 血海穴

(4)气郁体质人群的护理指导

1)气郁体质人群的精神调摄

气郁体质人群性格不稳定，情绪常处于忧郁状态，根据“喜胜忧”的原则，应鼓励气郁体质人群主动寻求快乐，心态要保持开朗。气郁体质人群应当常看喜剧、滑稽剧、听相声，以及富有鼓励、激励意义的影视剧，勿看悲剧、苦剧；宜欣赏节奏欢快、旋律优美、能振奋精神的乐曲，如《金蛇狂舞》等；多读积极向上的、励志的、富有乐趣的书籍，以培养开朗、豁达的心态。

2)气郁体质人群的运动调养

运动可以促进气血的流通和运行，气郁体质人群宜每天坚持适量的体育锻炼，多参加集体性活动，如跳广场舞、打门球等，也可以多参加合唱、下棋、打牌等娱乐活动。集体性活动有助于和人群交流、调畅情志，对气郁体质人群有积极的调理作用。

3)气郁体质人群的起居调护

气郁体质人群居住环境宜温暖，有利于气血调畅，居室和衣着宜选用粉色、红色、黄色、橘色、天蓝色等能使人心情愉快的暖色系。气郁体质人群衣着宜柔软、透气、舒适。花鸟鱼虫可以移情易性，气郁体质人群可通过养花、养鸟等放松心情，也可在房间内摆放一些带有香气的植物，如玫瑰花、月季花、茉莉花、栀子花、君子兰等。

气郁体质人群容易失眠多梦，睡觉前可以用温开水泡脚，以促进气血运行，缓解疲劳，有利于快速入睡，提高睡眠质量；避免熬夜，睡前不宜喝茶、咖啡和可可等饮料，也不宜看惊险刺激的节目。

4)气郁体质人群护理穴位选择

①太冲穴

功效：疏肝理气、缓解气郁。

定位：位于足背侧，第1、2跖骨结合部之前凹陷中。以手指沿大趾、次趾夹缝向上移压，压至能感觉到动脉搏动处即是，如图4-2-13所示。

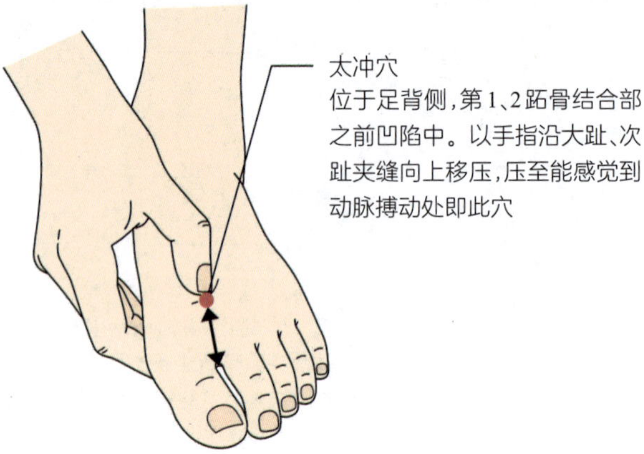

图4-2-13　太冲穴

②合谷穴

功效：行气通络、镇静止痛。

定位：位于手背部位，第2掌骨中点桡侧。以一手拇指的指间关节横纹，放在另一手拇指、食指之间的指蹼缘上，拇指尖下即是，如图4-2-14所示。

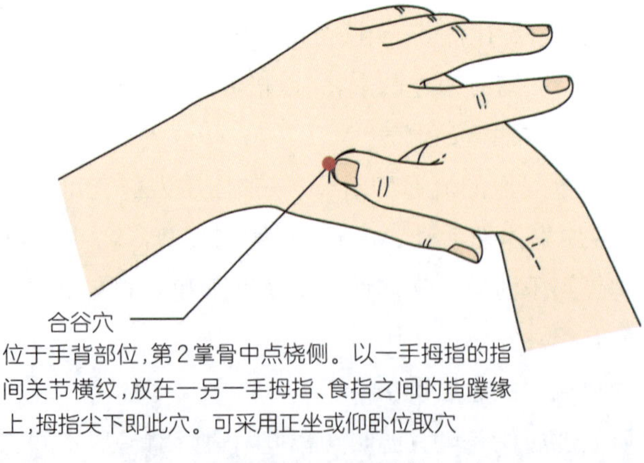

图4-2-14　合谷穴

(5)特禀体质人群的护理指导

1)特禀体质人群的精神调摄

特禀体质人群因对过敏原敏感,容易产生紧张、焦虑等情绪,因此在尽量避免过敏原的同时,还应避免紧张情绪。特禀体质人群可以选择一些优美的轻音乐缓解情绪,转移注意力。

2)特禀体质人群的运动调养

由于特禀体质人群的形成与先天禀赋有关,所以可练"六字诀"中的"吹"字功,以培补肾精肾气。特禀体质人群宜进行慢跑、散步等户外活动,也可选择下棋、瑜伽等室内活动,不宜选择大运动量的活动,避免春天或季节交替时长时间在野外锻炼。特禀体质人群运动时应注意避风寒,如出现哮喘、憋闷现象时应及时停止运动。

3)特禀体质人群的起居调护

特禀体质人群在陌生环境中要注意减少户外活动,避免接触各种致敏的动植物,以减少发病可能。

特禀体质人群在季节更替之时要及时增减衣被,增强机体对环境的适应能力;在春季花开季节,尽量避免过多的室外活动,因花开时节,空气中花粉漂浮量骤然增加而易出现花粉过敏。对花粉过敏者可以提前1个月进行治疗,防患于未然,也要尽量避免去花卉集中的地方,尽量不要在室内养鲜花。

特禀体质人群起居要有规律,保持充足的睡眠时间,居室宜通风良好,生活环境中接触的物品如枕头、棉被、床垫、地毯、窗帘、衣橱易附有尘螨,可引起过敏,应经常清洗、日晒。

4)特禀体质人群护理穴位选择

①神阙穴

功效:培元固本、补益脾胃、提高机体免疫力。

定位:在腹部脐区,肚脐中央,如图4-2-15所示。

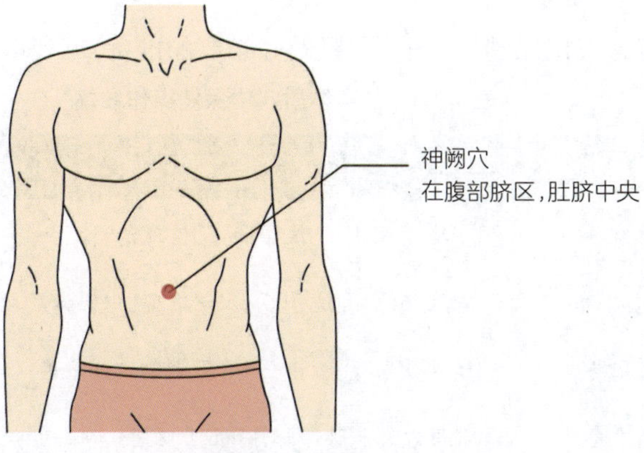

图4-2-15 神阙穴

②曲池穴

功效：祛风清热，凉血解毒。

定位：正坐时，轻抬手臂，屈肘将手肘内弯，肘横纹外侧端处，如图4-2-16所示。

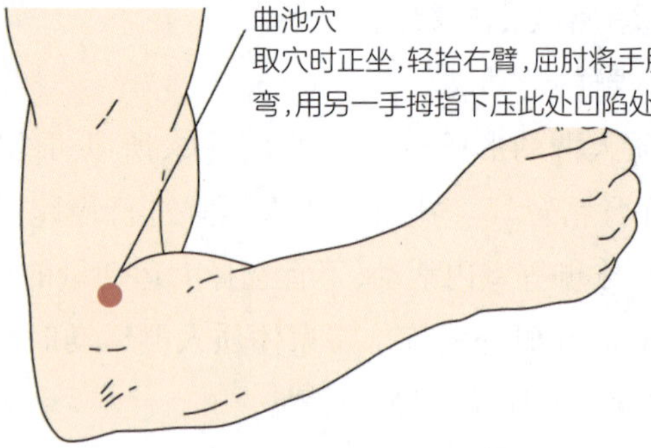

图4-2-16　曲池穴示意图

③足三里

功效：调节免疫力，扶正祛邪。

定位：膝关节弯曲成直角，在小腿外侧，髌骨下方凹陷处向下四横指，距胫骨前嵴外一横指处，如图4-2-2所示。

温馨提示

○在穴位的定位与取穴时，“寸”的大小因人而异，常用的衡量标准“四横指为三寸”中提到的应为患者本人的手指，因此，护理人员在操作时应结合护理对象的体型，结合人体结构标志，合理判断，多加练习，准确定位。

偏实体质穴位保健的方式选择

2.技能操作

某养老机构自理区有三位老年人：老年人王先生，年龄65岁，体形较胖，爱吃肉，平时痰多，睡觉鼾声如雷，身体各项检查指标都处于正常范围。老年人马女士，年龄63岁，常觉得身重困倦，大便黏腻，面垢油光，口苦口干，容易心烦，身体各项检查指标都处于正常范围。老年人高先生，年龄69岁，形体偏瘦，神情抑郁，敏感多疑，总是闷闷不乐，身体各项检查指标都处于正常范围。健康管理师小李需要根据三位老年人的体质对其进行养生保健指导。如果你是健康管理师小李，应该如何提供养生保健指导？

(1)操作准备

在实施穴位保健操作前，需要做好必要的准备，见表4-2-4。

表4-2-4　偏实体质穴位保健操作准备

准备类型	准备记录
环境准备	□环境宽敞 □光线柔和 □空气清新
护理员准备	□着装整洁 □洗手 □知识准备(中医体质护理)
患者准备	□精神放松 □心情平静 □生命体征平稳
用物准备	□常用穴位手册 □刮痧板 □艾条

(2)操作过程

1)沟通评估

在实施穴位操作前,需要先与患者沟通,收集评估信息,见表4-2-5。

表4-2-5 偏实体质穴位操作沟通评估

沟通评估内容	沟通要求	是否完成
信息采集	全面采集患者的生活习惯,身体状况,不适表现等可用于判断体质类型的信息	□是 □否
体质类型判断	判断患者体质类型	□是 □否

2)操作实施

判断患者体质并为患者进行正确的穴位保健操作,并记录在表4-2-6中。

表4-2-6 偏实体质穴位操作记录表

护理对象	基本情况	体质判断	护理穴位选择	穴位保健方式
老年人王先生	年龄65岁,体形较胖,爱吃肉,平时痰多,睡觉鼾声如雷,身体各项检查指标都处于正常范围	□痰湿体质 □湿热体质 □血瘀体质 □气郁体质 □特禀体质	□丰隆穴 □足三里 □支沟穴 □阴陵泉 □期门穴 □血海穴 □太冲穴 □合谷穴 □神阙穴 □曲池穴	□按摩 □拔罐 □刮痧 □艾灸
老年人马女士	年龄63岁,常觉得身重困倦,大便黏腻,面垢油光,口苦口干,容易心烦,身体各项检查指标都处于正常范围	□痰湿体质 □湿热体质 □血瘀体质 □气郁体质 □特禀体质	□丰隆穴 □足三里 □支沟穴 □阴陵泉 □期门穴 □血海穴 □太冲穴 □合谷穴 □神阙穴 □曲池穴	□按摩 □拔罐 □刮痧 □艾灸
老年人高先生	年龄69岁,形体偏瘦,神情抑郁,敏感多疑,总是闷闷不乐,身体各项检查指标都处于正常范围	□痰湿体质 □湿热体质 □血瘀体质 □气郁体质 □特禀体质	□丰隆穴 □足三里 □支沟穴 □阴陵泉 □期门穴 □血海穴 □太冲穴 □合谷穴 □神阙穴 □曲池穴	□按摩 □拔罐 □刮痧 □艾灸

检查评估

健康管理师按照表4-2-7、表4-2-8中的检查项目进行自我检查，并将相关内容填写在表4-2-7、表4-2-8中。

表4-2-7 中医体质护理检查记录表（自我检查）

序号	检查项目	检查结果	自我点评
1	是否熟悉并能判断9种基本中医体质类型	是□ 否□	
2	是否告知受试者按要求对问题进行回答	是□ 否□	
3	是否能对各种基本中医体质类型给出护理建议	是□ 否□	
4	是否能准确辨识穴位	是□ 否□	

表4-2-8 穴位护理检查记录表（自我检查）

序号	检查项目		检查结果	自我点评
1	平和体质	涌泉穴的定位与操作	是□ 否□	
		足三里的定位与操作	是□ 否□	
2	气虚体质	气海穴的定位与操作	是□ 否□	
		关元穴的定位与操作	是□ 否□	
3	阳虚体质	肾俞穴的定位与操作	是□ 否□	
		足三里的定位与操作	是□ 否□	
4	阴虚体质	太溪穴的定位与操作	是□ 否□	
		三阴交的定位与操作	是□ 否□	
5	痰湿体质	丰隆穴的定位与操作	是□ 否□	
		足三里的定位与操作	是□ 否□	
6	湿热体质	支沟穴的定位与操作	是□ 否□	
		阴陵泉的定位与操作	是□ 否□	
7	血瘀体质	期门穴的定位与操作	是□ 否□	
		血海穴的定位与操作	是□ 否□	
8	气郁体质	太冲穴的定位与操作	是□ 否□	
		合谷穴的定位与操作	是□ 否□	

续表

序号	检查项目		检查结果	自我点评
9	特禀体质	神阙穴的定位与操作	是□ 否□	
		曲池穴的定位与操作	是□ 否□	
		足三里的定位与操作	是□ 否□	

患者根据表4-2-9中的检查项目对健康管理师的服务进行检查，并将检查结果和结果点评记录在表4-2-9中。

表4-2-9　中医体质护理检查记录表（患者检查）

序号	检查项目	检查结果	结果点评
1	是否说明9种基本中医体质类型的特点	是□ 否□	
2	是否正确使用《中医体质分类与判定表》判断体质类型	是□ 否□	
3	是否在回答问题前告知答题要求	是□ 否□	
4	是否能根据得分准确判断基本体质类型	是□ 否□	
5	是否能根据不同的体质类型进行指导	是□ 否□	
6	是否能准确进行穴位操作	是□ 否□	
7	服务态度是否和蔼、语言是否亲切	是□ 否□	

教师根据表4-2-10中的检查项目对健康管理师的任务完成情况进行检查，并将检查结果和结果点评记录在表4-2-10中。

表4-2-10　中医体质护理检查记录表（教师检查）

序号	检查项目	检查结果	结果点评
1	是否按时完成任务	是□ 否□	
2	是否正确使用了《中医体质分类与判定表》标准	是□ 否□	
3	是否能根据各项计分正确判断体质类型	是□ 否□	
4	是否能根据不同体质类型进行指导	是□ 否□	
5	是否能根据不同体质类型对穴位进行正确操作	是□ 否□	
6	工作页是否填写准确、完整	是□ 否□	

任务小结

- 中医体质护理
  - 正常及偏虚体质的护理指导
    - 平和体质护理
      - 精神、运动、起居调护
      - 平和体质的穴位操作
        - 涌泉穴
        - 足三里穴
    - 气虚体质护理
      - 精神、运动、起居调护
      - 气虚体质的穴位操作
        - 气海穴
        - 关元穴
    - 阳虚体质护理
      - 精神、运动、起居调护
      - 气虚体质的穴位操作
        - 肾俞穴
        - 足三里穴
    - 阴虚体质护理
      - 精神、运动、起居调护
      - 阳虚体质的穴位操作
        - 太溪穴
        - 三阴交穴
  - 偏实体质的护理指导
    - 痰湿体质护理
      - 精神、运动、起居调护
      - 痰湿体质的穴位操作
        - 丰隆穴
        - 足三里穴
    - 湿热体质护理
      - 精神、运动、起居调护
      - 湿热体质的穴位操作
        - 支沟穴
        - 阴陵泉穴
    - 血瘀体质护理
      - 精神、运动、起居调护
      - 血瘀体质的穴位操作
        - 期门穴
        - 血海穴
    - 气郁体质护理
      - 精神、运动、起居调护
      - 气郁体质的穴位操作
        - 太冲穴
        - 合谷穴
    - 特禀体质护理
      - 精神、运动、起居调护
      - 特禀体质的穴位操作
        - 神阙穴
        - 曲池穴
        - 足三里穴

参考文献

[1]许亮文,关向东.健康服务与管理技能[M].北京:人民卫生出版社,2020.

[2]中华医学会糖尿病学分会.中国2型糖尿病防治指南(2020年版)[J].中华糖尿病杂志,2021, 13(4):95.

[3]国家心血管病中心国家基本公共卫生服务项目基层高血压管理办公室,国家基层高血压管理专家委员会.国家基层高血压防治管理指南2020版[J].中国循环杂志,2021.36(3):209–220.

[4]雷洋,苟梦秋,边原,等.《2021 AHA/ASA指南:卒中和短暂性脑缺血发作患者的卒中预防》解读[J].医药导报,2022,41(1):4.

[5]中华医学会骨科学分会关节外科学组,中国医师协会骨科医师分会骨关节炎学组,国家老年疾病临床医学研究中心(湘雅医院),中华骨科杂志编辑部.中国骨关节炎诊疗指南(2021年版)[J].中华骨科杂志,2021,41(18):1291–1314.

[6]中华医学会呼吸病学分会慢性阻塞性肺疾病学组,中国医师协会呼吸医师分会慢性阻塞性肺疾病工作委员会.慢性阻塞性肺疾病诊治指南(2021年修订版)[J].中华结核和呼吸杂志,2021,44(03):170-205.

[7]王永华.实用耳鼻咽喉科学[M].杭州:浙江大学出版社,2012.

[8]杨培增 范先群.眼科学(第9版)(供基础临床预防口腔医学类专业用)[M].人民卫生出版社,2018.

[9]中华医学会心血管病学分会,中华心血管病杂志编辑委员会.急性ST段抬高型心肌梗死诊断和治疗指南[J].中华心血管病杂志,2015,43(5):380–393

[10]国家心血管病中心.中国心血管病报告2018[M].北京:中国大百科全书出版社,2018:1-6.

[11]中国心血管病预防指南(2017)写作组,中华心血管病杂志编辑委员会.中国心血管病预防指南(2017)[J].中华心血管病杂志,2018,46(1):10-25.

[12]中华人民共和国卫生部疾病预防控制局.中国成人身体活动指南(试行)[M].北京:人民卫生出版社,2011.

[13]中国成人血脂异常防治指南修订联合委员会.中国成人血脂异常防治指南(2016年修订版)[J].中华心血管病杂志,2016,44(10):833-853.

[14]中华医学会神经病学分会.中华医学会神经病学分会脑血管病学组.中国急性缺血性脑卒中诊治指南[J].中华神经科杂志2018,51(9):666-682.

[15]中华医学会神经病学分会.中华医学会神经病学分会脑血管病学组.中国脑出血诊治指南[J].中华神经科杂志.2019,52(12):994-1005.

[16]吴江,贾建平.神经病学[M].北京:人民卫生出版社,2015.

[17][美]克莱思(David M.Cline),[美]斯泰德.急腹症处置原则[M].北京:人民军医出版

社, 2012.

[18]万学红,卢雪峰.诊断学(第8版)[M].北京:人民卫生出版社,2013.

[19]吴孟超,吴在德.黄家驷外科学(第8版)[M].北京:人民卫生出版社,2021.

[20]陈孝平,汪建平.外科学(第8版)[M].北京:人民卫生出版社,2021.

[21]中华医学会精神医学分会老年精神医学组.老年期抑郁障碍诊疗专家共识[J].中华精神科杂志,2017,50(5):329-334.

[22]中华医学会精神医学分会老年精神医学组.神经认知障碍精神行为症状群临床诊疗专家共识[J].中华精神科杂志, 2017,5(5).

[23]王琦.中医体质学[M].北京:人民卫生出版社, 2005.

[24]中华中医药学会.中医体质分类与判定[J].中华养生保健, 2009(09).